全国医药高职高专规划教材

（供护理及相关医学专业用）

妇产科护理学

第2版

主编　李丽琼　初钰华

中国医药科技出版社

内容提要

本书是全国医药高职高专规划教材之一，依照教育部教育发展规划纲要等相关文件要求，结合卫生部相关执业考试特点，根据《妇产科护理学》教学大纲的基本要求和课程特点编写而成。

全书共分为二十章，分别介绍了女性生殖系统解剖、生理，正常妊娠期妇女的护理，正常分娩期妇女的护理，正常产褥期妇女的护理，妊娠并发症、合并症妇女的护理，异常胎儿及新生儿的护理，妇科常见病、多发病的护理及计划生育等内容。

本书本着"理论适度够用，技术应用能力突显"的原则，注重培养医药卫生类高职学生的综合职业能力，适合医药卫生高职教育及专科、函授及自学高考等相同层次不同办学形式教学使用，也可作为医药行业培训和自学用书。

图书在版编目（CIP）数据

妇产科护理学/李丽琼，初钰华主编．—2 版．—北京：中国医药科技出版社，2012. 9

全国医药高职高专规划教材．供护理及相关医学专业用

ISBN 978 - 7 - 5067 - 5548 - 1

Ⅰ．①妇…　Ⅱ．①李…②初…　Ⅲ．①妇产科学 - 护理学 - 高等职业教育 - 教材

Ⅳ．①R473. 71

中国版本图书馆 CIP 数据核字（2012）第 177559 号

美术编辑　陈君杞

版式设计　郭小平

出版　中国医药科技出版社

地址　北京市海淀区文慧园北路甲 22 号

邮编　100082

电话　发行：010 - 62227427　邮购：010 - 62236938

网址　www. cmstp. com

规格　787 × 1092mm 1/16

印张　20 1/2

字数　404 千字

初版　2009 年 7 月第 1 版

版次　2012 年 9 月第 2 版

印次　2017 年 1 月第 2 版第 4 次印刷

印刷　三河市腾飞印务有限公司

经销　全国各地新华书店

书号　ISBN 978 - 7 - 5067 - 5548 - 1

定价　45. 00 元

第2版 编写说明

作为我国医药教育的一个重要组成部分，医药高职高专教育为我国医疗卫生战线输送了大批实用技能型人才。近年来，随着我国医药卫生体制改革的不断推进，医药高职高专所培养的实用技能型人才必将成为解决我国医药卫生事业问题，落实医药卫生体制改革措施的一支生力军。

《国家中长期教育改革和发展规划纲要（2010～2020年）》提出当前我国职业教育应把提高质量作为重点，到2020年，我国职业教育要形成适应经济发展方式转变和产业结构调整要求、体现终身教育理念、中等和高等职业教育协调发展的现代职业教育体系。作为重要的教学工具，教材建设应符合纲要提出的要求，符合行业对于医药职业教育发展的要求、符合医药职业教育教学实际的要求。

2008年，根据国发［2005］35号《国务院关于大力发展职业教育的决定》文件和教育部［2006］16号文件精神，在教育部和国家食品药品监督管理局的指导之下、在与有关人员的沟通协调下，中国医药科技出版社与全国十余所相关院校组建成立了全国医药高职高专规划教材建设委员会，办公室设在中国医药科技出版社，并于同年开展了首轮护理类25种教材的规划和出版工作。

这批教材的出版受到了全国各相关院校广大师生的欢迎和认可，为我国医药职业教育技能型人才培养做出了重大贡献。

2010年，相关职业资格考试做出了修订调整，对医药职业教育提出了新的、更高的要求。本着对教育负责、对该套教材负责的态度，全国医药高职高专规划教材建设委员会经多方调研，于2011年底着手开展了本轮教材的再版修订工作。

在本轮教材修订再版工作中，我们共建设24个品种，涵盖了医药高职高专专业基础课程和护理专业的专业课程。

在修订过程中我们坚持以人才市场需求为导向，以技能培养为核心，以医药高素质实用技能型人才培养必需知识体系为要素，规范、科学并符合行业发展需要为该套教材的指导思想；坚持“技能素质需求→课程体系→课程内容→知识模块构建”的知识点模块化立体构建体系；坚持以行业需求为导向，以国家相关执业资格考试为参考的编写原则；坚持尊重学生认知特点、理论知识适度、技术应用能力强、知识面宽、综合素质较高的编写特点。

该套教材适合医药卫生职业教育及专科、函授、自学高考等相同层次不同办学形式教学使用，也可作为医药行业培训和自学用书。

全国医药高职高专规划教材建设委员会

2012年6月

全国医药高职高专规划教材建设委员会

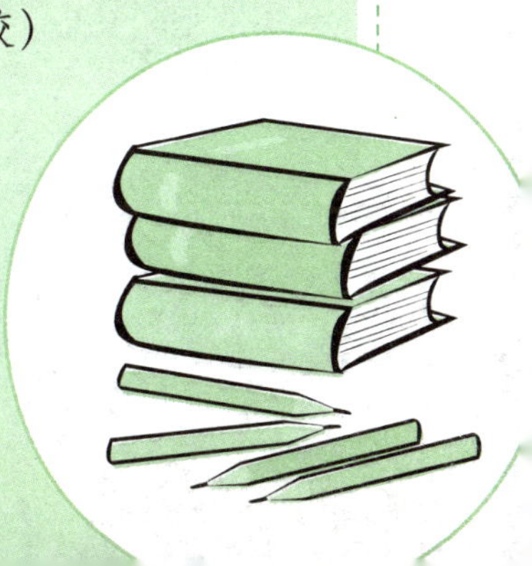

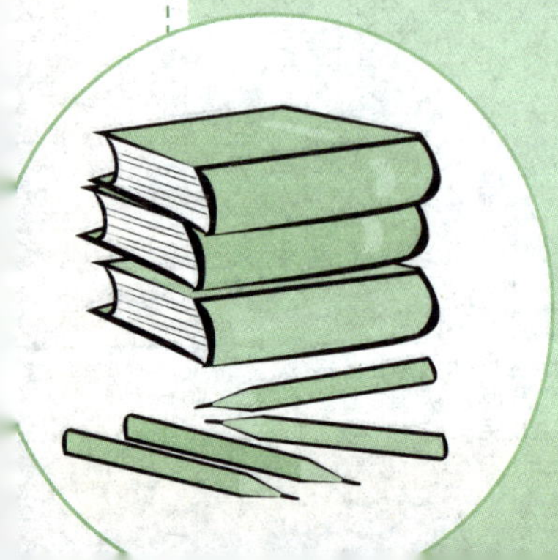

本书编委会

主　编　李丽琼　初钰华

副主编　庄臻丽　李耀军

编　者（按姓氏笔画排序）

王香花（益阳医学高等专科学校）

文金莲（益阳医学高等专科学校）

庄臻丽（保山中医药高等专科学校）

李丽琼（益阳医学高等专科学校）

李海燕（益阳医学高等专科学校）

李耀军（长沙卫生职业学院）

初钰华（山东中医药高等专科学校）

杨祖艳（保山中医药高等专科学校）

林晓莉（山东中医药高等专科学校）

赵　雪（山东中医药高等专科学校）

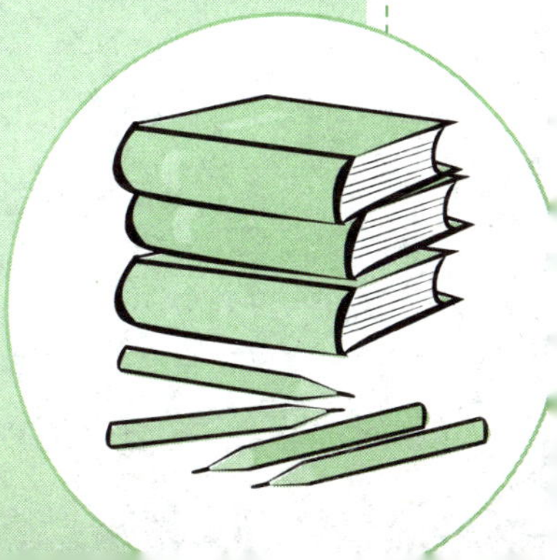

前言

PREFACE

妇产科护理学是护理专业学生和临床护理医务工作者不可缺少的专业课程。本教材是根据教育部《关于普通高等教育教材建设与改革的意见》的精神，结合高职高专护理专业学生的特点，由全国多所高职高专学校的专家在参考第一版教材及其他本科、专科规划教材的基础上相互磋商，共同编写完成。编写中坚持体现“三基”（基本理论、基本知识、基本技能）、“五性”（思想性、科学性、先进性、启发性、适用性）的教材编写基本原则。基本理论与基础知识以“必需”、“够用”为度，并坚持以服务为宗旨，以岗位需求为导向，以职业技能的培养为目标，满足“三个需要”（岗位需要、教学需要、社会需要），力求突出专业特点，淡化传统学科界限，体现护理大专教育的特色。加强实践技能教学，让学生通过本教材的学习，获得终身可持续学习的能力，努力造就现代护理服务业一线迫切需要的高素质技能型人才。

本教材共分20章，总课时72学时，主要介绍了女性生殖系统的解剖与生理、妊娠期妇女的护理、分娩期妇女及产褥期妇女的护理以及妇产科常见病、多发病的护理与计划生育等内容。在编写过程中，坚持以人为本的护理理念，本着为学生服务、为临床护理工作服务的原则，内容尽量贴近临床，废弃了临床上早已不用的旧知识，增加了妇产科护理领域内的新知识。编写中注意了本教材前授课程与后续课程的联系与衔接，避免遗漏和不必要的重复。全书风格统一，结构新颖，内容深入浅出，简洁易懂。

针对高职高专学生思维活跃的特点，本教材注重激发学生的学习兴趣和动机，因此，每章开头增加了明确的“学习目标”，以便学生抓住学习重点；另外增加了案例引导或知识链接，以激发学生的求知欲望。正文按疾病概要、完整临床护师护理程序实际工作过程编写，并在教材的后面附有实训指导，既突出临床思维能力的培养，也为学生提升护理技能及上岗后的持续发展打下坚实的基础。

本教材在编写过程中得到了益阳医学高等专科学校、山东中医药高等专科学校和各参编者所在学校的大力支持，使教材编写工作得以顺利进行，在此表示诚挚的谢意。

本书主要供全国医药高职高专教育护理专业师生使用，也适合其他相关专业和广大临床护理医务工作者，尤其是准备参加护士执业资格考试者阅读。由于时间仓促，任务繁重，编写水平及经验有限，书中难免出现不妥之处，恳请广大师生及读者惠予批评指正，以便再版修正改进。

编　者

2012年6月

目录

CONTENTS

第一章 绪 论

学习目标

1. 掌握妇产科护理学的研究范畴。
2. 掌握妇产科护士应具备的职业素质。
3. 熟悉妇产科护理的工作特点。
4. 了解妇产科护理学的发展趋势。

知识链接

我国妇产科学有着悠久的历史。远在殷商时代就有关于妇女生育的占卜记录；周朝时已懂得了用药酒催产，并掌握了一些简单的助产技术；战国后期，有了关于胎儿逐月发育的记录；我国古典医书《素问》中有“妇人手少阴脉动甚者，妊子也”的记载；后汉华佗曾以针刺成功地为死胎患者引产；唐代孙思邈著《千金要方》，记载了受孕规律、孕期卫生和新生儿的处理和哺育。这些名医名著为我国妇产科学的发展奠定了坚实的基础。

一、妇产科护理学的研究范畴

妇产科护理学是研究和处理妇女特有的现存和潜在的健康问题，并为妇女健康提供服务的一门临床学科。主要包括产科护理、妇科护理、计划生育指导及妇女保健等内容，是临床护理学的重要组成部分。

产科护理是研究妇女在妊娠、分娩及产褥期生殖系统现存的和潜在的健康问题的护理。包括生理产科、病理产科、胎儿及早期新生儿的护理。

妇科护理是研究女性在非妊娠期生殖系统现存的和潜在的健康问题的护理。包括女性生殖系统炎症、女性生殖系统肿瘤、月经失调及其他一些特有疾病的护理。

计划生育主要研究女性生育的调控，包括避孕指导以及处理非意愿妊娠（人工终止妊娠）的护理。

妇女保健是为健康女性提供自我保健知识，预防疾病并维持健康状态。做好妇女一生当中不同时期（青春期、月经期、妊娠期、分娩期、产褥期、围绝经期）的保健工作，可以预防和减少疾病的发生。

二、妇产科护理学的发展趋势

在古代，护理学仅为医学领域的一个组成部分。直至近代，护理学才逐渐发展成为医学领域内一门独立的学科。妇产科护理学作为护理学的一个亚学科，也逐渐形成独特的专业，其理论或模式反映了当代妇产科护理发展的新趋势。

妇产科护理最早源于产科护理。自有人类以来，就有人主动参与照顾妇女生育的过程，这就是早期产科及产科护理的雏形。在相当长的历史时期内，妇产科护理的重点仅限于接生、急症、重症状态的护理，以及预防妇产科传染病方面的工作，护士的工作简单而又有很大的局限性。随着社会的发展、科学的进步以及医疗保健需求的变化，医学模式发生了很大的转变，护理模式也随之作出了相应调整。妇产科护理经历了“以疾病为中心的护理”到“以患者为中心的护理”，再向“以整体人的健康为中心的护理”的转变。妇产科护理的概念已从单纯的“护理疾病”发展为“保障人类健康”的护理；护士的工作场所由医院扩大到家庭和社会；工作内容也从被动地、简单地执行医嘱、完成分工的常规技术操作和对患者的躯体护理，扩大到提供整体化护理；护士所承担的角色也越来越多，她们不但是临床一线的服务者、教育者和咨询者，而且还是技术员、管理者和研究者。开展“以家庭为中心的产科护理”是当代护理学中最具有典型意义的整体化护理，代表了妇产科护理的发展趋势。

三、妇产科护理的工作特点

1. 护理对象的特殊性 女性从出生至发育成熟到衰老要经过几个阶段，各阶段都有着不同的心理及生理变化，尤其在青春期、生育期及围绝经期变化更为显著。在护理过程中，应根据不同的对象、不同的特点进行护理。

（1）产科护理对象：包括母体和胎儿两个方面，两者既相互独立，又相互联系。因此，产科护理既要保护孕产妇的健康安全，又要保护胎儿宫内的正常发育和出生后新生儿的健康成长，其中既有大量的保健工作，又有较多的临床护理工作。产科护理人员要根据孕产妇的生理、病理特点，护理好每个孕产妇，使其平安顺利地渡过妊娠期、分娩期和产褥期。

（2）妇科护理对象：女性生殖系统疾病直接关系到婚姻、家庭、生育等问题，多数妇科疾病尚需手术治疗，患者多表现有害羞、焦虑、紧张的情绪等。因此，护理人员应注意其心理变化，在实施护理计划时，应取得亲属的配合和支持，加强心理护理。

2. 护理工作的紧急性、繁忙性 妇女孕产过程复杂易变，妇产科护理工作特点是急诊多、抢救多、风险高、工作量大，尤其是产科，又关联母子两条生命，工作的责任性更为重大，要求护士做到反应敏捷、技能熟练，尽快收集资料作出护理评估和诊断，制定切实可行的护理目标和护理措施。同时，应随时评价实施效果，完善和修订护理计划。

四、妇产科护士应具备的职业素质

随着医学科技的进步，护理专业的发展，护理工作既要讲究科学，又要讲究艺术。妇产科护士首先要树立现代护理观，以整体人的健康为中心，全面照顾妇女生理、心理、社会各方面的需求，履行促进健康、预防疾病、恢复健康、减轻痛苦的基本职责，树立良好的护士职业形象，具备较高的职业素质。

1. 具有高度的敬业精神 妇产科护理工作肩负着保护广大妇女和下一代身心健康的光荣职责，要求护士必须热爱护理事业，具有高度的事业心和责任心及敬业精神，遵循护理工作的行为规范和护理质量评价标准。关心体贴每位患者，急患者之所急，痛患者之所痛，态度和蔼、语言亲切，工作认真细致，根据妇产科患者的特点做好热情周到的服务。

2. 具有扎实的专业知识 护理是医学科学中分出来的一个独立的学科。护理工作集科学性、技术性、社会性与服务性于一体。妇产科护士除具有一般基础护理知识外，还应熟练掌握妇产科护理的专业知识和护理技术，并应具有较强的人际交往能力，发现问题、分析问题与解决问题的能力，对患者潜在的生理、病理、心理问题作出独立的判断，并协助医生进行有效的处理。

3. 具有紧张明快的工作作风 妇产科工作节奏快，特别是在难产、子宫破裂或异位妊娠破裂等紧急情况下，时间就是生命。因此，妇产科护士必须具有紧张明快的工作作风，有条不紊，忙而不乱，有始有终，保证各项工作均能按计划一丝不苟的、及时、顺利完成，最大限度提高护理服务质量，为保障母婴健康和家庭幸福尽职尽责。

总之，随着社会的发展和人们生活水平的提高，以人为本是护理工作的基本原则。人们已不再满足于治病，而更注重防病。人们需要在身心舒适、愉悦的状态下健康生活，这就对护理工作提出了更高、更新的要求，同时也对护理人员提出了新的挑战，并为护理工作者提供了施展才华的广阔空间和发展事业的良好机遇。

（李丽琼）

第二章 女性生殖系统解剖

学习目标

1. 掌握内、外生殖器的解剖特点及其功能。
2. 熟悉骨盆的组成及其三个平面。
3. 了解骨盆底组织。
4. 了解内生殖器与邻近器官的关系。

知识链接

怀胎十月，一朝分娩。为什么有的女性分娩时顺产，而有的女性分娩时却难产？这除了与分娩时胎儿、产力及产妇的精神因素有关外，还直接与骨盆的大小及形状有密切的关系。俗话说：女性臀大易生孩，就是说骨盆的大小对分娩有影响。当然臀大的女性，不一定骨盆大小形态均正常。骨盆大小形态是否正常，需要经过测量才能确定。

第一节 骨盆与盆底组织

女性生殖系统包括内外生殖器官及其相关组织。骨盆是生殖器官的所在地，是胎儿娩出时必经的骨性产道，其大小、形状对分娩有直接影响。

一、骨盆的组成

（一）骨盆的骨骼

骨盆由骶骨、尾骨及左右两块髋骨组成（图2－1）。每块髋骨又由髂骨、坐骨及耻骨融合而成；骶骨由5～6块骶椎融合而成，其上缘明显向前突出，称为骶岬，骶岬是骨盆内测量的重要骨性标志。尾骨由4～5块尾椎合成。

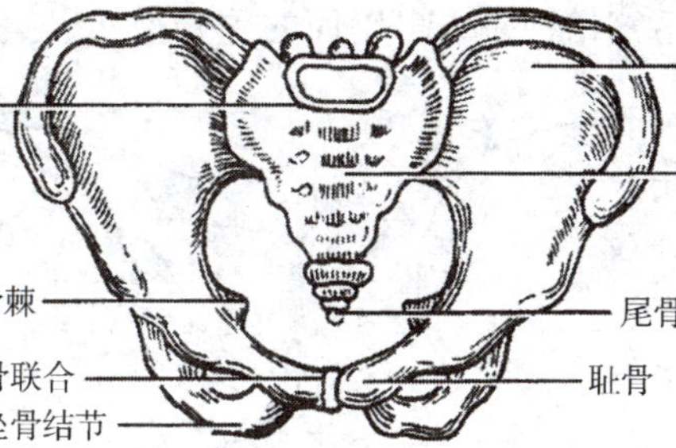

图2－1　正常女性骨盆（前上观）

（二）骨盆的关节

骨盆的关节包括耻骨联合、骶髂关节和骶尾关节。两耻骨之间有纤维软骨，形成耻骨联合，位于骨盆的前方。骶髂关节位于骶骨和髂骨之间，在骨盆后方。骶尾关节为骶骨与尾骨的联合处。

（三）骨盆的韧带

骨盆各部之间的韧带中有两对重要的韧带。一对是骶骨、尾骨与坐骨结节之间的骶结节韧带；另一对是骶骨、尾骨与坐骨棘之间的骶棘韧带。骶棘韧带宽度即坐骨切迹宽度，是判断骨盆是否狭窄的重要指标。妊娠期受激素影响，韧带较松弛，各关节的活动性亦稍有增加，有利于分娩时胎儿通过骨产道。

二、骨盆的分界

以耻骨联合上缘、两侧髂耻线及骶岬上缘的连线为界，将骨盆分为假骨盆和真骨盆两部分。假骨盆又称大骨盆，位于骨盆分界线之上，为腹腔的一部分，其前为腹壁下部，两侧为髂骨翼，其后方为第5腰椎。假骨盆与产道无直接关系，但假骨盆某些径线的长短可以作为了解真骨盆大小的参考。真骨盆又称小骨盆，位于骨盆分界线之下，又称骨产道，是胎儿娩出的通道，其大小与分娩有直接关系。真骨盆有上、下两口，即骨盆入口与骨盆出口，两口之间为骨盆腔，简称盆腔。骨盆腔的后壁是骶骨与尾骨，两侧为坐骨、坐骨棘和骶棘韧带，前壁为耻骨联合和耻骨支。坐骨棘位于真骨盆中部，是坐骨后缘突出的部分，可经肛诊或阴道检查触及，是诊断胎先露是否进入骨盆腔及其位置高低的重要骨性标志。耻骨两降支的前部相连构成耻骨弓，女性骨盆耻骨弓角度 >90°。

三、骨盆的平面及径线

为了便于理解分娩时胎儿先露部通过骨产道的过程，将骨盆分为三个假想的平面。(图2－2)

（一）入口平面

入口平面即真假骨盆的分界线，呈横椭圆形。此平面有4条径线。

1. 前后径　又称真结合径。耻骨联合上缘中点至骶岬上缘正中间的距离，平均值

11cm，其长短与分娩关系密切，是入口平面的重要径线。

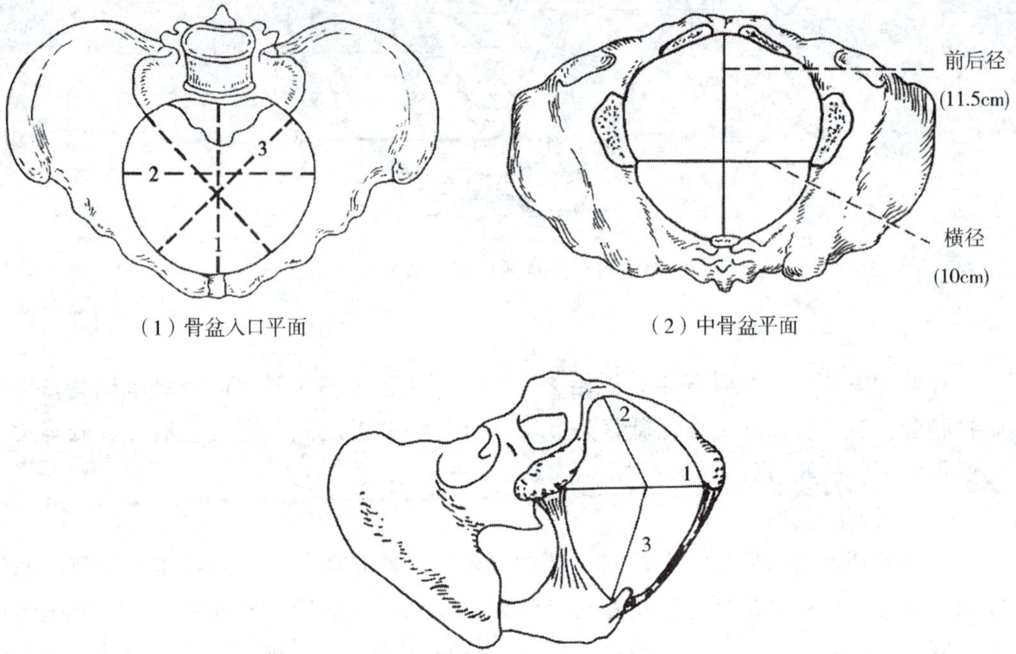

（1）骨盆入口平面　（2）中骨盆平面　（3）出口平面

图 2－2　骨盆各平面及径线

2. 横径　为左右髂耻缘间的最大距离，平均值 13cm。

3. 斜径　左右各一。左侧骶髂关节至右侧髂耻隆突间的距离为左斜径；右骶髂关节至左髂耻隆突间的距离为右斜径，平均值 12. 75cm。

（二）中骨盆平面

中骨盆平面为骨盆最小平面，为骨盆腔最狭窄部分，呈前后径长的纵椭圆形。其前方为耻骨联合下缘，两侧为坐骨棘，后方为骶骨下端。此平面有 2 条径线。

1. 前后径　耻骨联合下缘中点通过两侧坐骨棘连线中点至骶骨下端间的距离，平均值 11. 5cm。

2. 横径　又称坐骨棘间径。两坐骨棘间的距离，平均值 10cm。

（三）出口平面

出口平面由两个不在同一平面的三角形组成。坐骨结节间径为两个三角形共同的底边。前三角平面顶端为耻骨联合下缘，两侧为耻骨降支；后三角平面顶端为骶尾关节，两侧为骶结节韧带。此平面有 4 条径线。

1. 前后径　耻骨联合下缘至骶尾关节间的距离，平均值 11. 5cm。

2. 横径　也称坐骨结节间径。两坐骨结节前端内侧缘之间的距离，平均值 9cm。

3. 前矢状径　耻骨联合下缘中点至坐骨结节间径中点间的距离，平均值 6cm。

4. 后矢状径　骶尾关节至坐骨结节间径中点间的距离，平均值 8. 5cm。若出口横径稍短，而出口横径与出口后矢状径之和 >15cm 时，正常大小的胎头可通过后三角区经阴道娩出。

四、骨盆轴及骨盆倾斜度

（一）骨盆轴

连接骨盆各平面中点的假想曲线，称为骨盆轴（图2－3）。此轴上段向下向后，中段向下，下段向下向前。分娩时，胎儿沿此轴完成一系列分娩动作。

（二）骨盆倾斜度

妇女直立时，骨盆入口平面与地平面所形成的角度，称为骨盆倾斜度。一般为60°。

五、骨盆底

骨盆底由多层肌肉和筋膜所组成，封闭骨盆出口（图2－4）。骨盆底组织承托并保持盆腔脏器于正常位置。若盆底组织结构和功能发生异常，可影响盆腔脏器位置与功能，甚至引起分娩障碍。而分娩处理不当，亦可损伤骨盆底。

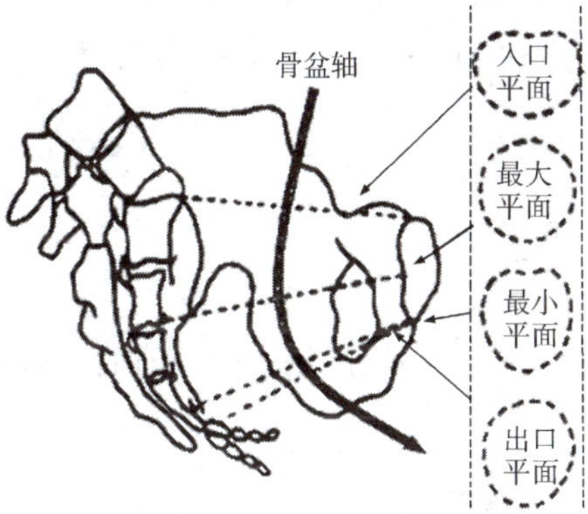

图2－3　骨盆轴

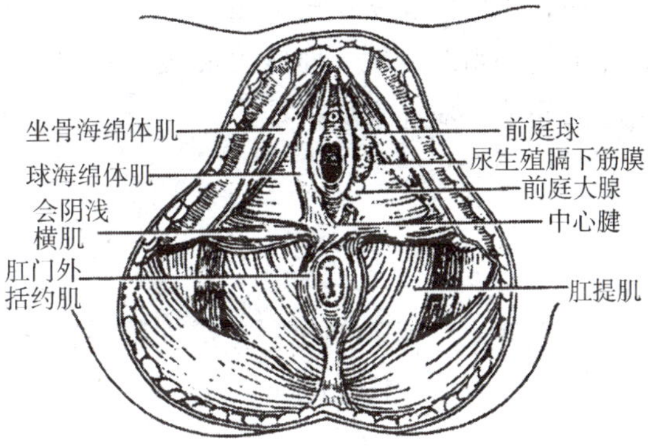

图2－4　骨盆底组织

骨盆底的前方为耻骨联合下缘，后方为尾骨尖，两侧为耻骨降支、坐骨升支及坐骨结节。两侧坐骨结节前缘的连线将骨盆底分为前、后两部：前部为尿生殖三角，又称尿生殖区，有尿道和阴道通过；后部为肛门三角，又称肛区，有肛管通过。骨盆底由外向内分为3层。

（一）外层

外层即浅层筋膜与肌肉。位于外生殖器、会阴皮肤及皮下组织的下面，由会阴浅筋膜及其深面的三对肌肉和肛门括约肌组成。此层肌肉的肌腱汇合于阴道外口与肛门之间，形成会阴中心腱。

1. 球海绵体肌　位于阴道两侧，覆盖前庭球及前庭大腺，向后与肛门外括约肌互相交叉而混合。此肌收缩时能紧缩阴道又称阴道缩肌。

2. 坐骨海绵体肌　从坐骨结节内侧，沿坐骨升支内侧与耻骨降支向上，最终集合于阴蒂海绵体（阴蒂脚处）。

3. 会阴浅横肌 从两侧坐骨结节内侧面中线会合于中心腱。

4. 肛门外括约肌 为围绕肛门周围的环形肌束，前端会合于中心腱。

（二）中层

中层即泌尿生殖膈。由上、下两层坚韧的筋膜及一层薄肌肉组成，覆盖于由耻骨弓与两坐骨结节所形成的骨盆出口前部三角形平面上，又称三角韧带。其上有尿道与阴道穿过。在两层筋膜间有一对由两侧坐骨结节至中心腱的会阴深横肌和位于尿道周围的尿道括约肌。

（三）内层

内层即盆膈。为骨盆底最里层最坚韧的组织，由肛提肌及其内、外面各覆一层筋膜组成，有尿道、阴道及直肠贯通其中。肛提肌由一对三角形肌肉板组成，两侧对称，会合后呈漏斗状。每侧肛提肌由耻尾肌、髂尾肌及坐尾肌三部分组成，覆盖肛提肌的筋膜为外层的肛筋膜和内层的盆筋膜。

（四）会阴

会阴是指阴道口与肛门之间的软组织，也是骨盆底的一部分。由外向内逐渐变窄呈楔状，表面为皮肤及皮下脂肪，内层为会阴中心腱又称会阴体，会阴体厚约3～4cm。妊娠期会阴组织变软，伸展性很大，有利于分娩。分娩时由于受胎头压迫变薄，易造成会阴裂伤，应注意保护。

第二节 外生殖器

女性外生殖器又称外阴，指生殖器官的外露部分，位于两股内侧之间，前面为耻骨联合，后面为会阴（图2－5）。

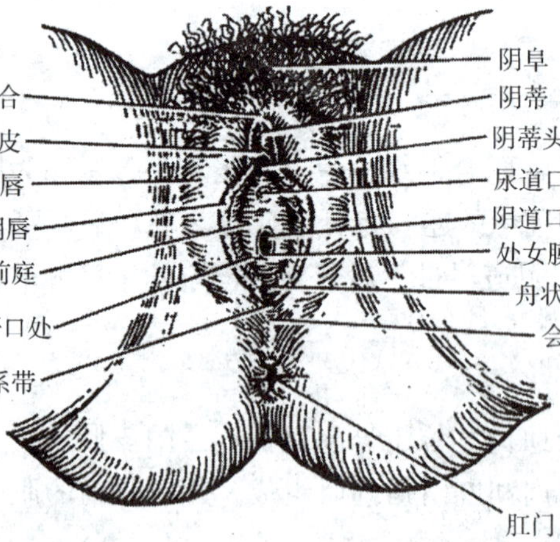

图2－5 女性外生殖器

一、阴阜

阴阜即耻骨联合前面隆起的脂肪垫。青春期该部皮肤开始生长阴毛，分布呈尖端向下的三角形。阴毛疏密、粗细、色泽可因人而异。阴毛为第二性征表现之一。

二、大阴唇

大阴唇为邻近两股内侧的一对隆起的皮肤皱襞，起自阴阜，止于会阴。大阴唇外侧面皮肤，内含皮脂腺和汗腺，青春期长出阴毛；其内侧面皮肤湿润似黏膜。皮下为疏松结缔组织和脂肪组织，含丰富血管、淋巴管和神经。当局部受伤，出血易形成大阴唇血肿。未婚妇女的两侧大阴唇自然合拢，遮盖阴道口及尿道外口；经产妇大阴唇由于分娩影响向两侧分开；绝经后大阴唇呈萎缩状，阴毛稀少。

三、小阴唇

小阴唇为位于大阴唇内侧的一对薄皮肤皱襞。两侧小阴唇前端相互融合包绕阴蒂，后端与大阴唇后端相会合，在正中线形成一条横皱襞，称阴唇系带。小阴唇表面湿润，无阴毛，富含神经末梢，故非常敏感。

四、阴蒂

阴蒂位于两小阴唇顶端的联合处，为与男性阴茎相似的海绵体组织，具有勃起性。分为阴蒂头、阴蒂体及两个阴蒂脚三部分。富含神经末梢，极敏感。

五、阴道前庭

阴道前庭为两小阴唇之间的菱形区，前为阴蒂，后为阴唇系带。在此区域内，前方有尿道外口，后方有阴道口。

1. 前庭球　又称球海绵体，位于前庭两侧，由有勃起性的静脉丛构成，表面覆盖有球海绵体肌。

2. 前庭大腺　又称巴多林腺。位于大阴唇后部，亦为球海绵体肌所覆盖，如黄豆大，左右各一。腺管细长（1～2cm），向内侧开口于前庭后方小阴唇与处女膜之间的沟内。性兴奋时分泌黄白色黏液润滑阴道口。正常情况检查时不能触及此腺。若因感染腺管口阻塞，可形成前庭大腺脓肿或囊肿。

3. 尿道口　位于阴蒂头的后下方及前庭前部，为一不规则的椭圆形小孔。两侧后方有一对尿道旁腺，常为细菌潜伏所在。

4. 阴道口及处女膜　阴道口位于尿道口后方，前庭的后部。阴道口周缘覆有一层较薄黏膜，称为处女膜。膜的两面均为鳞状上皮所覆盖，内含结缔组织、血管与神经末梢。处女膜中央有一孔，孔的形状、大小及膜的厚薄因人而异。处女膜多因初次性交或剧烈运动而破裂，受分娩影响产后仅留有处女膜痕。

第三节　内生殖器

女性内生殖器包括阴道、子宫、输卵管及卵巢，后二者合称子宫附件（图2－6）。

一、阴道

阴道是性交器官，也是月经血排出及胎儿娩出的通道。

（一）位置和形态

阴道位于外阴与子宫之间，为一上宽下窄的管道。前壁长约7～9cm，与膀胱和尿道相邻，后壁长10～12cm，与直肠贴近。上端包绕子宫颈，下端狭窄开口于阴道前庭后部，称阴道口。环绕宫颈周围的部分称阴道穹窿，按其位置分为前、后、左、右4部分，其中后穹窿最深，与盆腔最低部位的直肠子宫陷凹紧密相邻，临床上可经此处穿刺或引流。

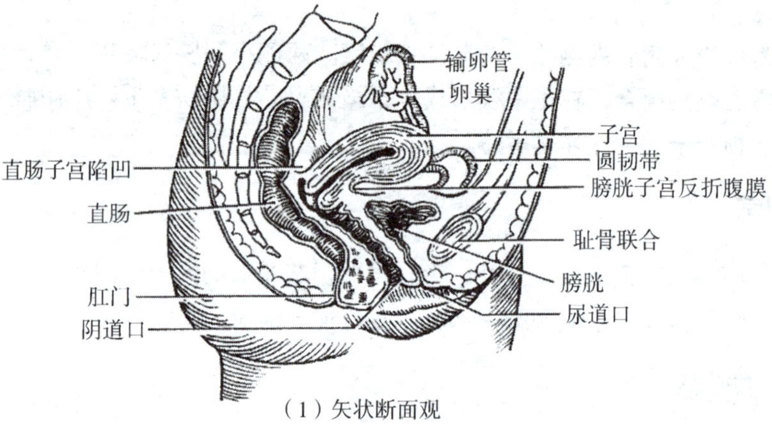

（1）矢状断面观

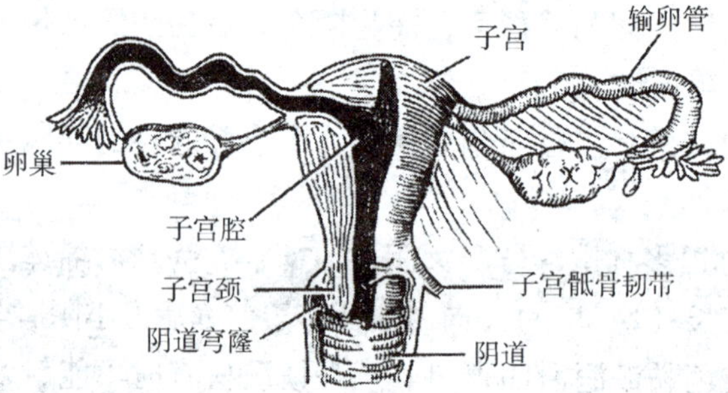

（2）后面观

图2－6　女性内生殖器

（二）组织结构

阴道壁由黏膜、肌层和弹力纤维构成，有很多横纹皱襞，故有较大伸展性。阴道黏膜呈淡红色，由复层鳞状上皮细胞覆盖，无腺体，受性激素影响有周期性变化。幼女及绝经后妇女的阴道黏膜上皮甚薄，皱襞少，伸展性小，容易创伤而感染。阴道肌层由内环和外纵两层平滑肌构成，在肌层的外面有一层纤维组织膜。阴道壁因富有静脉丛，故局部受损伤易出血或形成血肿。

二、子宫

子宫为一壁厚、腔小、以肌肉为主的器官。腔内覆盖黏膜称子宫内膜，青春期后受性激素影响发生周期性改变并产生月经；性交后，子宫为精子到达输卵管的通道；孕期为胎儿发育、成长的场所；分娩时子宫收缩可使胎儿及其附属物娩出。

（一）位置与形态

子宫位于骨盆腔中央，前为膀胱，后为直肠，下端接阴道，两侧有输卵管和卵巢。站立时子宫呈前倾前屈位，呈前后略扁的倒置梨形。成人非孕时子宫重约50g，长7～8cm，宽4～5cm，厚2～3cm，宫腔容积约5ml。子宫上部较宽称子宫体，其上端隆突部分称子宫底。子宫底两侧为子宫角，与输卵管相通。子宫下部较窄呈圆柱状称子宫颈。子宫体与子宫颈的比例，婴儿期为1∶2，成年女子为2∶1，老年期为1∶1（图2－7）。

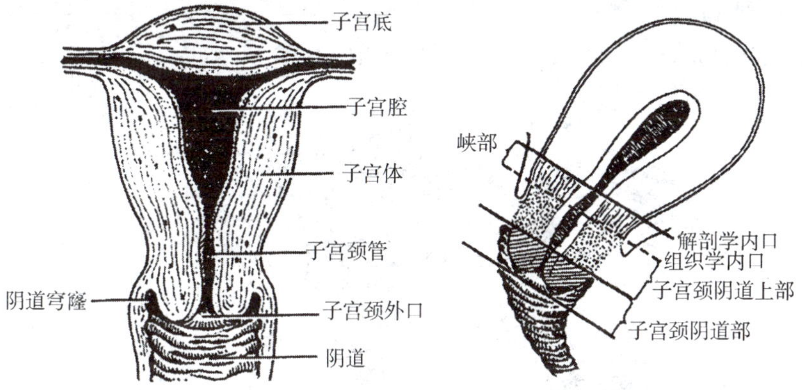

（1）子宫冠状断面　　（2）子宫矢状断面

图2－7　子宫各部

子宫腔为上宽下窄的三角形。宫体与宫颈之间最狭窄的部分，称为子宫峡部，在非孕期长约1cm，其上端因解剖上较狭窄，又称解剖学内口；其下端因黏膜组织在此处由宫腔内膜转变为宫颈黏膜，又称组织学内口。子宫颈内腔呈梭形，称宫颈管，成年女子长约2.5～3cm，其下端为子宫颈外口，开口于阴道。宫颈下端伸入阴道内的部分称宫颈阴道部，在阴道以上的部分称宫颈阴道上部。未产妇的宫颈外口呈圆形，已产妇的宫颈外口受分娩影响为"一"字形横裂，将子宫颈分成前唇和后唇。

（二）组织结构

宫体和宫颈的结构不同。

1. 子宫体　子宫体壁由3层组织构成，由内向外分别为内膜层、肌层和浆膜层。

（1）内膜层：位于子宫腔与肌层之间，可分3层，即致密层、海绵层与基底层。致密层与海绵层对性激素敏感，在卵巢激素影响下发生周期性变化，又称功能层。基底层紧贴肌层，对卵巢激素不敏感，无周期性变化。

（2）肌层：较厚，非孕时厚约0.8cm，由大量平滑肌束及少量弹力纤维所组成。

肌束纵横交错如网状，大致分 3 层：外层多纵行，内层环行，中层多各方交织。肌层中含血管，子宫收缩时血管被压缩，能有效防止产后子宫出血。分娩时子宫肌肉的收缩是分娩的主要产力。

（3）浆膜层：覆盖子宫底部及其前后面的腹膜，与肌层紧贴，但在子宫前面近子宫峡部处，腹膜与子宫壁结合较疏松，向前反折覆盖膀胱，形成膀胱子宫陷凹；在子宫后面，腹膜沿子宫壁向下，至宫颈后方再折向直肠，形成直肠子宫陷凹。

2. 子宫颈 主要由结缔组织构成，含少量平滑肌纤维、血管及弹力纤维。宫颈管黏膜为单层高柱状上皮，黏膜内有许多腺体能分泌碱性黏液，形成宫颈管内的黏液栓，将宫颈管与外界隔开。黏液栓成分及性状受性激素影响，发生周期性变化。宫颈阴道部由复层鳞状上皮覆盖，表面光滑。宫颈外口柱状上皮与鳞状上皮交界处是宫颈癌的好发部位。

（三）子宫韧带

子宫韧带共有 4 对，具有维持子宫位置的作用（图 2－8）。

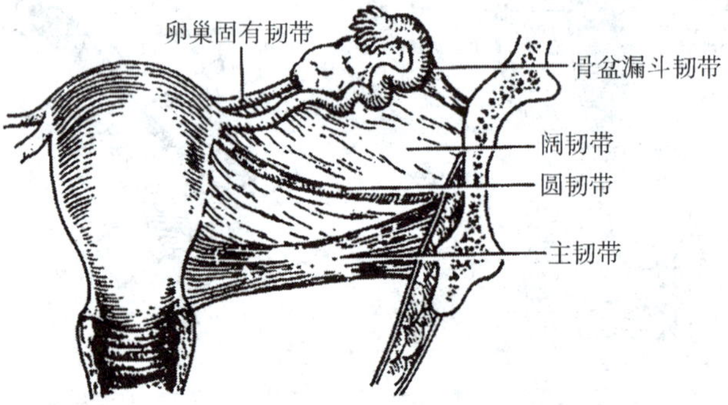

图 2－8　子宫各韧带（前面观）

1. 圆韧带 呈圆索状，起于两侧子宫角的前面，向前下方伸展达骨盆两侧壁，穿过腹股沟管，止于大阴唇前端，直接维持子宫前倾位置。

2. 阔韧带 为一对翼形的腹膜皱襞，由覆盖在子宫前后壁的腹膜自子宫侧缘向两侧延伸达到骨盆壁而成。维持子宫于盆腔正中位置。阔韧带分为前后两叶，其上缘游离，内 2/3 包围输卵管（伞部无腹膜遮盖），外 1/3 移行为骨盆漏斗韧带或称卵巢悬韧带，卵巢动、静脉由此穿行。在输卵管以下、卵巢附着处以上的阔韧带称输卵管系膜，其中有结缔组织及中肾管遗迹。卵巢与阔韧带后叶相接处称卵巢系膜。卵巢与子宫角之间的阔韧带增厚称卵巢固有韧带或卵巢韧带。在宫体两侧的阔韧带中有丰富的血管、神经、淋巴管及大量疏松结缔组织称宫旁组织。子宫动、静脉和输尿管均从阔韧带基底部穿过。

3. 主韧带 在阔韧带的下部，横行子宫颈两侧和骨盆侧壁之间，为一对坚韧的平滑肌与结缔组织纤维束，又称宫颈横韧带，是固定宫颈位置、保持子宫不下垂的主要结构。

4. 宫骶韧带 起自宫颈后面的上侧方（相当于组织学内口水平），向两侧绕过直肠到达第2、3骶椎前面的筋膜。韧带含平滑肌和结缔组织，外有腹膜遮盖，短厚有力，将宫颈向后向上牵引，间接维持子宫前倾位置。

三、输卵管

输卵管为一对细长而弯曲的管道，内侧与子宫角相连，外侧游离与卵巢接近。全长约8～14cm，是卵子与精子相遇受精的场所，是向宫腔运送受精卵的通道。根据输卵管的形态由内向外可分为4部分：间质部、峡部、壶腹部和伞部。伞部开口于腹腔，呈漏斗状，有“拾卵”作用。

输卵管壁由3层构成：外层为浆膜层，为腹膜的一部分，亦即阔韧带上缘；中层为平滑肌层，由内环行、外纵行的两层平滑肌组成，有节律地收缩，能引起输卵管由远端向近端的蠕动；内层为黏膜层，由单层高柱状上皮组成，部分上皮细胞有纤毛，纤毛摆动有助于运送孕卵。输卵管黏膜受性激素的影响，有周期性的变化。

四、卵巢

卵巢为一对扁椭圆形的性腺，能产生和排出卵子，分泌性激素。卵巢位于输卵管的后下方，以卵巢系膜连接于阔韧带后叶的部位称卵巢门，卵巢血管与神经即经此处出入卵巢，故名。卵巢外侧以骨盆漏斗韧带连于骨盆壁，内侧以卵巢固有韧带与子宫连接。青春期前，卵巢表面光滑，青春期开始排卵后，表面逐渐变得凹凸不平。成年女子的卵巢大小约4cm×3cm×1cm，重约5～6g，呈灰白色；绝经后卵巢萎缩变小变硬。

卵巢表面无腹膜，由单层立方上皮覆盖称生发上皮，其内有一层纤维组织称卵巢白膜，白膜下为卵巢实质，分皮质与髓质两部分。皮质在外层，其中有数以万计的原始卵泡（又称始基卵泡）及致密结缔组织；髓质在中心，无卵泡，含疏松结缔组织及丰富的血管、神经、淋巴及少量的平滑肌纤维（图2－9）。

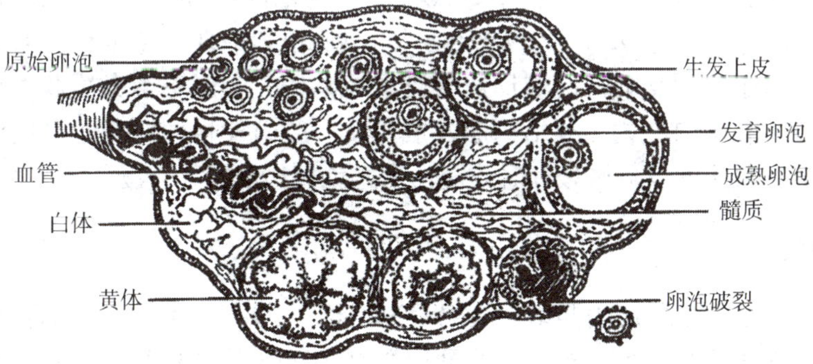

图2－9　卵巢的结构

第四节　内生殖器的邻近器官

女性生殖器官与骨盆腔内其他器官不仅在位置上互相邻接，而且血管、淋巴及神经也相互有密切联系。当某一器官有病变时，如创伤、感染、肿瘤等，易累及邻近器官。

一、尿道

尿道介于耻骨联合和阴道前壁之间，从膀胱三角尖端开始，穿过泌尿生殖膈，止于阴道前庭部的尿道外口。女性尿道长 4～5cm，短而直，临近阴道，故易引起泌尿系统感染。

二、膀胱

膀胱为一囊状肌性器官，位于耻骨联合之后、子宫之前。其大小、形状可因其盈虚及邻近器官的情况而变化。膀胱充盈时可凸向骨盆腔甚至腹腔，可影响子宫及阴道，故妇科检查及手术前必须排空膀胱。

三、输尿管

输尿管为一对肌性圆索状长管，起自肾盂，终于膀胱，各长约 30cm，粗细不一，最细部分的内径仅 3～4mm，最粗可达 7～8mm。女性输尿管在腹膜后，从肾盂开始，沿腰大肌前面偏中线侧下降（腰段），在骶髂关节处，经髂外动脉起点的前方进入骨盆腔（骨盆段）继续下行，于阔韧带基底部向前内方行，于宫颈外侧约 2cm 处，在子宫动脉的下方与之交叉，然后再经阴道侧穹窿顶端绕向前方而入膀胱。在行子宫切除术结扎子宫动脉时，应避免损伤输尿管。

四、直肠

直肠位于盆腔后部，其上端在第 3 骶椎平面与乙状结肠相接。下端与肛管相连。全长 15～20cm。前为子宫及阴道，后为骶骨。直肠上段有腹膜遮盖，至直肠中段腹膜折向前上方，覆于宫颈及子宫后壁形成直肠子宫陷凹，直肠下部无腹膜覆盖。肛管长 2～3cm，在其周围有肛门内、外括约肌及肛提肌。肛门外括约肌为骨盆底浅层肌的一部分。因此，妇科手术及分娩处理时均应注意避免损伤肛管、直肠。

五、阑尾

阑尾根部连于盲肠的后内侧壁，远端游离，长 7～9cm，通常位于右髂窝内。但其位置、长短、粗细变化颇大，有的下端可达右侧输卵管及卵巢部位。妊娠期阑尾位置可随妊娠月份增加而逐渐向上外方移位。因此，妇女患阑尾炎时有可能累及子宫附件，应注意鉴别诊断。

（李海燕）

第三章 女性生殖系统生理

学习目标

1. 掌握雌、孕激素的生理作用和子宫内膜的周期性变化。
2. 熟悉女性一生各阶段的生理特点，月经及月经期的临床表现。
3. 了解卵巢的周期性变化和性周期的调节机制。

知识链接

每位女性一生当中都有一位最好的朋友，尤其是在少女时期，为了等待这位好朋友，既期待又害怕，因为她不管春夏秋冬或任何场合都会不请自来，又无法抗拒。而且她若有问题还必须找医生帮忙，所以都希望能与她和平共处，更不可思议的是这位朋友竟要与你相处20、30年之久。请想一想：这么一位特别的朋友到底是谁呢？她又有哪些特点呢？

第一节　妇女一生各阶段的生理特点

女性从胚胎形成到衰老是一个渐进的生理过程，它体现了下丘脑－垂体－卵巢轴功能发育、成熟和衰退的生理过程。根据年龄和生理特点可将女性一生分为新生儿期、儿童期、青春期、性成熟期、绝经过渡期和绝经后期6个阶段，但各阶段并无截然界限。

一、新生儿期

出生后4周内，称新生儿期。女性胎儿由于受胎盘及母体性腺产生的女性激素影响，出生时新生儿外阴较丰满，子宫、卵巢有一定程度的发育，乳房略隆起或少许泌乳。出生后脱离母体环境，新生儿血中女性激素水平迅速下降，可出现少量阴道流血。这些均属生理现象，短期内即可消退。

二、儿童期

从出生4周到12岁左右，称儿童期。在10岁之前，儿童体格持续增长和发育，但生殖器仍为幼稚型：阴道狭长，上皮薄、无皱襞，细胞内缺乏糖原，阴道酸度低，抗感染力弱，容易发生炎症；子宫小，宫颈较长，约占子宫全长的2/3，子宫肌层亦很薄；输卵管弯曲且很细；卵巢长而窄，卵泡虽能大量生长，但仅低度发育随即萎缩、退化。子宫、输卵管及卵巢均位于腹腔内。在儿童后期，约10岁起，卵巢内的卵泡受垂体促性腺激素的影响有一定发育并分泌性激素，但仍达不到成熟阶段。卵巢形态逐步变为扁卵圆形。女性特征开始呈现，皮下脂肪在胸、髋、肩部及耻骨前面堆积；子宫、输卵管及卵巢逐渐向骨盆腔内下降；乳房开始发育。

三、青春期

从月经初潮至生殖器官逐渐发育成熟的时期称青春期，一般在13～18岁。这一过程是下丘脑－垂体－性腺轴被激活的结果，是儿童到成人的转变期。世界卫生组织（WHO）规定青春期为10～19岁，可供参考。这一时期的生理特点如下。

1. 全身发育 此时期身高迅速增长，体型渐达成人型。

2. 第一性征发育 即生殖器官发育。由于下丘脑与垂体促性腺激素分泌量增加及作用加强，使卵巢发育与性激素分泌逐渐增加，内、外生殖器进一步发育。外生殖器从幼稚型变为成人型；阴阜隆起，大阴唇变肥厚，小阴唇变大且有色素沉着；阴道长度及宽度增加，阴道黏膜变厚并出现皱襞；子宫增大，尤其宫体明显增大，使宫体占子宫全长的2/3；输卵管变粗，弯曲度减小；卵巢增大，皮质内有不同发育阶段的卵泡，致使卵巢表面稍呈凹凸不平。

3. 第二性征形成 指除生殖器官以外其他表现女性特征的征象：音调变高；乳房丰满而隆起；出现阴毛及腋毛；骨盆横径发育大于前后径；胸、肩部皮下脂肪增多，显现女性特有体态。

4. 月经来潮 第一次月经来潮称月经初潮，为青春期的重要标志。月经初潮通常发生于乳房发育2.5年后。月经来潮提示卵巢产生的雌激素足以使子宫内膜增殖，在雌激素达到一定水平且有明显波动时，引起子宫内膜脱落出现月经。此时由于中枢系统对雌激素的正反馈机制尚未成熟，有时卵泡发育成熟但不能排卵，故月经周期常无规律。

此外，青春期女孩心理活动发生较大变化：产生性别意识，结识异性伙伴兴趣增加，情绪和智力发生明显变化，容易激动，想象力和判断力明显增强。

四、性成熟期

卵巢功能成熟并有周期性性激素分泌及排卵的时期称为性成熟期，又称生育期。此阶段一般自18岁左右开始，历时约30年，是妇女生育功能最为旺盛的时期。生殖器官及乳房在卵巢分泌的性激素作用下发生周期性变化。

五、绝经过渡期

指从卵巢功能开始衰退直至最后一次月经的时期。一般始于40岁，历时短至1～2年，长至10余年。此期由于卵巢功能逐渐衰退，卵泡不能发育成熟及排卵，因而月经不规律，常为无排卵性月经。最终由于卵巢内卵泡自然耗竭，对垂体促性腺激素丧失反应，导致卵巢功能衰竭，月经永久性停止，称绝经。中国妇女的平均绝经年龄为50岁左右。以往一直采用“更年期”一词来形容女性这一特殊生理变更时期。由于更年期概念模糊，1994 年世界卫生组织废除“更年期”这一术语，推荐采用“围绝经期(perimenopausal period)”一词，将其定义为从卵巢功能开始衰退直至绝经后 1 年内的时期。由于围绝经期雌激素水平波动或降低，可出现血管舒缩障碍和精神神经症状，在机体自主神经系统的调节和代偿下，大多数妇女无明显症状，部分妇女可出现潮热、出汗、失眠、抑郁或烦躁等，称为围绝经期综合征。

六、绝经后期

绝经后期指绝经后的生命时期。在早期阶段，卵巢内虽然卵泡耗竭，停止分泌雌激素，但其间质仍能分泌少量雄激素。此期由雄激素在外周组织转化而来的雌酮成为循环中的主要雌激素。妇女 60 岁以后机体逐渐老化，进入老年期。此期卵巢功能已完全衰竭，除整个机体发生衰老改变外，生殖器官亦进一步萎缩老化，表现为雌激素水平低落，易感染，发生老年性阴道炎；骨代谢失常引起骨质疏松，易发生骨折。

第二节 卵巢的周期性变化及其性激素的作用

一、卵巢的周期性变化

从青春期开始到绝经前，卵巢在形态和功能上发生周期性的变化称为卵巢周期。

（一）卵泡的发育与成熟

卵巢中卵泡的发育始于胚胎时期，新生儿出生时卵巢内约有 200 万个原始卵泡，儿童期多数卵泡退化，近青春期卵泡逐渐减少至 30 万～50 万个。妇女一生一般只有 400～500 个卵泡发育成熟，并经排卵过程排出。其余卵泡发育到一定程度即自行退化，此退化过程称为卵泡闭锁。

近青春期，原始卵泡开始发育，形成生长卵泡。生育期每月发育一批（3～11 个）卵泡，一般只有一个优势卵泡可完全发育成熟，称为成熟卵泡，其直径可达 15～20mm。其结构自外向内依次为卵泡外膜、卵泡内膜、颗粒细胞、卵泡液、卵丘、放射冠、透明带、卵细胞（图 3－1）。

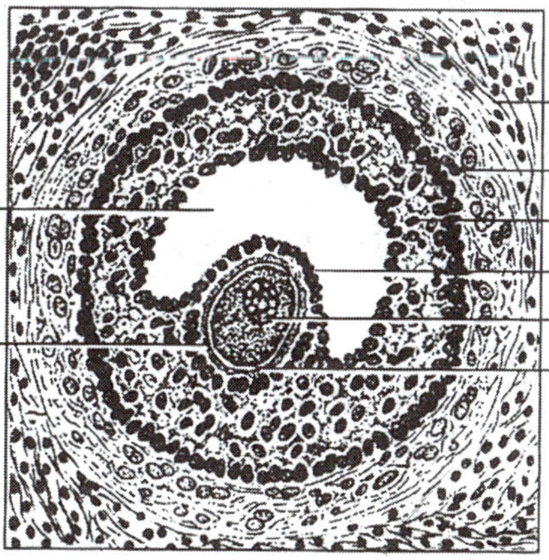

图 3－1 排卵前卵泡示意图

（二）排卵

卵细胞被排出的过程，称为排卵。发育成熟的卵泡逐渐移行于卵巢表面并向外突出，当接近卵巢表面时，表层细胞变薄，最后破裂，出现排卵。排卵多发生在两次月经之间，一般在下次月经来潮前 14 日左右。卵子可由两侧卵巢轮流排出，也可由一侧卵巢连续排出。卵子排出后，经输卵管的捡拾、输卵管蠕动及输卵管黏膜纤毛摆动等协同作用进入输卵管，并循管腔向子宫方向移动。

（三）黄体形成及退化

排卵后卵泡液流出，卵泡腔内压下降，卵泡壁塌陷形成许多皱襞，卵泡膜血管破裂，血液流入腔内形成血块，称血体。卵泡壁的破裂口很快由纤维蛋白封闭，残留的颗粒细胞变大，胞浆内出现黄色颗粒的类脂质，称颗粒黄体细胞，此时血体变为黄体。一般在排卵后 7～8 日（相当于月经周期第 22 日左右）黄体体积和功能达到高峰，直径 1～2cm，外观黄色，突出于卵巢表面。若卵子受精，则黄体继续发育成为妊娠黄体，至妊娠 10 周后，其功能由胎盘取代。若卵子未受精，黄体在排卵后 9～10 日开始退化，黄体细胞逐渐萎缩变小，周围的结缔组织及成纤维细胞侵入黄体，逐渐由结缔组织所代替，组织纤维化，外观色白，称白体。一般黄体寿命为 12～16 天，平均为 14 天。黄体衰退后月经来潮，卵巢中又有新的卵泡发育，开始新的周期。

二、卵巢分泌的性激素

卵巢合成及分泌的性激素，主要为雌激素、孕激素和少量的雄激素等甾体激素。

（一）卵巢性激素分泌的周期性变化

1. 雌激素 卵泡开始发育时，卵巢内膜细胞和颗粒细胞只分泌少量雌激素；至月经第 7 日卵泡分泌雌激素量迅速增加，于排卵前形成高峰，排卵后稍减少。约在排卵后 1～2 日，黄体开始分泌雌激素使血循环中雌激素又逐渐上升。约在排卵后 7～8 日黄体成熟时，形成血循环中雌激素第二高峰，此峰低于排卵前第一高峰。此后，黄体萎缩，雌激素水平急剧下降，于月经期前达最低水平。

2. 孕激素 卵泡期卵泡不分泌孕酮，排卵前成熟卵泡的颗粒细胞黄素化，并开始分泌少量孕酮；排卵后黄体分泌孕酮逐渐增加，至排卵后 7～8 日黄体成熟时，分泌量达最高峰，以后逐渐下降，到月经来潮时降至卵泡期水平。

3. 雄激素 女性雄激素主要来自肾上腺；卵巢也能分泌部分雄激素，包括睾酮、雄烯二酮和脱氢表雄酮。卵巢内泡膜层是合成分泌雄烯二酮的主要部位，卵巢间质细胞和门细胞主要合成与分泌睾酮。排卵前循环中雄激素升高，一方面可促进非优势卵泡闭锁，另一方面可提高性欲。

（二）卵巢性激素的作用

1. 雌激素的生理作用

（1）子宫肌：促进子宫平滑肌细胞增生、肥大，使肌层增厚；增加子宫的血供，促使和维持子宫发育；增加子宫平滑肌对缩宫素的敏感性。

（2）子宫内膜：促进子宫内膜腺体和间质增殖、修复，使子宫内膜增厚。

（3）宫颈：使宫颈黏液分泌量增多，性状变稀薄，富有弹性易拉成丝状，有利于精子的存活及穿透。

（4）输卵管：促进输卵管肌层发育及上皮的分泌活动，加强输卵管肌节律性收缩的振幅。

（5）阴道上皮：促进阴道上皮细胞增生和角化，黏膜增厚，细胞内糖原增加，使阴道维持酸性环境。

（6）外生殖器：促进大、小阴唇色素沉着及脂肪沉积。

（7）卵巢：调节卵母细胞的成熟和颗粒细胞的增殖与分化，促进卵泡发育。

（8）乳腺：促进乳腺腺管增生，乳头、乳晕着色。

（9）下丘脑、垂体：通过对下丘脑和垂体的正、负反馈双重调节，控制促性腺激素的分泌。

（10）代谢作用：促进水钠潴留；促进肝内多种蛋白质的合成，使体内脂肪呈女性分布；并通过刺激肝脏胆固醇代谢酶的合成来改善血脂成分，维持血管张力，保持血流稳定；维持和促进骨基质代谢，对肠道钙的吸收，肾脏钙的重吸收及钙盐和磷盐在骨质中的沉积具有促进作用，以维持正常骨质。

2. 孕激素的生理作用　孕激素通常在雌激素的作用基础上发挥作用。

（1）子宫肌：降低子宫平滑肌兴奋性及其对缩宫素的敏感性，从而抑制子宫收缩，有利于胚胎宫内生长发育。

（2）子宫内膜：使增殖期子宫内膜转化为分泌期内膜，为受精卵着床作准备。

（3）宫颈：使宫口闭合，黏液分泌减少，性状变黏稠，拉丝度变短，不利于精子穿透。

（4）输卵管：抑制输卵管节律性收缩的振幅，抑制上皮纤毛生长，调节孕卵运行。

（5）阴道上皮：加快阴道上皮脱落。

（6）乳腺：促使乳腺腺泡发育。

（7）下丘脑、垂体：在黄体期对下丘脑、垂体有负反馈作用，抑制促性腺激素分泌。

（8）代谢作用：促进水钠排泄。

（9）体温：孕酮对体温调节中枢具有兴奋作用，可使基础体温（basal body temperature，BBT）在排卵后升高0.3～0.5℃。临床上可以此作为判断是否排卵、排卵日期及黄体功能的标志之一。

3. 孕激素与雌激素的协同和拮抗作用

（1）协同作用：雌激素的作用主要在于促使女性生殖器官和乳房的发育，而孕激素则是在雌激素作用的基础上，进一步促使它们发育，为妊娠做准备。

（2）拮抗作用：表现在子宫收缩、输卵管蠕动、宫颈黏液变化、阴道上皮细胞角化和脱落以及水钠潴留与排泄等方面。

4. 雄激素的生理作用

（1）对女性生殖系统的影响：自青春期开始，分泌雄激素增加，促使阴蒂、阴唇和阴阜的发育，促进阴毛、腋毛的生长。但雄激素过多会对雌激素产生拮抗作用，如可减缓子宫及其内膜的生长和增殖，抑制阴道上皮的增生和角化。长期使用雄激素，可出现男性化的表现。雄激素还与性欲有关。

（2）对机体代谢功能的影响：雄激素可促进蛋白合成，促进肌肉生长，并刺激骨髓中红细胞的增生。在性成熟期前，促进长骨骨基质生长和钙的保留；性成熟后可导致骨骺的关闭，使生长停止。

第三节　子宫内膜的周期性变化及月经

卵巢周期中，卵巢分泌的雌、孕激素作用于子宫内膜及其他生殖器官，使其发生支持生殖的周期性变化。尤以子宫内膜的周期性变化最显著。

一、子宫内膜的周期性变化

子宫内膜在结构上分为基底层和功能层，基底层不受月经周期中卵巢激素变化的影响，所以在月经周期不发生脱落，功能层靠近宫腔，受卵巢激素的影响呈周期性变化，在月经期发生坏死、脱落。正常月经周期以28天为例，其组织形态的周期性变化可分为3个时期。

（一）增殖期

月经周期的第5～14日，相当于卵泡发育成熟阶段。行经时子宫内膜功能层剥脱，随经血排出，仅留下基底层。在雌激素作用下，内膜很快修复，逐渐生长增厚，腺体增多，间质致密，间质内小动脉增生、延长呈螺旋状卷曲，管腔增大。

（二）分泌期

月经周期的第15～28日，相当于黄体期。在月经周期的第15～24日，卵巢内形成黄体，分泌雌激素和孕激素，使子宫内膜在增殖期的基础上，出现分泌期的变化。血管增粗，腺体增大并分泌糖原，间质疏松、水肿，为孕卵着床提供充足的营养。在月经周期的第25～28日，为月经来潮前期。此期黄体萎缩，孕激素分泌减少，子宫内膜的腺体及腺细胞相应缩小变性，内膜变薄。

（三）月经期

月经周期的第1～4日。体内雌激素水平降低，也无孕激素存在，子宫内膜小动脉痉挛，组织缺血缺氧，局灶性坏死，坏死的内膜组织剥脱与血液混合而排出，形成月经。

月经来潮既是子宫内膜周期性变化的结束，又是新周期的开始。

二、月经

月经（menstruation）是指随卵巢的周期性变化而出现的子宫内膜周期性脱落及出血，是生殖功能成熟的标志之一。

（一）初潮年龄

月经第一次来潮称月经初潮。月经初潮年龄多在13～15岁之间，但可能早至11～12岁，或迟至17～18岁。月经初潮早晚主要受遗传因素控制，营养、体重也起重要作用，近年，月经初潮年龄有提前趋势。

（二）月经周期

两次月经第1日的间隔时间称一个月经周期（menstrual cycle），一般28～30日为一个周期。周期长短因人而异，但每个妇女的月经周期有自己的规律性。

（三）月经期

正常月经持续时间为2～7日，多数为3～6日。每次月经出血量约50ml，以月经的第2～3日出血量最多。多数学者认为每月失血量超过80ml即为病理状态。

（四）月经血的特征

月经血一般呈暗红色。除血液外，还有子宫内膜碎片、宫颈黏液及脱落的阴道上皮细胞。月经血的主要特点是不凝固，但在正常情况下偶尔亦有些小凝块。

（五）月经期的症状

一般月经期无特殊症状。但由于经期盆腔瘀血及子宫血流量增多，有些妇女可有下腹及腰骶部下坠感，个别可有膀胱刺激症状（如尿频）、轻度神经系统不稳定症状（如头痛、失眠、精神忧郁、易于激动）、胃肠功能紊乱（如食欲不振、恶心、呕吐、便秘或腹泻）以及鼻黏膜出血、皮肤痤疮等，但一般并不严重，不影响妇女的工作和学习。

第四节　性周期的调节

卵巢出现周期性变化，称性周期。其最明显的表现是月经，也称月经周期。性周期的调节是个复杂的过程，主要涉及下丘脑、垂体和卵巢，称为下丘脑－垂体－卵巢轴（hypothalamus－pituitary－ovary axis，H－P－O axis），它的主要生理功能是调控女性发育、正常月经和性功能，因此又称性腺轴。此轴又受中枢神经系统的调控（图3－2）。

一、下丘脑对垂体的调节

下丘脑的神经内分泌细胞分泌促性腺激素释放激素（GnRH），即促卵泡素释放激素（FSH－RH）和促黄体生成素释放激素（LH－RH）。通过垂体的门脉循环进入垂体前叶，促使腺垂体合成和释放促卵泡素（FSH）和黄体生成素（LH）。

二、垂体对卵巢的调节

垂体在下丘脑产生的激素的影响下，分泌促卵泡素（FSH）和黄体生成素（LH），对卵巢进行调节。促卵泡素（FSH）在整个月经周期中都分泌，在排卵前1～2日形成高峰，促进卵泡生长发育，使颗粒细胞增生，分泌大量的雌激素。黄体生成素（LH）在一定量的促卵泡素共同作用下，使成熟卵泡排卵，排卵后的卵泡形成黄体，并分泌孕激素和雌激素。

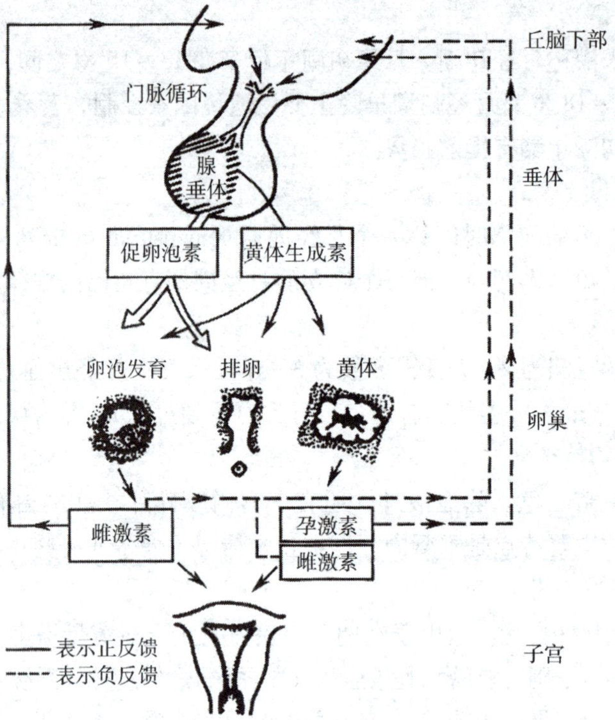

图3-2 下丘脑-垂体-卵巢轴之间的相互关系示意图

三、卵巢激素的反馈作用

卵巢性激素对下丘脑-垂体分泌活动的调节作用称为反馈性调节作用。其中使下丘脑兴奋，分泌激素增多者称正反馈；反之，使下丘脑抑制，分泌激素减少者称负反馈。排卵前，当雌激素升高时，大量雌激素抑制下丘脑 FSH-RH 的分泌，从而减少垂体分泌 FSH（负反馈），同时又兴奋了下丘脑 LH-RH 的分泌（正反馈），使垂体分泌 LH。当 LH 作用于黄体产生大量孕激素时，反过来抑制下丘脑分泌 LH-RH（负反馈），随之垂体分泌的 LH 及卵巢分泌的雌、孕激素均下降，于是下丘脑的抑制被解除，再次分泌 GnRH，形成下一个新的周期。因此大量的雌激素对下丘脑产生正、负反馈作用，孕激素仅产生负反馈作用。雌、孕激素协调作用时，产生的负反馈作用更为显著。

四、月经周期的调节

下丘脑神经细胞分泌促性腺激素释放激素，作用于腺垂体，促使其分泌促卵泡素和黄体生成素。促卵泡素作用于卵巢，使卵泡发育，并分泌雌激素。雌激素使子宫内膜发生增殖期变化。随着卵泡的逐渐发育成熟，雌激素分泌出现第一次高峰，对下丘脑产生正反馈作用，促使垂体促卵泡素和黄体生成素分泌增多并出现高峰，诱发成熟卵泡排卵。

卵泡排出卵子后形成黄体。在黄体生成素作用下，黄体逐渐发育，分泌孕激素和雌激素，孕激素使子宫内膜由增殖期变为分泌期。当黄体成熟时，孕激素、雌激素达到高峰。在大量雌激素、孕激素共同作用下，通过负反馈作用，垂体分泌的促卵泡素、黄体生成素相应减少，黄体开始萎缩，雌孕激素分泌减少，子宫内膜失去性激素支持发生脱落出血，月经来潮。雌激素、孕激素分泌量的减少，使下丘脑所受的抑制解除，促性腺激素释放激素的分泌又开始增多，下一月经周期又重新开始，如此周而复始，直至卵巢功能衰退，最终月经停止。

（李海燕）

第四章 正常妊娠期妇女的护理

学习目标

1. 掌握妊娠各期妇女的护理措施。
2. 掌握预产期的推算。
3. 掌握产前检查时间及产科腹部检查方法。
4. 熟悉胎儿附属物的形成及功能，胎儿的发育特征。
5. 熟悉妊娠期妇女生殖系统、乳房、血液循环系统的变化。
6. 熟悉妊娠各期孕妇的身心特点及护理诊断。

案例引导

某初孕妇，27岁，宫内妊娠33周，近一周出现下肢水肿，休息后缓解，无其他不适。查体：一般情况好，体温37℃、脉搏88次/分、血压平稳。双侧乳房对称，乳晕着色，无乳头凹陷。腹软，腹部膨隆如8月妊娠大小，无压痛，宫高31cm，腹围89cm，胎心音140次/分，头先露，LOA，双下肢水肿（+）。请问该孕妇是否正常？应如何护理？

第一节 妊娠生理

妊娠是胚胎和胎儿在母体内发育成长的过程。卵子受精是妊娠的开始，胎儿及其附属物自母体排出是妊娠的终止。因受精日期不易确定，临床上以末次月经的第一天作为妊娠的开始，每4周为一个妊娠月，全过程约40周（280天），10个妊娠月。

一、受精与受精卵的着床和发育

（一）受精

精子和卵子相结合的过程，称为受精。成熟的卵子从卵巢排出后，经输卵管伞部的“拾卵”作用进入输卵管内，停留在输卵管壶腹部与峡部连接处等待受精。精子进入阴道后，经宫颈管进入子宫腔，子宫内膜产生的α淀粉酶与β淀粉酶，解除了精子顶体酶上的“去获能因子”，使精子具有受精能力，称精子获能，需要 7 小时左右。当精子与卵子相遇后，精子头部顶体外膜与精细胞膜顶端破裂，释放出顶体酶，在酶的作用下，溶解卵子外围的放射冠和透明带，称为顶体反应。只有发生顶体反应的精子才能与次级卵母细胞融合，精子的头部与卵子表面接触时，卵子细胞质内的皮质颗粒释放溶酶体酶，引起透明带结构的改变，精子受体分子变性，阻止其他精子进入透明带，此过程称为透明带反应。这一反应保证人类正常的单卵受精。已获能的精子穿过次级卵母细胞透明带为受精过程的开始，随后进入卵子内，之后精原核与卵原核融合，染色体相互混合，形成受精卵，完成了受精过程。受精卵的形成标志着新生命的诞生。受精大多发生在排卵后 12 小时内，整个受精过程大约需要 24 小时。

（二）受精卵的输送与发育

受精卵进行有丝分裂的同时，借助输卵管的蠕动和纤毛的推动向宫腔方向移动，同时开始进行有丝分裂，称为卵裂，形成多个子细胞，称为分裂球。受透明带限制，子细胞虽增多，但并不增大，以适应在狭窄的输卵管腔中移动。约在受精后第 3 日，分裂成由 16 个细胞组成的实心细胞团，称桑葚胚，之后形成早期胚泡，约在受精后第 4 日进入宫腔，受精后第 5 ~6 日早期胚泡的透明带消失，总体积迅速增大，继续分裂发育，晚期胚泡形成。

（三）着床

受精后第 6 ~7 日晚期胚泡逐渐埋入并被子宫内膜覆盖的过程称为受精卵着床，又称受精卵植入（图 4 –1）。约在受精后第 6 ~7 日晚期囊胚的透明带消失，开始着床，至 11 ~12 日完成。着床部位多在子宫体的前壁或后壁，偶见于侧壁。着床需经过定位、黏着和穿透三个阶段。完成着床的条件是：①透明带消失；②胚泡滋养层分化出合体滋养细胞；③胚泡和子宫内膜同步发育并且功能协调；④孕妇体内有足够的孕酮，以完成正常的蜕膜反应。

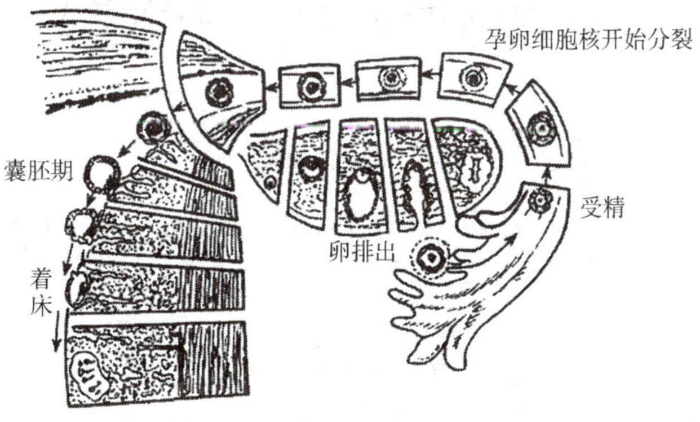

图 4 –1　卵子受精与孕卵植入

（四）蜕膜的形成

受精卵着床后，子宫内膜迅速发生蜕膜样改变，此时的子宫内膜称为蜕膜。依其与孕卵的关系分为三部分（图 4 –2）。

1. 底蜕膜 是指与胚泡极滋养层接触的靠近子宫肌层的蜕膜。以后发育成胎盘的母体部分。

2. 包蜕膜 是指覆盖在胚泡表面的蜕膜。随着胚泡发育逐渐凸向宫腔，这部分蜕膜高度伸展，因缺乏营养而逐渐退化，约于妊娠14～16周左右与真蜕膜贴近并融合在一起，子宫腔消失。

3. 真蜕膜 是指除底蜕膜及包蜕膜以外覆盖在子宫腔表面的蜕膜，又称壁蜕膜。

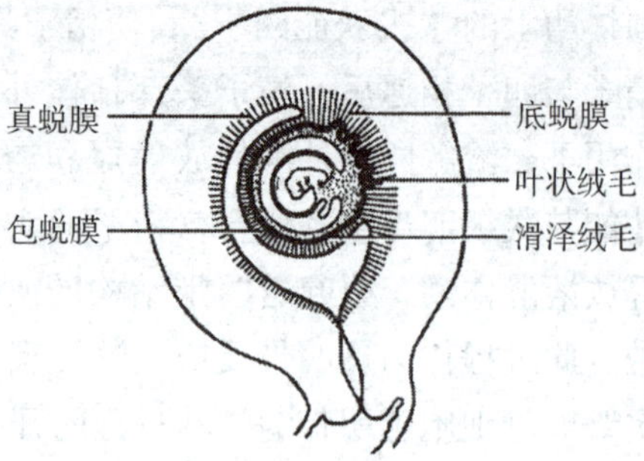

图4－2 早期妊娠的子宫蜕膜与绒毛的关系

二、胎儿附属物的形成与功能

胎儿附属物包括胎盘、胎膜、脐带和羊水。

（一）胎盘

1. 胎盘的构成 胎盘由羊膜、叶状绒毛膜和底蜕膜构成，是母体与胎儿间进行物质交换的重要器官（图4－3）。

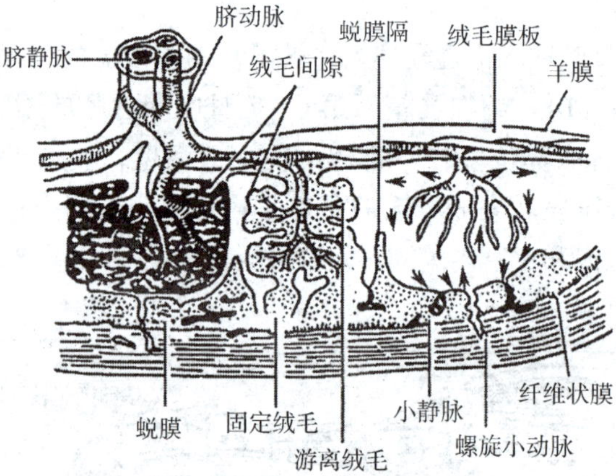

图4－3 胎盘模式图

（1）羊膜：是胎盘的最内层，构成胎盘的胎儿部分。羊膜为附着在绒毛膜板表面的半透明薄膜，光滑、无血管、神经和淋巴，厚度为0.02～0.05mm，具有一定的弹性和物质转运功能。

（2）叶状绒毛膜：构成胎盘的胎儿部分，占胎盘的主要部分。在受精卵着床后，滋养层细胞迅速分裂增殖，滋养层增厚并形成许多不规则突起，称绒毛。与底蜕膜接触的绒毛因营养丰富发育良好，分支增多，称叶状绒毛膜。与包蜕膜接触的绒毛因缺乏血液供应而逐渐退化，称平滑绒毛膜，与羊膜共同组成胎膜。绒毛与绒毛之间的间隙称为绒毛间隙，绒毛间隙之间有蜕膜隔，将胎盘分成若干胎盘小叶。

（3）底蜕膜：是构成胎盘的母体部分，占胎盘很小部分。

2. 胎盘的结构　胎盘约在妊娠12周末形成。妊娠足月时，胎盘为圆形或椭圆形盘状，重450～650g，约为足月新生儿体重的1/6，直径16～20cm，厚1～3cm，中间厚，边缘薄。胎盘分为母体面和胎儿面。胎儿面覆盖羊膜，光滑，半透明，呈灰蓝色，中央或稍偏处附着有脐带。母体面粗糙，呈暗红色，由18～20个胎盘小叶组成。

3. 胎盘的血液循环　底蜕膜的螺旋小动脉和小静脉开口于绒毛间隙，母血经螺旋小动脉开口进入绒毛间隙，再流向四周，经蜕膜小静脉回流入母体血循环，故绒毛间隙充满母血，绒毛中有毛细血管，胎儿血液经脐动脉入绒毛小动脉，经绒毛毛细血管网、绒毛小静脉、脐静脉回流入胎体内。由此可见，胎盘有母体和胎儿两套血液循环，两者的血液在各自封闭的管道内循环，互不相混，但可以通过绒毛间隙，隔着绒毛表面细胞层、绒毛间质及绒毛毛细血管壁，靠渗透、扩散以及细胞的选择力进行物质交换。

4. 胎盘的功能　胎盘的功能极为复杂，包括气体交换、营养物质供应、排出胎儿代谢产物，还有防御功能、合成功能等。

（1）气体交换：O_2是维持胎儿生命最重要的物质，在母体和胎儿之间，O_2及CO_2以简单扩散的方式进行交换，替代了胎儿呼吸系统的功能。

（2）营养物质供应：替代胎儿消化系统的功能。葡萄糖是胎儿能量的主要来源，以易化扩散方式通过胎盘。母血内氨基酸浓度低于胎儿血，以主动转运方式通过胎盘。游离脂肪酸和脂溶性维生素以简单扩散方式通过胎盘。维生素C和B以主动转运的方式通过胎盘。胎盘中含有多种酶，可将结构简单物质合成后供给胎儿，如葡萄糖合成糖原、氨基酸合成蛋白质等；也可将结构复杂物质分解为简单物质供给胎儿，如脂质分解为非酯化脂肪酸。

（3）排出胎儿代谢产物：替代胎儿泌尿系统的功能。胎儿的代谢产物如尿酸、尿素、肌酐、肌酸等，经胎盘进入母血，由母体排出体外。

（4）防御功能：胎盘能阻止母血中某些有害物质进入胎儿血中。但小分子物质如病毒（如风疹、流感病毒、巨细胞病毒等）和分子量小的药物可通过胎盘，部分细菌、弓形虫、支原体、衣原体和结核杆菌可破坏胎盘结构而进入胎体，导致胎儿畸形，甚至死亡，所以妊娠期用药应谨慎。母血中免疫抗体如IgG可通过胎盘，使胎儿从母体获得抗体，在出生后短期内具有一定的免疫力。

（5）合成功能：胎盘能合成多种激素、酶和细胞因子。①人绒毛膜促性腺激素（HCG）：胚泡若着床，合体滋养细胞即开始分泌HCG，在受精后第7日即可用放射免疫法自母体血清中测出，成为诊断早孕的敏感方法之一。至妊娠8～10周血清浓度达高峰，持续1～2周下降，产后2周内消失。HCG的主要作用是使月经黄体发育成妊娠黄体，以维持妊娠。②人胎盘生乳素（HPL）：由合体滋养细胞分泌，于妊娠的第2个月开始分泌，随妊娠进展分泌量持续增加，妊娠34～36周达高峰，直至分娩。产后HPL迅速下降，约产后7小时即不能测出。HPL主要作用是促进蛋白质合成，促使母体乳腺腺泡发育。③雌激素和孕激素：妊娠早期由卵巢妊娠黄体产生，自妊娠8～10周起，由胎盘合成。雌、孕激素的主要作用为共同参与妊娠期母体各系统的生理变化。

（二）胎膜

胎膜由绒毛膜和羊膜组成。胎膜外层是平滑绒毛膜，妊娠晚期与羊膜紧贴，但可与羊膜完全分开。胎膜内层是羊膜，为半透明的薄膜，与覆盖胎盘、脐带的羊膜层相延续。羊膜为无血管膜，具有转运溶质和水以维持羊水平衡的功能。胎膜在分娩的发动上发挥作用。

（三）脐带

脐带是胎儿和母体之间的纽带，一端连接于胎儿腹壁脐轮，另一端附着于胎盘的胎儿面。妊娠足月的脐带长 30～70cm，平均约 55cm，直径 0.8～2.0cm，表面覆盖羊膜，呈灰白色。内有一条管腔大而管壁薄的脐静脉和两条管腔小而管壁厚的脐动脉以及保护脐血管的华通胶。因脐血管较长，使脐带呈螺旋状迂曲。胎儿通过脐血管与母体进行营养和代谢物质的交换。一旦脐带受压或缠绕打结，血运受阻，可导致胎儿窘迫甚至死亡。

（四）羊水

充满于羊膜腔内的液体称为羊水。

1. 羊水的来源 妊娠早期羊水主要来源于母体血清的透析液，经胎膜进入羊膜腔。妊娠中期以后，胎儿尿液成为羊水的主要来源，使羊水的渗透压逐渐降低。羊水通过胎膜、胎儿不断循环更新，保持羊水的动态平衡。

2. 羊水量、性状及成分 妊娠 38 周羊水量约为 1000ml，此后逐渐减少。妊娠足月羊水略混浊，不透明，呈中性或呈弱碱性，pH 值约为 7.20。羊水比重为 1.007～1.025，羊水内含胎脂、毳毛、胎儿脱落的上皮细胞、激素和酶等。

3. 羊水的功能

（1）保护胎儿：保护胎儿在羊水中活动自如，避免胎儿受到挤压；防止胎体黏连；保持羊膜腔内恒温；有利于胎儿体液平衡，适量羊水可避免子宫肌壁或胎体直接压迫脐带导致胎儿窘迫；临产时，羊水直接受宫缩压力作用，能使压力分布均匀，避免胎儿局部受压。

（2）保护母体：羊水可以减少因胎动给母体带来的不适感；临产后，前羊水囊扩张子宫颈口及阴道，促进产程进展；破膜后羊水冲洗、润滑阴道，并减少感染发生机会。

三、胎儿的发育

妊娠 8 周末之内的胎体称为胚胎，是主要器官分化发育的时期；从第 9 周起称为胎儿，为各器官进一步发育渐趋成熟的时期。胎儿发育的特征大致如下。

4 周末：胚胎呈弓形，可辨认胚盘与体蒂。

8 周末：初具人形，头的大小约占整个胎体的一半，可以分辨出眼、耳、口、鼻，四肢（已具雏形），早期心脏已形成，B 型超声可见心脏搏动。此期胎儿如感染病毒、受某些药物或受放射线的影响，可导致畸形。

12 周末：胎儿身长约 9cm，体重约 14g。外生殖器已发育，部分可辨认男、女性别。胎儿四肢可活动。

16 周末：胎儿身长 16cm，体重约 110g。从外生殖器可辨认性别。头皮已长出毛发，体毛出现。胎儿开始有呼吸运动。皮肤菲薄呈深红色，无皮下脂肪。部分孕妇可感觉有胎动。

20 周末：胎儿身长约 25cm，体重约 320g。皮肤暗红，全身有毳毛及胎脂。开始出现吞咽、排尿功能。临床上经孕妇腹壁可听到胎心音。自 20 周至满 28 周前娩出的胎儿，称有生机儿。

24 周末：胎儿身长约 30cm，体重约 700g。各脏器均已发育，皮下脂肪开始沉积，皮肤呈皱缩状，出现眉毛。

28 周末：胎儿身长约 35cm，体重约 1000g。皮下脂肪沉积不多，皮肤粉红色。四肢活动好，有呼吸运动，生后能啼哭，此时出生易患特发性呼吸窘迫综合征。出生后若能加强护理，可能存活。

32 周末：胎儿身长约 40cm，体重约 1700g。面部毳毛已脱落，出现脚趾甲，睾丸下降，出生后加强护理可以存活。

36 周末：胎儿身长约 45cm，体重约 2500g。皮下脂肪发育良好，面部皱褶消失，毳毛明显减少，指（趾）甲已达指（趾）端，胸部、乳房突出，睾丸位于阴囊。出生后能啼哭及吸吮，生活力良好，此期出生基本可以存活。

40 周末：身长约 50cm，体重约 3000g。胎儿已发育成熟，皮肤粉红色，皮下脂肪多。男性睾丸已下降至阴囊内，女性大小阴唇发育良好。出生后哭声响亮，吸吮力强，能很好存活。

临床上常用新生儿身长作为判断胎儿妊娠月份的依据，妊娠 20 周前的胎儿身长（cm）＝妊娠月数的平方。如妊娠 4 个月时胎儿身长 $=4^2$cm＝16cm。妊娠 20 周后的胎儿身长＝妊娠月数×5。如妊娠 7 个月时胎儿身长 $=7\times5$cm＝35cm。

四、胎头结构

胎头是胎体最大部分，其大小与胎儿能否顺利通过产道密切相关。

1. 胎头结构（图 4－4）

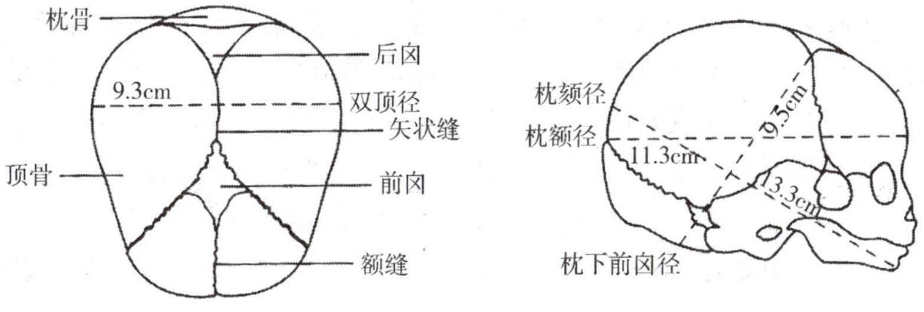

图 4－4　胎头颅骨、颅缝、囟门及其径线

（1）颅骨：胎头颅骨由2块顶骨、2块额骨、2块颞骨及1块枕骨构成。

（2）颅缝：颅骨间的缝隙称颅缝。两顶骨之间为矢状缝，是确定胎位的重要标志。顶骨与额骨之间为冠状缝，枕骨与顶骨之间为人字缝，颞骨与顶骨之间为颞缝，两额骨之间为额缝。

（3）囟门：颅缝交界空隙较大处为囟门。主要有：①前囟门（大囟门）：为位于胎头前方的菱形空隙，由矢状缝、冠状缝及额缝汇合而成。②后囟门（小囟门）：为位于胎头后方的三角形空隙，由矢状缝与人字缝汇合而成。临产后通过了解大、小囟门及矢状缝的位置，可以判断胎方位。颅缝与囟门均有软组织遮盖，使骨板有一定的活动余地，使得胎头有一定的可塑性，分娩过程中通过颅缝轻度重叠，使头颅变形适应产道，完成分娩。

2. 胎头径线

（1）枕下前囟径（小斜径）：自前囟中央至枕骨隆突下方的距离，妊娠足月时平均约9.5cm。

（2）枕额径（前后径）：自鼻根至枕骨隆突间的距离，妊娠足月时平均约11.3cm。

（3）枕颏径（大斜径）：自颏骨下方中央至后囟顶部的距离，妊娠足月时平均约13.3cm。

（4）双顶径（大横径）：为两顶骨隆突间的距离，妊娠足月时平均约9.3cm。

五、妊娠期母体的变化

（一）生理变化

妊娠期在胎盘产生的激素作用下，母体各系统发生了一系列适应性变化，以满足胎儿生长发育和分娩的需要，同时亦为产后哺乳做好准备。

1. 生殖系统

（1）子宫：①子宫体：明显增大变软，妊娠12周子宫增大超出盆腔。妊娠晚期，因盆腔左侧有乙状结肠占据，故子宫多呈不同程度的右旋。宫腔容积由非妊娠时约5ml增加至妊娠足月时约5000ml，重量由50g增至1000g，体积由非妊娠时的（7~8）cm×（4~5）cm×（2~3）cm增大至妊娠足月时的35cm×25cm×22cm，妊娠足月子宫壁厚度为0.5~1cm，子宫动脉变直，以适应胎盘内绒毛间隙血流量增加的需要。②子宫峡部：非妊娠期长约1cm，妊娠后变软，随着妊娠的进展逐渐伸展、拉长、变薄，扩展成宫腔的一部分，临产时长达7~10cm，成为软产道的一部分，此时称为子宫下段。③子宫颈：妊娠早期宫颈黏膜充血、组织水肿，使宫颈外观肥大、着色、质地柔软。宫颈管内腺体增生，宫颈黏液增多，形成黏稠的黏液栓，可防止细菌侵入宫腔。宫颈鳞柱上皮交接部外移，形成假性宫颈糜烂。接近临产时，宫颈管变短并出现轻度扩张。

（2）卵巢：妊娠期卵巢略增大，停止排卵。一侧卵巢可见妊娠黄体，分泌雌激素和孕激素以维持妊娠，妊娠10周后，妊娠黄体功能由胎盘取代，黄体开始萎缩。

（3）输卵管：妊娠期输卵管伸长，但肌层不增厚，黏膜上皮细胞变扁平，有时黏膜呈蜕膜样改变。

（4）外阴、阴道：外阴充血，皮肤增厚，色素沉着，阴道黏膜增厚变软，充血呈紫蓝色，皱襞增多，伸展性增大。阴道上皮细胞内糖原增加，乳酸含量增加，使阴道

pH 值降低，有利于防止细菌感染。阴道黏膜通透性增高，分泌物增多呈白色糊状。

2. 乳房 妊娠期在雌激素、孕激素、胎盘生乳素、催乳素等作用下乳房开始增大，充血明显，乳头、乳晕着色，乳晕上的皮脂腺肥大形成散在小隆起，称蒙氏结节。妊娠期间乳腺发育完善，但并无乳汁分泌，与大量雌、孕激素抑制乳汁生成有关。妊娠末期，挤压乳头可有少许稀薄黄色液体溢出，称初乳。

3. 循环及血液系统

（1）心脏：妊娠期增大的子宫将膈肌上抬，心脏向上、向左、向前移位，更贴近胸壁，心尖搏动左移约 1cm，大血管扭曲，心浊音界稍扩大。心脏容量约增加 10%，心率每分钟增加 10～15 次。由于血流量增加、血流加速及大血管扭曲，多数孕妇心尖区及肺动脉瓣区可闻及Ⅰ～Ⅱ级收缩期柔和吹风样杂音，产后逐渐消失。

（2）心排出量和血容量：心排出量增加对维持胎儿生长发育极为重要。心排出量自妊娠 10 周开始增加，至妊娠 32～34 周时达高峰。临产后，尤其是第二产程期间，心排出量显著增加。血容量自妊娠 6 周起开始增加，至妊娠 32～34 周时达高峰，约增加 40%～45%。血浆增加约 1000ml，红细胞增加约 450ml，由于血浆的增加多于红细胞的增加，使血液稀释，出现生理性贫血。

（3）血压及静脉压：孕早期、中期血压偏低，孕晚期血压轻度升高。妊娠期收缩压无明显变化，舒张压轻度降低，脉压稍增大。妊娠期回流至下腔静脉的血量增加，增大的子宫压迫下腔静脉使血液回流受阻，孕妇下肢、外阴及直肠的静脉压增高，且妊娠期静脉壁扩张，因此孕妇易发生痔、外阴及下肢静脉曲张。如孕妇长时间仰卧，可引起回心血量减少，心排出量减少，血压下降，称仰卧位低血压综合征。

（4）血液成分：妊娠期骨髓不断产生红细胞。为适应红细胞增加、孕妇各器官生理变化及胎儿生长发育的需要，应在妊娠中、晚期补充铁剂，以防缺铁性贫血。妊娠后期白细胞可增至 $10 \times 10^9/L \sim 15 \times 10^9/L$，主要为中性粒细胞增多，血沉增快，血小板无明显变化。妊娠期血浆纤维蛋白原增加，凝血因子Ⅱ、Ⅴ、Ⅶ、Ⅷ、Ⅸ、Ⅹ均增加，使血液黏稠度增加，处于高凝状态，对预防产后出血有利。

4. 泌尿系统 由于孕妇及胎儿代谢产物增多，肾脏负担加重。妊娠期肾脏略增大，肾血浆流量及肾小球滤过率于妊娠早期增加，整个妊娠期间维持高水平。肾血浆流量及肾小球滤过率受体位影响，当孕妇仰卧时尿量增加，故夜尿量多于日尿量。由于肾小球滤过率增加，肾小管对葡萄糖再吸收能力不能相应增加，少数孕妇饭后可出现生理性糖尿。妊娠 12 周前增大的子宫压迫膀胱及妊娠末期胎先露压迫膀胱均可引起尿频。在孕激素的作用下，肾盂与输尿管轻度扩张，蠕动减弱，尿流缓慢，易发生肾盂肾炎，以右侧多见。

5. 呼吸系统 妊娠期胸廓改变表现为横径及前后径加宽，周径增大，横隔上升，呼吸时膈肌活动幅度增加。妊娠中期肺通气量增加大于耗氧量，孕妇有过度通气现象，有利于提供孕妇和胎儿所需的氧气。妊娠后期因子宫增大，腹肌活动幅度减少，使孕妇以胸式呼吸为主，气体交换保持不减。呼吸次数在妊娠期变化不大，呼吸较深大。呼吸道黏膜充血、水肿，局部抵抗力降低，易发生呼吸道感染；妊娠后期因横隔上升，平卧时有呼吸困难感，稍垫高头部可减轻症状。

6. 消化系统 妊娠期由于雌激素影响，齿龈充血、水肿、增生，刷牙时易有齿龈出血。孕妇常有唾液增多，有时有流涎。胃肠平滑肌张力下降，蠕动减弱，胃排空时间延长，易有上腹饱胀感；妊娠中、晚期，由于胃部受压及贲门括约肌松弛，酸性胃内容物可回流至食管下部，产生“灼热”感。肠蠕动减弱，易发生便秘。孕晚期易发生痔疮。

7. 内分泌系统 妊娠期腺垂体增大1~2倍，嗜酸细胞肥大、增多，形成“妊娠细胞”，约产后10日左右恢复。由于妊娠黄体和胎盘分泌大量雌、孕激素，对下丘脑及垂体产生负反馈作用，使促性腺激素分泌减少，所以孕期无卵泡发育成熟，也无排卵。垂体催乳素随妊娠进展而增多，至分娩前达高峰，与其他激素协同作用，促进乳腺发育，为产后泌乳做准备。

8. 其他

（1）体重：体重于12周前无明显变化，13周后体重平均每周增加不超过350g，至妊娠足月时体重约增加12.5kg，包括胎儿、胎盘、羊水、子宫、乳房、血液、组织间液、脂肪沉积等。

（2）基础代谢率：妊娠早期稍下降，中期后逐渐增高，至晚期可增高15%~20%。

（3）矿物质：胎儿生长发育需要大量的钙、磷、铁，胎儿体内的钙、磷绝大部分是在妊娠最后2个月内积累的，故至少应于妊娠后3个月补充维生素D及钙，以提高血钙含量。妊娠期如严重缺钙可引起骨质疏松和骨骼疼痛，韧带松弛，孕妇可感觉腰骶部及肢体疼痛不适。

（4）皮肤：妊娠期由于黑色素与雌激素明显增加，使孕妇面颊、乳头、乳晕、腹白线、外阴等处出现色素沉着。面颊部呈蝶形分布的褐色斑，称妊娠斑，于产后逐渐消退。随着妊娠子宫增大，腹壁皮肤弹力纤维过度伸展而断裂，出现紫色或淡红色不规则平行的裂纹，称妊娠纹。产后变为银白色，持久不消退。

（5）骨骼、关节、韧带的变化：耻骨联合松弛，轻度伸展，严重时可发生耻骨联合分离，导致疼痛。妊娠期骨质一般无改变，如妊娠次数过多、过密且未及时补充维生素D和钙，可出现骨质疏松。妊娠晚期孕妇重心向前移，为保持身体平衡，孕妇头部与肩部应向后仰、腰部向前挺，形成典型的孕妇姿势，孕妇自觉腰背及骶部疼痛不适。

（二）心理变化

孕妇的成长环境、成年时所处的社会和文化环境、丈夫对妊娠的态度、个人经历、朋友和亲属及家庭的态度等可影响其对妊娠的态度。妊娠期的生理变化和对分娩的恐惧，会使孕妇产生心理反应，如惊讶和震撼、矛盾、接受、自我关注、情绪波动等。孕妇如能很好地适应并调整妊娠期心理变化，可促进孕期顺利渡过；反之，会影响妊娠期母子健康，乃至今后的生活。了解妊娠期孕妇及家庭成员的心理变化，护理人员可给予适当的照顾，使孕妇及家庭能顺利度过妊娠期，迎接新生命的来临。

1. 常见心理反应

（1）惊讶和震惊：妊娠初期，几乎所有的孕妇都会产生惊讶和震惊的反应。对于原本未计划怀孕的妇女来说，怀孕无疑是令其惊讶的意外；即使是期盼怀孕的妇女，成功怀孕亦会给她带来惊讶和震撼。

（2）矛盾：怀孕在带给妇女惊讶和震惊的同时，也使部分妇女在受孕之初出现排斥心理。孕妇可能觉得怀孕不是时候，感到工作、学习及经济等问题还未处理好；自己未做好为人父母的准备；希望怀孕是“将来的某一天”而非“现在”等。通常会出现爱恨交加的矛盾心理，原本未计划妊娠者，此矛盾心理会更明显。通常表现为情绪低落、抱怨身体不适、认为自己在变丑且不再具有女性魅力等，甚至希望终止妊娠。

（3）接受：对妊娠接受程度受多种因素影响，如妊娠时间、是否计划内妊娠、家庭经济状况及配偶态度等。孕妇对妊娠接受程度，直接影响到对妊娠的生理感受。接受程度越高，对妊娠不适反应越少，对不适耐受程度也越高；反之，如果孕妇无法接受怀孕事实，可能会感到失望和无助，生活在被迫中，感到自己生活世界将因怀孕而受破坏，怨恨自己，感觉自己好像生病了，且对自己身体不适存有非常多的抱怨。

①妊娠早期：孕妇对妊娠的感受仅仅是停经后各种不适反应，并未真实感受到"胎儿"的存在。她将注意力集中在自己怀孕与否，所以更多的是关注自己，关注腰部增宽、乳房增大、体重增加、恶心、呕吐等现象。

②妊娠中期：随着妊娠进展，腹部逐渐膨隆，孕妇开始慢慢地接受自己怀孕的事实，同时开始去关心自己腹内的胎儿，尤其是胎动的出现，让孕妇真正感受到"孩子"的存在，感到前所未有的兴奋、骄傲。在接受怀孕事实后，孕妇会开始适应准妈妈的角色，开始为新生命的即将到来做一些准备，如学习相关知识等等，并能调整与家人多层次关系，努力寻求家人、朋友对"孩子"的认同。

③妊娠晚期：孕妇接受怀孕，但易产生疲惫感。妊娠晚期，因子宫明显增大感觉身体越来越重，行动不便，容易疲倦、劳累，甚至出现睡眠障碍、腰背痛等。由于不适感增加，多数孕妇渴望孕期赶快结束，天天数着"预产"的天数。随着预产期的临近，孕妇常因婴儿将要出生而感到愉快，也有的怕分娩产生痛苦而焦虑，或担心分娩能否顺利、母儿安危、胎儿有无畸形、婴儿性别能否为家人接受等。孕妇期盼尽快见到自己的宝宝的同时，会为婴儿出生作最后准备，如为孩子取名字，购买衣服、睡床；关心孩子的喂养和生活护理，猜测性别等，甚至有些孕妇在计划着孩子的未来和职业。

（4）情绪不稳定：孕妇情绪波动起伏较大，易激动、很敏感。可因很小的事产生强烈的情绪变化，如突然生气、哭泣，又难说出理由，常常使丈夫和家人感到困扰和不知所措，只好漠视，这种情形会让孕妇觉得不支持、不体贴、不爱她，而影响夫妻感情。如果孕妇的亲属能够理解这种情绪波动是属于妊娠期特有的心理反应，则能帮助孕妇很好地应对，不至于成为妊娠期的压力来源。

（5）内省：一个非常活泼开朗的妇女怀孕后，可能会对以前所从事的活动失去兴趣，喜欢独处或独立思考；也有的表现出以自我为中心，变得专注于自己及身体，注重穿着、体重和一日三餐，同时也较关心自己的休息。这种状态有助于更好地计划准备，以应对妊娠和分娩，接受新生儿的到来。也有孕妇在妊娠后精神内向转为外向，变得活泼开朗，喜欢告诉别人自己怀孕了，证明自己具有女人能力，随妊娠期的发展，而表现出"孕味"来。这些行为会使她的丈夫或亲友感到不可接受而影响家人、亲友的关系，影响孕妇的心理健康。所以，妊娠早期夫妻双方应与服务人员共同讨论妊娠过程可能出现的不适和可能产生的心理改变，并制定计划加以应对。

第二节　妊娠早期妇女的护理

【概述】

妊娠全过程从末次月经第1天开始计算，平均280天。根据妊娠不同时期的特点，临床上将妊娠分为3个时期：妊娠12周末以前称为早期妊娠，第13～27周末称为中期妊娠，第28周及其以后称为晚期妊娠。

早期妊娠最先出现的表现是停经，有的孕妇会出现早孕反应、尿频等不适。应到医院做第一次检查，确定是否怀孕，了解妊娠情况是否正常。

【护理评估】

（一）健康史

询问病史，了解孕妇月经初潮的年龄，月经周期、经期和经量，末次月经时间，是否采取避孕措施；有无早孕反应；孕产史、既往史、家族史、丈夫健康状况等。

（二）身体状况

1. 停经 月经周期规律且有性生活史的生育期妇女，月经过期10天以上，应首先考虑早期妊娠的可能。如停经已达8周，则妊娠的可能性更大。停经是妊娠最早的症状，但不是特有症状，精神因素、环境因素等也可引起闭经。哺乳期妇女虽月经未复潮，也有可能再次妊娠。

2. 早孕反应 约有半数左右的妇女，在停经6周左右出现头晕、乏力、畏寒、嗜睡、流涎、恶心、晨起呕吐，食欲不振、择食或偏食等症状，称早孕反应。早孕反应一般在停经12周左右自然消失，可能与体内绒毛膜促性腺激素（HCG）增多有关。

3. 尿频 妊娠早期因增大的子宫压迫膀胱所致，约至12周左右，增大的子宫进入腹腔，解除了对膀胱的压迫，尿频症状自然消失。

4. 乳房变化 孕妇自觉乳房轻度胀痛并逐渐增大，乳头及乳晕着色，出现深褐色蒙氏结节。哺乳期妇女一旦受孕，乳汁常明显减少。

5. 妇科检查 阴道黏膜及宫颈充血，呈紫蓝色。妊娠6～8周行双合诊检查可见宫颈变软，子宫峡部极软，感觉宫颈与宫体似不相连，称黑加征。随着妊娠的进展，子宫体增大变软，妊娠5～6周子宫体呈球形，妊娠8周时子宫约为非孕时的2倍，妊娠12周时为非孕时的3倍，子宫超出盆腔，可在耻骨联合上方扪及子宫底。

（三）心理状况

评估孕妇对妊娠的态度和接受程度。是否有惊讶、震惊的反应，是否对妊娠产生矛盾心理，是否对早孕反应无所适从，是否有焦虑、情绪不稳定等心理变化。

（四）辅助检查

1. 妊娠试验 利用受精卵着床后滋养细胞分泌HCG，并经孕妇尿中排出的原理，用免疫学方法测定受检者的血、尿中HCG含量，协助诊断早期妊娠。临床上多用早早孕诊断试纸法检测受检者尿液，若为阳性，在白色显示区上下呈现两条红色线，表明受检者尿中含有HCG，结合临床表现可诊断为早期妊娠。结果阴性者应在一周后复查。

2. 超声检查

（1）B型超声检查：是诊断早期妊娠快速、准确的方法。阴道超声较腹部超声诊断早孕可提前1周。超声最早确定妊娠的依据是妊娠囊，妊娠5周即可出现，在妊娠囊内见到胚芽和原始心管搏动，可确诊为早期妊娠、活胎。

（2）超声多普勒法：在增大的子宫区内，用超声多普勒仪能听到有节律、单一高调的胎心音，胎心率多为 150～160 次/分，可诊断为早期妊娠，活胎。

3. 宫颈黏液检查　宫颈黏液量少、黏稠，拉丝度小。涂片干燥后在光镜下仅见排列成行的椭圆体，未见羊齿植物叶状结晶，则早期妊娠的可能性较大。

4. 基础体温测定　具有双相型体温的妇女，停经后高温相持续 18 日不下降者，早孕可能性大；如高温相持续 3 周以上，则早孕可能性更大。但基础体温曲线不能反映胚胎的发育情况。

5. 黄体酮试验　利用孕激素在体内突然撤退能导致子宫出血的原理，对疑为早孕的妇女，每日肌注黄体酮 20mg，连用 3～5 天。如停药 7 天后无阴道流血，则早期妊娠的可能性大。如停药 7 天内阴道流血，可排除早孕。

【护理诊断】

1. 焦虑　与担心自身与胎儿的健康有关。

2. 营养失调（低于机体需要量）　与早孕反应重有关。

【护理目标】

（1）孕妇对继续妊娠充满信心。

（2）孕妇早孕反应减轻或消失，能正常进食。

【护理措施】

（一）心理护理

与孕妇及家属交流，鼓励孕妇表达对妊娠的感受和想法，以了解其对妊娠的心理适应程度，讲解有关早期妊娠的知识，使她们能够正确认识和应对早孕阶段出现的不适，减轻焦虑，帮助孕妇树立继续妊娠的信心。告知孕妇如经常焦虑、紧张、烦躁、情绪不稳定等可通过血液和内分泌的调节影响胎儿的生长发育，因此，孕妇应正确应对妊娠的不适，保持平静、轻松、愉快的心情。

（二）一般护理

1. 活动与休息　居住环境应安静，清洁，空气新鲜。每晚应有 8 小时的睡眠，中午休息 1～2 小时。适度活动，活动量不宜太大，以散步为佳，避免过度劳累或长途旅行，以免引起流产。

2. 饮食与营养　应摄取富含蛋白质、维生素，适量脂肪、微量元素及糖类、低盐食物，多进食新鲜的蔬菜和水果，尽量避免“速食”食物。注意食物品种多样化，营养素比例恰当、合理搭配，避免营养过剩。

（三）对症护理

1. 恶心、呕吐　指导孕妇少量多餐，饮食宜清淡，避免油腻难以消化或味道重的饮食，多吃蔬菜、水果，避免过饱或空腹。妊娠剧吐者及时到医院治疗，防止酸中毒。

2. 尿频　如无感染征象不需特殊处理，有尿意时应及时排空膀胱，不宜强忍，以防诱发感染。妊娠 12 周后尿频症状自然消失。

3. 白带增多　排除假丝酵母菌、滴虫、淋病奈瑟菌、衣原体等感染，属正常生理变化。嘱孕妇保持外阴清洁，每日清洗外阴1～2次，以避免分泌物刺激皮肤，禁止阴道冲洗。勤换内裤，宜选择透气、吸水性好的纯棉内裤，增加舒适感。

（四）健康教育

1. 预防感染

（1）注意口腔卫生：妊娠期由于受雌激素影响，齿龈肥厚，容易充血、水肿，齿龈易出血。嘱孕妇坚持进食后立即用软毛牙刷按正确的方法刷牙，并学会用牙线剔牙。若发生牙龈炎，应及时就诊，同时告知牙医自己是孕妇，以避免接受X线检查。

（2）注意皮肤卫生：因皮脂腺、汗腺分泌旺盛，应经常洗澡促进血液循环和皮肤排泄。以淋浴为宜，避免盆浴，勤换内衣裤。

（3）在早孕阶段感染病原微生物，可造成流产、胎儿发育异常，应嘱孕妇尽量少去公共场所，尤其是疾病流行期，不宜养宠物如猫、狗等动物，以防弓形虫及病毒感染。

2. 避免接触有害物质 孕早期，应避免接触放射线、铅、汞、苯等有害物质，如工作中不可避免接触，应于妊娠前调离其岗位，以防造成胎儿畸形。孕妇应忌烟酒，而且要远离吸烟的人，防止烟雾中的一氧化碳、烟碱及氧化物影响胎儿。吸烟可引起流产、早产、死胎及新生儿低体重等；饮酒可致胎儿颅脑、四肢及心血管缺陷，并可有低体重、智力低下等。

3. 用药指导 早孕阶段是胎儿各器官分化、发育形成时期，某些药物可影响胚胎和胎儿的生长发育，导致流产或胎儿畸形，所以孕期用药要慎重，应在专科医生指导下用药，避免滥用药物。

4. 衣着舒适 衣服应宽大、柔软、舒适，冷暖适宜；胸罩宜舒适、合身、足以支托增大的乳房；不宜穿紧身衣裤，以免影响血液循环和胎儿发育、活动；穿轻便舒适的低跟鞋。

5. 性生活指导 妊娠前三个月应避免性生活，以免引起盆腔充血、子宫收缩导致流产，同时避免将细菌带入阴道引起感染。

6. 预约下次产前检查 指导孕妇早孕期间做第一次检查，确诊早孕后应领取母子保健手册，并按时做产前检查。告知孕妇产前检查的意义和重要性，根据具体情况预约下次产前检查的时间与内容。并嘱孕妇如出现阴道流血、下腹痛、寒战、发热、剧烈呕吐等症状应及时就诊。

【护理评价】

（1）孕妇情绪稳定，对继续妊娠充满信心。

（2）孕妇早孕反应减轻或消失，饮食情况良好。

第三节 妊娠中、晚期妇女的护理

【概述】

妊娠13周后，腹部逐渐长大，孕妇会感觉到胎动，触到胎体。妊娠28周以前胎儿小，羊水相对较多，胎儿在子宫内活动范围较大，胎位不固定。妊娠 32 周后，胎儿生长迅速，羊水相对减少，胎儿与子宫壁贴近，胎儿的姿势和位置相对恒定。

1. 胎姿势 胎儿在子宫内的姿势称为胎姿势。正常胎姿势为胎头俯屈，颏部贴近胸壁，脊柱略前弯，四肢屈曲交叉于胸腹前，其体积及体表面积均明显缩小，整个胎体成为头端小、臀端大的椭圆形。

2. 胎产式 胎体纵轴与母体纵轴之间的关系称胎产式。两纵轴平行者称纵产式，占妊娠足月分娩总数的 99.75%。两纵轴垂直者称横产式，仅占妊娠足月分娩总数的 0.25%。两纵轴交叉者称斜产式，属暂时的，在分娩过程中转为纵产式，偶尔转为横产式（图 4－5）。

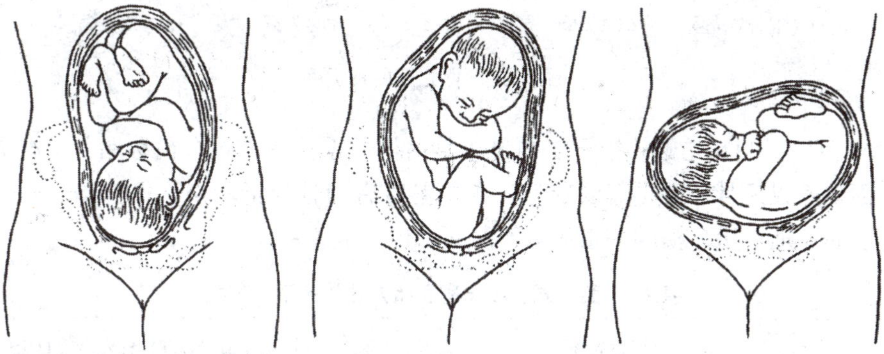

（1）纵产式-头先露　（2）纵产式-臀先露　（3）横产式-肩先露

图 4－5 胎产式

3. 胎先露 最先进入母体骨盆入口的胎儿部分称为胎先露。纵产式有头先露、臀先露，横产式有肩先露。头先露因胎头屈伸程度不同，又分为枕先露、前囟先露、额先露、面先露（图 4－6）。臀先露又因入盆的先露部分不同，分为混合臀先露、单臀先露、单足先露和双足先露（图 4－7）。

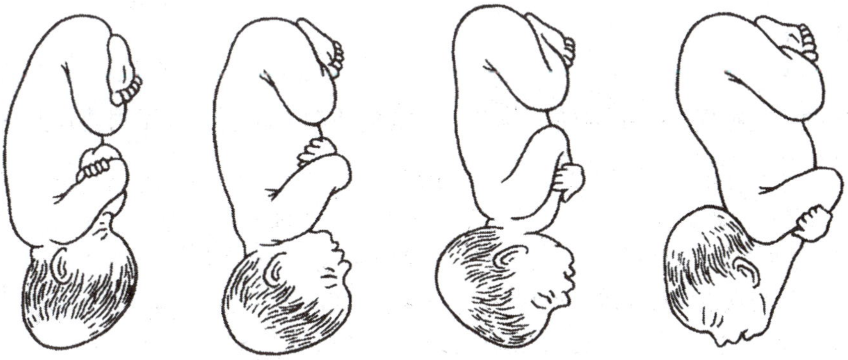

（1）枕先露　（2）前囟先露　（3）额先露　（4）面先露

图 4－6 头先露的种类

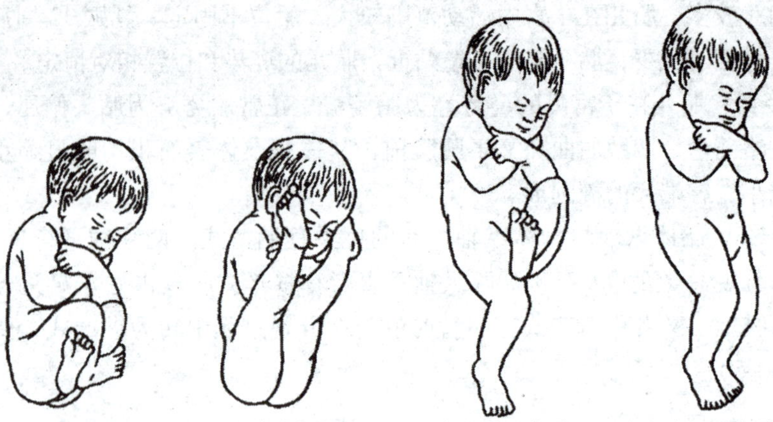
（1）混合臀先露　（2）单臀先露　（3）单足先露　（4）双足先露

图 4－7　臀先露的种类

4. 胎方位　胎儿先露部指示点与母体骨盆的关系称胎方位，简称胎位。枕先露以枕骨、面先露以颏骨、臀先露以骶骨、肩先露以肩胛骨为指示点。根据指示点与母体骨盆左、右、前、后、横的关系而有不同的胎位（表 4－1）。

表 4－1 胎产式、胎先露和胎方位的关系及种类

纵产式（99.75%）	头先露（99.75%～99.75%）	枕先露（95.55%～97.55%）	枕左前（LOA）枕左横（LOT）枕左后（LOP）
			枕右前（ROA）枕右横（ROT）枕右后（ROP）
		面先露（0.2%）	颏左前（LAM）颏左横（LMT）颏左后（LMP）
			颏右前（RMA）颏左横（RMT）颏左后（RMP）
	臀先露（2%～4%）		骶左前（LSA）骶左横（LST）骶左后（LSP）
			骶右前（RSA）骶右横（RST）骶右后（RSP）
横产式	肩先露（0.25%）		肩左前（LScA）肩左后（LScP）
			肩右前（RScA）肩右后（RScP）

【护理评估】

（一）健康史

了解孕妇妊娠周数，早期妊娠的经过，初觉胎动的时间，有无用药及其他不良嗜好，了解饮食、睡眠、大小便情况。

（二）身体状况

1. 子宫增大　随着妊娠的进展，子宫逐渐增大。手测子宫底高度或尺测耻上子宫长度，可以估计胎儿大小与妊娠周数（表 4－2）。宫底高度因孕妇的脐耻间距离、胎儿发育情况、羊水量、单胎、多胎等情况有差异，故仅供参考。

表 4－2　不同妊娠周数的子宫底高度及子宫长度

妊娠周数	手测子宫底高度	尺测耻上子宫长度（cm）
12 周末	耻骨联合上 2～3 横指	5
16 周末	脐耻之间	10
20 周末	脐下 1 横指	18（15.3～21.4）
24 周末	脐上 1 横指	24（22.0～25.1）
28 周末	脐上 3 横指	26（22.4～29.0）
32 周末	脐与剑突之间	29（25.3～32.0）
36 周末	剑突下 2 横指	32（29.8～34.5）
40 周末	脐与剑突之间或略高	33（30.0～35.3）

2. 胎动　胎儿在子宫内的活动称胎动。孕妇于妊娠 18～20 周时开始自觉有胎动，胎动随妊娠进展逐渐增强，至妊娠 32～34 周达高峰，妊娠 38 周后逐渐减少。胎动每小时约 3～5 次。

3. 胎心音　妊娠 18～20 周用听诊器经孕妇腹壁可以听到胎心音，听到胎心音即可确诊妊娠且为活胎。胎心音呈双音，第一音与第二音相接近，似钟表“滴答”声，速度较快，每分钟 120～160 次。妊娠 24 周以前，胎心音多在脐下正中或稍偏左或稍偏右听到。妊娠 24 周以后，胎心音在胎儿的背部听诊最清楚。胎心音需与子宫杂音、腹主动脉音、胎动音及脐带杂音相鉴别。

4. 胎体　妊娠 20 周后，可经孕妇腹壁触到胎体，妊娠 24 周后用四步触诊法可以区分胎头、胎臀、胎背及胎儿四肢，从而判断胎产式、胎先露和胎方位。

（三）心理状况

评估孕妇对妊娠有无不良的情绪反应，是否因预产期临近胎儿将要出生而感到愉快，因分娩将产生的痛苦而焦虑，是否担心能否顺利分娩、母儿安危、胎儿有无畸形，胎儿性别能否为家人接受等。有高危因素的孕妇，其焦虑与不安的情绪更为严重。

评估支持系统，尤其是丈夫对此次妊娠的态度。正确评估准父亲对怀孕的感受和态度，才能有针对性地协助他担任父亲角色，继而成为孕妇强有力的支持者。

评估孕妇的家庭经济情况、居住环境、宗教信仰以及孕妇在家庭中的角色等。

（四）辅助检查

1. 超声检查　B 超检查不仅可显示胎儿数目、胎产式、胎先露、胎方位、胎心搏动和胎盘位置，还可观察胎儿有无畸形，测定胎头双顶径、股骨长度等多条径线，了解胎儿生长发育情况。超声多普勒检查可探测胎心音、胎动音、脐带血流音及胎盘血流音。

2. 胎儿心电图　常用间接法检测胎儿心电图，通常于妊娠 12 周以后即能显示较规律的图形，于妊娠 20 周后的成功率更高。对诊断胎心异常有一定价值。

【护理诊断】

1. 体液过多　与妊娠子宫压迫下腔静脉或水钠潴留有关。

2. 舒适改变 与妊娠引起腰背痛、下肢肌肉痉挛等有关。

3. 便秘 与妊娠引起胃肠蠕动减弱有关。

4. 焦虑 与担心母儿健康、分娩的疼痛有关。

【护理目标】

（1）孕妇水肿减轻或消失。

（2）孕妇腰背痛等不适减轻。

（3）孕妇大便通畅。

（4）焦虑减轻或消失。

【护理措施】

（一）心理护理

耐心倾听孕妇因体型改变、妊娠纹等而产生的烦恼，告诉孕妇这是正常的生理现象，产后体型可逐渐恢复。鼓励孕妇说出对妊娠与即将面临分娩的疑虑和想法，并耐心解答所提出的问题。讲解分娩的先兆症状及分娩的知识，减轻孕妇因分娩临近而产生的焦虑心理，帮助其树立信心，使其轻松、愉快地渡过妊娠期。告知孕妇若经常心境不佳、焦虑、紧张或悲伤等，会使胎儿脑血管收缩，减少脑部供血量，影响脑部发育。与其丈夫及家属沟通，给予必要的解释、劝说，以取得家属对孕妇的良好支持，共同帮助孕妇正确对待妊娠和分娩时出现的自然生理现象，缓解焦虑和紧张情绪，保持心情愉快、轻松。

（二）一般护理

1. 饮食与营养 帮助孕妇制定合理的饮食计划，以满足孕妇自身和胎儿的营养需要，并为分娩和哺乳作准备。饮食宜富含蛋白质，微量元素、维生素，牛奶、水果、豆类、果仁、动物肝、鱼及虾皮等；避免刺激性食物及油脂高的食物；不饮酒及含有咖啡的饮料。

2. 活动与休息 因孕期身心负荷加重，孕妇易感疲惫，需要充足的休息和睡眠。每日应有 8 小时睡眠及 1 ~2 小时午休。卧床休息时以左侧卧位最佳。适度运动可促进孕妇的血液循环，增进食欲和睡眠，以散步为宜。健康妇女怀孕后可胜任一般性的工作。但应注意工作强度，避免超过身体负荷。妊娠 28 周后应适当减少工作量。避免长时间站立、重体力劳动、夜班或过于紧张的工作。

（三）对症护理

1. 便秘 为妊娠期常见症状之一。应指导孕妇多进易消化、富含纤维素的食物，多吃水果及蔬菜，养成每日定时排便的习惯，适当活动。必要时在医生的指导下使用开塞露、甘油栓等大便软化剂或服用缓泻剂。

2. 水肿 妊娠后期由于下肢静脉回流不畅易发生足踝部水肿，经休息后可消退，属正常现象。嘱孕妇左侧卧位，解除右旋增大的子宫对下腔静脉的压迫，下肢稍垫高，避免长时间站立或久坐，以免加重水肿；适当限制食盐的摄入，不必限制水分。若下肢水肿明显或经休息后不消退，应及时就诊，警惕妊娠期高血压疾病、妊娠合并肾脏疾病等。

3. 下肢及外阴静脉曲张 孕妇应避免两腿交叉或长时间站立、行走，并注意时常抬高下肢；指导孕妇穿弹力裤或袜，避免穿妨碍血液回流的紧身衣裤；会阴部有静脉曲张者，可于休息时臀下垫枕，抬高臀部，以促进血液回流。

4. 腰背痛 妊娠期间孕妇常出现轻微腰背痛，指导孕妇穿低跟鞋，如工作要求长时间弯腰，妊娠期间应给予适当调整。疼痛严重者，须卧床休息，腰背部垫枕头、局部热敷、按摩等有助于缓解疼痛。产后6~8周，腰背痛自然消失。

5. 小腿痉挛 是孕妇缺钙的表现，多发生在小腿腓肠肌，于妊娠后期多见，常在夜间发作，多能迅速缓解。指导孕妇增加钙、维生素D的摄入量，避免腿部疲劳、受凉。发生小腿痉挛时，嘱其背屈肢体或站直前倾，以伸展痉挛的肌肉，或局部热敷、按摩，直至痉挛消失。必要时遵医嘱补充钙剂。

6. 仰卧位低血压综合征 妊娠晚期，孕妇若较长时间取仰卧位姿势，由于增大的妊娠子宫压迫下腔静脉，使回心血量及心排血量减少，出现低血压症状。告知孕妇改为左侧卧位后症状可自然消失，不必紧张。

7. 贫血 妊娠中、晚期孕妇对铁的需求量增多，应适当增加含铁食物的摄入，如动物肝脏、瘦肉、蛋黄、豆类等。若饮食补充不足，应自妊娠4~5个月开始补充铁剂，如富马酸亚铁0.2g或硫酸亚铁0.3g，每日1次，预防贫血。若已出现贫血，应查明原因，孕期贫血以缺铁性贫血多见，注意补铁同时补充维生素C和钙剂（能增加铁的吸收），或用温水或果汁送服，餐后20分钟服用，以减轻对胃肠道的刺激。向孕妇解释，服用铁剂后大便会变黑，或致便秘或轻度腹泻。

8. 失眠 每天坚持适度户外活动，如散步等。睡前喝热牛奶，用梳子梳头，温开水洗脚等方式可帮助入眠。

9. 尿频、尿急 因妊娠晚期胎先露下降进入盆腔压迫膀胱所致，如无感染征象属正常，嘱孕妇不必紧张，有尿意时及时排空膀胱。

（四）健康教育

1. 异常症状的判断 妊娠中晚期孕妇出现下列症状应立即就诊：阴道流血、妊娠3个月后仍持续性呕吐、寒战、发热、腹部疼痛、头痛、眼花、胸闷、心悸、气短、液体突然自阴道流出、胎动计数突然减少等。

2. 衣着与卫生 向患者解释妊娠期阴道分泌物增多的原因，指导患者可用温水清洗，勤换内裤。勤洗澡，保持皮肤清洁舒适。指导患者保持良好的口腔卫生习惯，饭后、睡前选用软毛刷刷牙。避免去人多拥挤的公共场所及空气流通欠佳的场所，避免被动吸烟。孕妇衣着应宽大舒适、柔软，腰部不要束得太紧，以免影响血液循环及妨碍胎儿活动。天暖时，穿短衣裙，使较大面积的皮肤接触阳光，吸收紫外线，促进体内维生素生成，有助于钙的吸收。孕妇宜穿轻便舒适的平跟鞋，避免穿高跟鞋，以免引起身体中心前移，腰椎过度前凸而导致腰背疼痛。胸罩宜选择舒适、合身、足以支托增大的乳房为标准，以减轻不适。

3. 胎儿监护 胎心音计数和胎动计数是孕妇自我监护胎儿宫内情况的重要手段。教会家庭成员听胎心音，并作记录。嘱孕妇自妊娠30周开始，每日早、中、晚各数胎动1小时，3次胎动次数相加的和乘以4，即得12小时的胎动数。如12小时胎动总数在30次或以上，反映胎儿情况良好，如下降至10次以下，多数胎儿在宫内缺氧，应及时到医院就诊。

4. 乳房护理 孕24周以后应经常用温水清洗乳头，并涂以油脂，以防产后哺乳发生乳头皲裂。乳头处如有痂垢应先用油脂浸软后再用温水洗净。若乳头过于平坦或内陷，可指导孕妇通过乳头伸展练习进行纠正。纠正后可戴特制的乳头罩固定，使纠正的乳头不再回缩。孕28周后，指导孕妇进行乳房按摩。妊娠期乳房增大，上衣不宜过紧，宜选择合适的乳罩防止乳房下垂，既能减轻不适，又能维持正常而又美观的乳房外形。

5. 性生活指导 妊娠末3个月应避免性生活，以防胎膜早破、早产、胎盘早剥及感染等。

6. 胎教 胎教是有目的、有计划地为胎儿的生长发育实施最佳的措施。现代技术对胎儿研究发现，胎儿眼睛能随进入的光亮而活动，触其手足可产生收缩反应；外界音响可传入胎儿听觉器官，并能引起心律改变。因此，有人提出两种胎教方法：①对胎儿进行抚摸训练，激动胎儿活动的积极性；②对胎儿进行音乐训练。

7. 定期产检 预约下次产前检查的时间及内容，若属高危妊娠，应酌情增加产前检查的次数。

8. 分娩准备 产妇及新生儿用物准备：指导孕妇及家庭成员于妊娠后期准备好新生儿及产妇所需用物。新生儿用物包括：宽大舒适、质地柔软、吸水、透气性好的纯棉衣服、包被、毛巾、尿不湿或经消毒的布尿片等。产妇应备好足够数量的消毒卫生纸或卫生巾、纯棉内衣数套、大小合适的乳罩数个、毛巾数条，吸奶器等。准备好孕期的检查化验单、母子保健手册，以备急诊入院时不致遗忘。

9. 分娩先兆的判断 临近预产期的孕妇，如出现阴道血性分泌物或规律性腹痛（持续30秒，间歇5~6分钟），应尽快到医院就诊。如突然出现阴道多量流水，应立即平卧并抬高臀部，由家属抬送医院，以防脐带脱垂危及胎儿生命。

【护理评价】

（1）孕妇水肿减轻或无水肿。

（2）孕妇无腰背痛等不适。

（3）孕妇大便正常。

（4）孕妇情绪稳定，能应对妊娠期身体与心理的变化。

第四节 妊娠期的护理管理

孕妇的护理管理是通过定期产前检查来实现的。护理人员根据产前检查结果，针对不同需求提供相应的服务，不仅能保证孕妇自身健康，亦为孕育健康的下一代提供保障。目前我国已普遍实行孕产期系统保健的三级管理，推广使用孕产妇保健手册，利用定期产前检查进行产前评估，了解孕妇及胎儿健康状况，及早发现妊娠合并症及并发症，及时纠正胎位异常，及早发现胎儿发育异常，为孕产妇提供连续的整体服务。

围生医学是研究在围生期内加强围生儿及孕产妇的卫生保健，也是研究胚胎发育、胎儿生理病理以及新生儿和孕产妇疾病与治疗的科学，对降低围生期母儿死亡率和病残儿发生率、保障母儿健康具有重要意义。围生期是指产前、产时和产后的一段时间。这段时间孕妇要经历妊娠、分娩和产褥3个阶段。胎儿要经历受精、细胞分裂、不断发育，从不成熟到成熟和出生后开始独立生活的复杂变化过程。国际上对围生期的规定有4种：①围生期Ⅰ：从妊娠满28周（即胎儿体重≥1000g或身长≥35cm）至产后1周；②围生期Ⅱ：从妊娠满20周（即胎儿体重≥500g或身长≥25cm）至产后4周；③围生期Ⅲ：从妊娠期满28周至产后4周；④围生期Ⅳ：从胚胎形成至产后1周。我国现阶段采用围生期Ⅰ来计算围生期死亡率。临床上围生期死亡率是衡量产科和新生儿科工作质量的重要指标，因此，产前保健是围生期保健的关键。

一、产前检查

【产前检查的时间】

产前检查从确诊早孕时开始，妊娠20～36周每4周检查1次；妊娠36周后每1周检查1次，即于妊娠20、24、28、32、36、37、38、39、40周各检查1次，共9次。凡属高危妊娠者，酌情增加产前检查次数。

【首次产前检查内容】

孕妇首次接受产前检查时，应进行较全面的评估，并注意收集下列资料，及时发现影响妊娠正常过程的潜在因素。

（一）病史

1. 一般情况　询问孕妇的年龄、职业、受教育程度、宗教信仰、婚姻状况、经济状况以及住址、电话号码等资料。年龄过小易发生难产；年龄过大，尤其是35岁以上的初产妇，容易并发妊娠高血压疾病、产力异常等，应予以重视。职业是否存在接触有害物质的机会，因妊娠早期接触放射线者，可造成流产、胎儿畸形。如有铅、汞、苯及有机磷农药、一氧化碳中毒等，均可引起胎儿畸形。

2. 预产期的推算　询问末次月经的日期，推算预产期。方法为：从末次月经第1日算起，月份减3或加9，日期加7。如为阴历，月份仍减3或加9，但日期加15。实际分娩日期与推算的预产期可以相差1～2周。如孕妇记不清末次月经的日期，则可根据早孕反应出现时间、胎动开始时间以及子宫高度等加以估计。

3. 月经史　询问月经初潮的年龄、月经周期和月经持续时间。月经周期的长短因人而异，了解月经周期有助于准确推算预产期。

4. 孕产史　了解妊娠次数、分娩次数，分娩方式（包括自然分娩、阴道手术助产、剖宫产），有无流产、早产、死胎、死产、产后出血史。询问末次分娩或流产时间及处理情况。既往妊娠、分娩经过，有无合并症及治疗情况等。

5. 本次妊娠经过　了解早孕反应出现的时间、严重程度，有无病毒感染史及用药情况，胎动开始时间，妊娠过程中有无阴道流血、头痛、心悸、气短、下肢浮肿等症状；还应了解孕妇的日常生活方式、饮食类型、活动与休息情况、工作状况以及个人卫生习惯等。

6. 既往史 重点了解有无高血压、心脏病、肝肾疾病、血液病、传染病（如结核病）等病史，注意发病时间和治疗情况，有无手术史及手术名称。

7. 家族史 询问家族中有无高血压、糖尿病、双胎、结核病等病史。对有遗传疾病家族史者，可在妊娠早期行绒毛活检，或在妊娠中期作羊水染色体核型分析，以减少遗传病患儿的出生率。

8. 丈夫健康情况 了解其丈夫有无烟酒嗜好及遗传性疾病。

（二）全身检查

观察发育、营养、精神状态。注意身高及步态，身材矮小者（145cm 以下）常伴有骨盆狭窄。检查心肺有无异常，乳房发育情况。仔细观察乳房对称性，乳头大小，有无乳头凹陷、皲裂。脊柱及下肢有无畸形。测量血压和体重，正常孕妇血压不应超过 140/90mmHg，或与基础血压相比，升高不超过 30/15mmHg，超过者属病理状态。妊娠晚期体重每周增加不应超过 500g，超过者多有水肿或隐性水肿。

（三）产科检查

包括腹部检查、骨盆测量、阴道检查、肛诊和绘制妊娠图。

1. 腹部检查 孕妇排尿后，仰卧于检查床上，头部稍垫高，露出腹部，双腿略屈曲分开，放松腹肌。检查者站在孕妇右侧。

（1）视诊：注意腹形及大小，腹部有无妊娠纹、手术瘢痕和水肿。对腹部过大者，应考虑双胎、羊水过多、巨大儿的可能；对腹部过小、子宫底过低者，可能为胎儿生长受限、孕周推算错误等；腹部向前突出（尖腹，多见于初产妇）或腹部向下悬垂（悬垂腹，多见于经产妇），可能伴有骨盆狭窄。

（2）触诊：注意腹肌的紧张度，有无腹直肌分离，羊水量的多少及子宫的敏感程度。用手或软尺测子宫长度及腹围值。用四步触诊法检查子宫大小、胎产式、胎先露、胎方位及胎先露是否衔接（图 4－8）。在做前 3 步手法时，检查者面向孕妇头端，做第 4 步手法时，检查者应面向孕妇足端。

第一步：检查者双手置于子宫底部，了解子宫外形并摸清宫底高度，估计胎儿大小与妊娠月份是否相符。然后以双手指腹相对轻推，判断宫底部的胎儿部分，如为胎头，则硬而圆且有浮球感；如为胎臀，则软而宽且形状略不规则。

第二步：检查者两手分别置于腹部左右两侧，一手固定，另一手轻轻深按检查，两手交替，分辨胎背及胎儿四肢的位置。平坦饱满者为胎背，确定胎背是向前、侧方或向后；可变形高低不平部分是胎儿的肢体，有时可以感到胎儿肢体活动。

第三步：检查者右手置于耻骨联合上方，拇指与其余四指分开，握住胎先露部，进一步查清是胎头或胎臀，并左右推动以确定是否入盆。如先露部仍能被推动，表示尚未入盆；如已入盆，则胎先露部不能被推动。

第四步：检查者两手分别置于先露部的两侧，向骨盆入口处深压，再次判断先露部及其入盆程度。如先露部已入盆，头臀难以确定时，可作肛诊以协助判断。

（3）听诊：妊娠18～20周时可在孕妇腹壁听到胎心音，靠近胎背上方腹壁听得最清楚。枕先露时，胎心音在脐下方偏右（左）侧；臀先露时，胎心音在脐上方偏右（左）侧；肩先露时，胎心音在脐周听得最清楚。当腹壁紧、子宫较敏感、确定胎背方向有困难时，可借助听到胎心音部位及胎先露综合分析判断胎位。

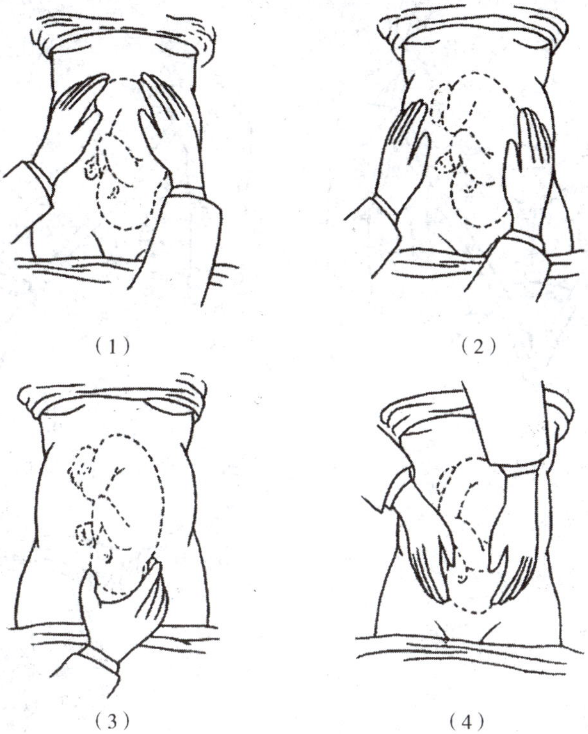

图4－8　四步触诊法

2. 骨盆测量　骨盆大小及其形状对分娩有直接影响，是决定能否顺利经阴道分娩的重要因素。产前检查时必须作骨盆测量。骨盆测量分为外测量和内测量两种。

（1）骨盆外测量：产前检查应常规行骨盆外测量，能间接地判断骨盆的大小及形态，操作简便，用骨盆测量器测量以下径线。

①髂棘间径：孕妇取伸腿仰卧位，测量两髂前上棘外缘间的距离（图4－9）。正常值为23～26cm。

②髂嵴间径：孕妇取伸腿仰卧位，测量两髂嵴外缘间最宽的距离（图4－10）。正常值为25～28cm。

③骶耻外径：孕妇取左侧卧位，左腿屈曲，右腿伸直，测量第5腰椎棘突下凹陷处（相当于米氏菱形窝的上角）至耻骨联合上缘中点的距离（图4－11），正常值为18～20cm。此径线可间接推测骨盆入口前后径的长度，为骨盆外测量中最重要的径线。

④坐骨结节间径或出口横径：孕妇取仰卧位，两腿弯曲，双手抱双膝，测量两坐骨结节内缘间的距离（图4－12），正常值为8.5～9.5cm。也可用检查者的手拳估测，能容纳成人横置手拳则属正常。此径线直接测出骨盆出口的横径长度。若出口横径小

于8cm，应加测出口后矢状径，正常值为8～9cm。出口横径与出口后矢状径之和大于15cm，一般足月胎儿可以娩出。

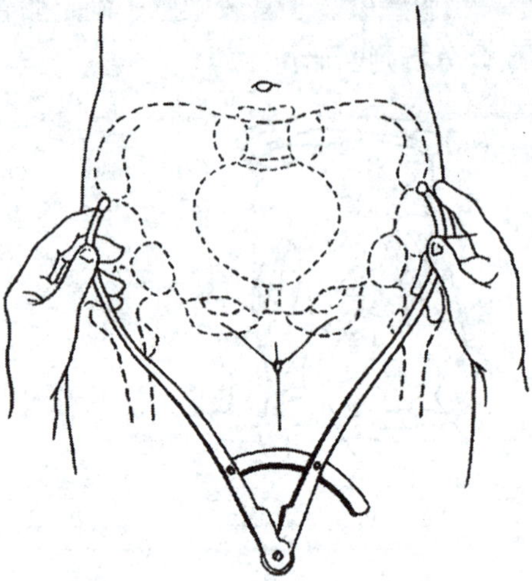

图4－9　测量髂棘间径

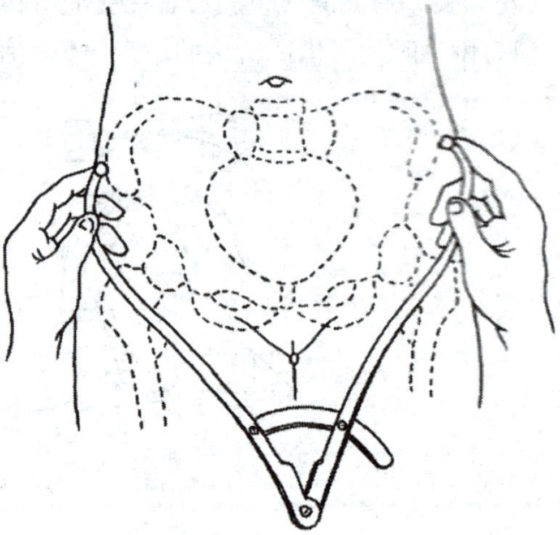

图4－10　测量髂嵴间径

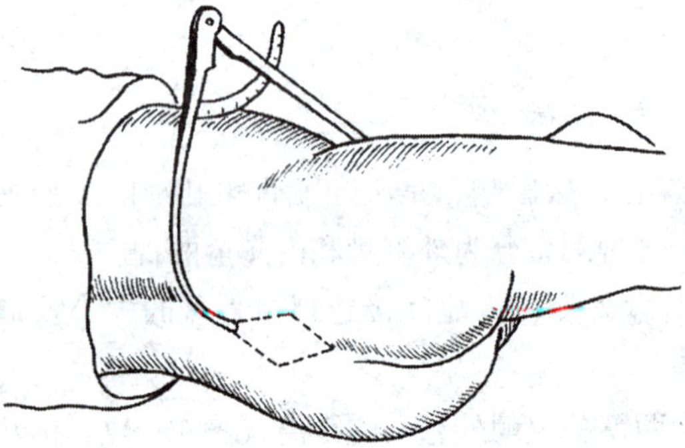

图4－11　测量骶耻外径

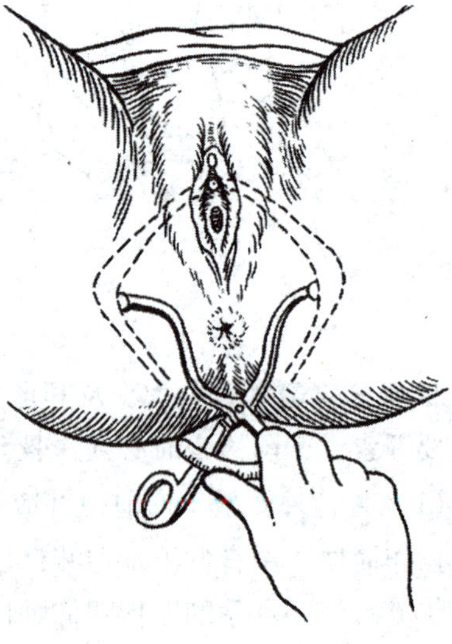

图4－12　测量坐骨结节间径

耻骨弓角度：用两拇指尖斜着对拢，放置于耻骨联合下缘，左右两拇指平放在耻骨降支上面。测量两拇指之间的角度为耻骨弓角度。正常值为90°，小于80°为异常。此角度反映骨盆出口横径的宽度。

（2）骨盆内测量：经阴道测量骨盆内径能较准确地测知骨盆大小，适用于骨盆外测量有狭窄者。一般在妊娠24～36周时测量为宜，过早测量因阴道较紧影响操作，过晚易引起感染。测量时，孕妇取膀胱截石位，外阴消毒，检查者需戴无菌手套并涂以滑润油。主要径线如下。

①对角径：也称骶耻内径。为耻骨联合下缘中点至骶岬上缘中点的距离。正常值为12.5～13cm，此值减去1.5～2cm，即为骨盆入口前后径的长度，又称真结合径，正常值为11cm。方法：检查者将一手的食、中指伸入阴道，用中指尖触及骶岬上缘中点，食指上缘紧贴耻骨联合下缘，并标记食指与耻骨联合下缘的接触点。中指尖至此接触点的距离，即为对角径（图4－13）。如触不到骶岬，说明此径线大于12.5cm。

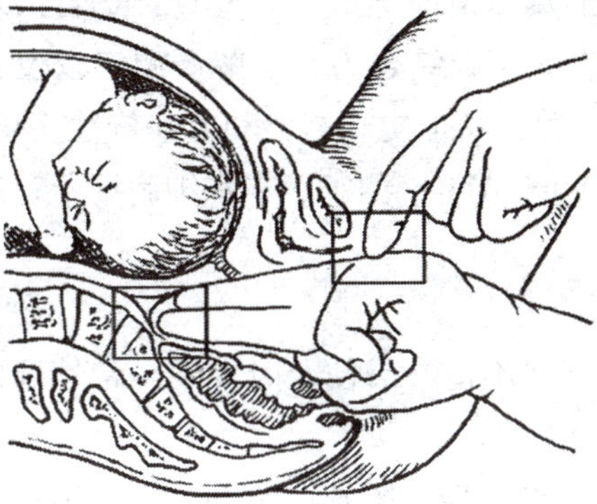

（1）

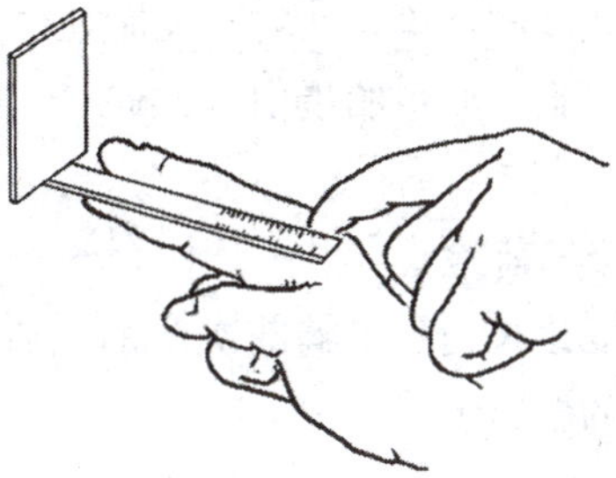

（2）

图4－13　测量对角径

②坐骨棘间径：测量两坐骨棘之间的距离，正常值约为10cm。方法为检查者一手的食指、中指放入阴道内，分别触及两侧坐骨棘，估计其间的距离（图4－14）。

③坐骨切迹宽度：为坐骨棘与骶骨下部间的距离，即骶棘韧带的宽度（图4－15）。检查者将伸入到阴道内的食指、中指并排置于韧带上，若能容3横指（约5.5～6cm）为正常，否则属于中骨盆狭窄。

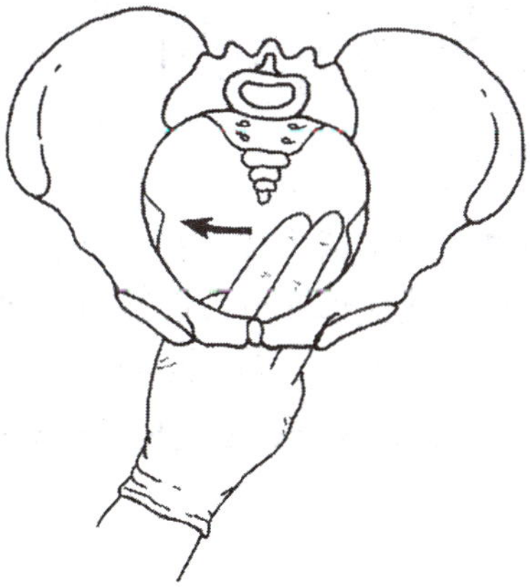

图4－14　测量坐骨棘间径

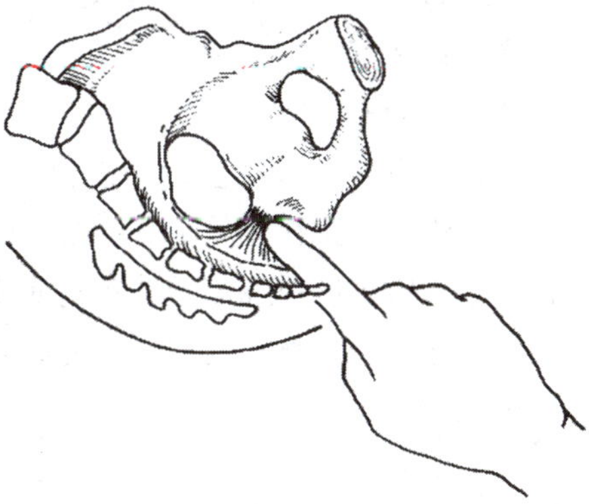

图4－15　测量坐骨切迹宽度

3. 阴道检查　确诊早孕时即应行阴道内诊检查，以了解产道、子宫及附件有无异常。妊娠24周左右首次产前检查时需测量对角径。妊娠最后一个月内应避免不必要的阴道检查，如确实需要，应严格消毒，以免引起感染。

4. 肛查　可了解胎先露、胎方位、宫口扩张及胎先露下降程度、骶骨弯曲度、坐骨棘间径、坐骨切迹宽度及骶尾关节的活动度。

5. 绘制妊娠图 将各种检查结果如血压、体重、宫高、腹围、胎位、胎心率等填于妊娠图中，绘成曲线图，观察动态变化，及早发现及处理孕妇或胎儿的异常情况。

（四）辅助检查

常规做血常规、尿常规、血型、血糖、肝功能、肾功能、阴道分泌物检查、宫颈细胞学检查、B型超声检查等。根据孕妇的具体情况选做下列检查：①若出现妊娠合并症，可作心电图、乙型肝炎抗原抗体、二氧化碳结合力、电解质测定以及胎盘功能与胎儿成熟度测定等；②对有死胎死产史、胎儿畸形史、高龄和患遗传性疾病的孕妇，应作唐氏筛查、血甲胎蛋白（alpha fetoprotein，AFP）测定、羊水细胞培养行染色体核型分析。

【复诊产前检查】

每次复诊是为了了解前次产前检查后有何不适，以便及时发现异常情况，确定孕妇和胎儿的健康情况。

（1）详细询问孕妇有无异常情况出现，如头痛、眼花、水肿、阴道出血、阴道分泌物异常、胎动变化等，经检查后给予相应的处理。

（2）检查胎心率、胎儿大小及其生长速度、胎位、胎动及羊水量，必要时行B型超声检查。

（3）检查孕妇血压、体重及增长速度，有无水肿及其他异常，复查有无尿蛋白。

（4）进行孕期卫生宣教，并预约下次复诊日期，嘱孕妇出现异常情况随时就诊。

二、产科门诊的布局、设备及管理

【布局及设备】

产科门诊布局与医院级别有关。有条件的医院，要求有独立的产科门诊，一般设有候诊区、诊断室、宣教区。

（一）候诊区

位于检查室外，一般包括分诊台及候诊室。可利用通道或大厅进行布置。分诊台用于护士组织孕妇按次序就诊，并负责通知就诊孕妇去相应诊室就诊以及回答孕妇相关咨询。候诊室内应空气流通，备有足够候诊椅。地面应备痰盂和垃圾桶。四周墙壁应张贴产科相关宣传教育资料，如妊娠与分娩的生理知识、孕产妇卫生与防病知识等，内容应定期更换。

（二）诊断室

一般包括准备室与检查室，两者紧邻。准备室内配置产科检查所需的各种器材及用品等，如身高体重计、血压计、体温计等。对孕妇做一般情况询问及记录，同时为孕妇测量身高、体重、血压等。检查室内依据房间大小放置数张检查床，床与床之间以屏风隔开。室内应设有病历存放台、产科检查床、洗手池、消毒灯、普通听诊器、胎心听诊器、多普勒胎心仪、骨盆测量器、润滑油、指套、腹带、软尺、橡皮垫单、长镊子、贮槽、无菌纱布和棉球、石蕊试纸、胎儿监护仪、氧气筒、推车等。

有的医院诊断室细分如下。

1. 普通产科诊室　对孕妇进行常规孕期检查，并进行高危妊娠筛查。

2. 高危妊娠诊室　对高危妊娠进行专案管理、监护。

3. 遗传优生咨询诊室　为孕妇提供遗传、优生咨询。

4. 传染性疾病诊室　对妊娠合并传染性疾病孕妇专案管理、监护。

5. 胎儿监护诊室　对胎儿进行心电监护、脐血流监护、B 超胎儿生物物理评分监护，可及时发现胎儿宫内缺氧情况，及时处理。

6. 孕妇学校门诊　通过观看录像、幻灯，进行妊娠期、产褥期知识宣传，并指导营养、衣着、喂养新生儿、保健等方面知识。有条件医院，可指导孕妇练习分娩配合。

7. 产后母婴随访门诊　医护人员根据母婴的需要提供服务，包括：母乳喂养知识和技能宣教，产后康复指导，新生儿抚触，新生儿疾病筛查，新生儿听力筛查，新生儿疫苗预防接种等。

（三）宣教区

应设有不少于 $12m^2$ 的宣教室，室内置用于开展健康教育的音像设备、宣传板、展柜、宣传资料、桌椅等。

【门诊管理】

（1）医护人员应树立以孕妇为中心的服务思想，认真执行门诊的各项规章制度及操作常规，着装整洁，用语文明，服务规范。

（2）保持诊室清洁卫生，通风良好。做好门诊清洁、消毒等管理工作。

（3）做好分诊工作，坚持有序就诊，并注意观察候诊患者的病情变化，及时为病情紧急的患者安排优先就诊。

（4）建立健全产前检查登记制度、存档制度。

（5）做好孕期宣教工作。

（李耀军）

第五章 正常分娩期妇女的护理

学习目标

1. 掌握分娩的概念与影响分娩的因素。
2. 掌握外阴冲洗及消毒的方法，熟悉接生过程。
3. 熟悉分娩各期的划分及分娩期各产程产妇的护理。
4. 了解枕左前位的分娩机制。

案例引导

某产妇，25岁，孕1产0，停经40周伴下腹阵发性疼痛8小时入院，入院查体：一般情况好，生命体征正常，宫底于剑突下三横指可扪及，枕左前位，胎心144次/分，骨盆外测量正常。肛查：宫口开4cm，头先露S－1，胎膜未破。请问此产妇产程有无异常？该如何护理？

第一节 决定分娩的因素

妊娠满28周以后，胎儿及其附属物由母体产道娩出的过程称分娩（delivery）。妊娠满28周至不满37周之间分娩称早产（premature delivery）；妊娠满37周至不满42周之间分娩称足月产（term delivery）；妊娠满42周及其后分娩称过期产（postterm delivery）。

分娩是否顺利取决于产力、产道、胎儿和精神心理因素。若这四个因素均正常且能相互适应，胎儿经阴道顺利娩出，称“正常分娩”。

一、产力

将胎儿及其附属物从子宫内逼出的力量称产力。包括子宫收缩力（简称宫缩）、腹肌、膈肌收缩力及肛提肌收缩力。

（一）子宫收缩力

子宫收缩力是分娩的主要产力，贯穿于分娩的全过程中。临产后它能迫使子宫颈管短缩直至消失、宫口扩张、胎儿及其附属物娩出。正常宫缩具有以下特点（图5-1）。

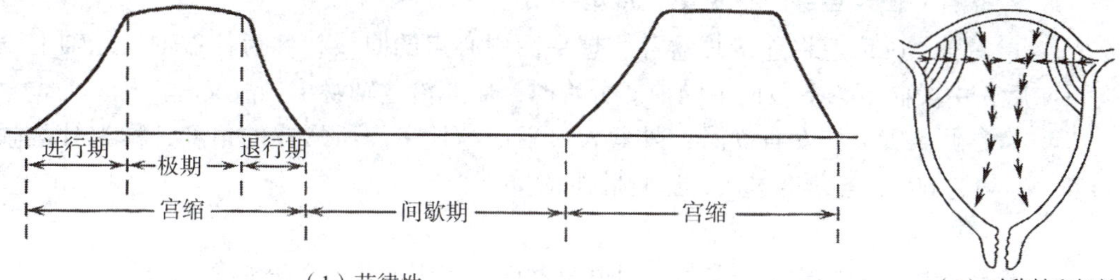

（1）节律性　（2）对称性和极性

图5-1　宫缩的特点

1. 节律性　正常宫缩是子宫体部不随意、有节律的阵发性收缩，简称阵缩。每次阵缩总是由弱至强（进行期），维持一定时间（极期），随后又由强逐渐减弱（退行期），直至消失进入间歇期。阵缩如此反复出现，直至分娩结束。在产程刚开始时，宫缩持续约30秒，间歇5~6分钟；随着产程进展，宫缩持续时间逐渐延长，间歇时间逐渐缩短，宫缩强度也逐渐增强；宫口开全后，宫缩持续时间可达1分钟或更长，间歇时间缩短至1~2分钟。宫缩时子宫肌壁血管受压，胎盘血循环暂时受阻，血流量减少；宫缩间歇时子宫壁放松，血流恢复，胎儿又得到充分氧气供应而不致窘迫。

2. 对称性和极性　正常宫缩起自子宫两侧角部（起博点），先向子宫底中部集中，再向下扩散，约需15秒钟可波及整个子宫，左右对称，此为宫缩的对称性。宫缩在子宫底部最强最持久，子宫体部次之，子宫下段最弱，此为宫缩的极性。

3. 缩复作用　子宫体部平滑肌为主动收缩部分。宫缩时子宫体部肌纤维缩短变宽，间歇时肌纤维放松，但不能完全恢复到原来的长度。经过反复收缩，肌纤维逐渐变短变宽，此现象称缩复作用。此作用使宫缩逐渐增强，子宫上段越变越短越厚，宫腔容积逐渐缩小，迫使胎先露不断下降，子宫下段被牵拉扩张变长变薄，宫颈管逐渐展平，宫颈口逐渐开大。子宫上下段交界处因肌肉厚薄不同，在两者之间的子宫壁内侧形成一环状隆起，称生理性缩复环。

（二）腹肌及膈肌收缩力（腹压）

这两种力量是胎儿娩出的重要辅助力量。当子宫颈口开全后，宫缩推动胎先露下降，压迫盆底组织及直肠前壁，反射性引起排便感，产妇主动屏气用力，使腹肌和膈肌有力地收缩，腹压增高，协助宫缩迫使胎儿和胎盘娩出。

（三）肛提肌收缩力

胎先露压迫盆底时引起肛提肌收缩，有协助胎先露在盆腔内旋转、胎头仰伸、娩出及胎盘娩出的作用。

二、产道

产道是胎儿娩出的通道，分为骨产道及软产道两部分。

（一）骨产道

骨产道（真骨盆）是产道的重要部分，其大小及形状与分娩关系密切，一般将骨产道分为三个假想平面。

1. 骨盆各平面及径线 详见第二章第一节。

2. 骨盆轴 临床上将连接骨盆各假想平面中心点的曲线，称为骨盆轴。此轴上段向下向后，中段向下，下段向下向前。分娩时，胎儿沿此轴娩出，故又称产轴。

3. 骨盆倾斜度 妇女直立时，骨盆入口平面与地平面所形成的角度，称为骨盆倾斜度，一般为60°。若角度过大，影响胎头衔接。

（二）软产道

软产道是由子宫下段、子宫颈、阴道及盆底软组织所构成的弯曲管道。

1. 子宫下段 妊娠12周后子宫峡部由非孕期的1cm逐渐伸展延长形成子宫下段。临产后由于宫缩的缩复作用，使子宫上段越变越短越厚，子宫下段被牵拉扩张至7～10cm，且越变越薄成为软产道的一部分。

2. 子宫颈

（1）子宫颈管消失：临产前子宫颈管长约2cm，临产后由于宫缩牵拉子宫颈内口的肌纤维，加之子宫腔内压力升高，前羊膜囊的楔状支撑，胎先露下降，致使宫颈内口扩张，子宫颈管逐渐变短，最后展平。

（2）子宫颈口扩张：颈管消失后，初产妇的子宫颈外口仅容纳一指尖，经产妇则能容纳一指。随着分娩的进展，宫颈外口逐渐扩张，当宫颈外口扩张至10cm时称宫口开全，初产妇子宫颈管先展平，宫颈外口后开大，经产妇子宫颈管展平与宫颈外口扩张同时进行（图5－2）。

3. 阴道及盆底的变化 宫口开全后，子宫腔、子宫下段及阴道形成一前壁短、后壁长的弯筒状通道。宫缩逼迫胎先露由子宫腔下降至阴道，并与前羊膜囊一起将阴道撑开，阴道黏膜皱襞展平使阴道腔加宽。破膜后胎先露直接压迫软产道，使盆底肌肉向下及向两侧扩展，使会阴体变薄，以利胎儿娩出。若分娩时会阴保护不当，易造成会阴裂伤。

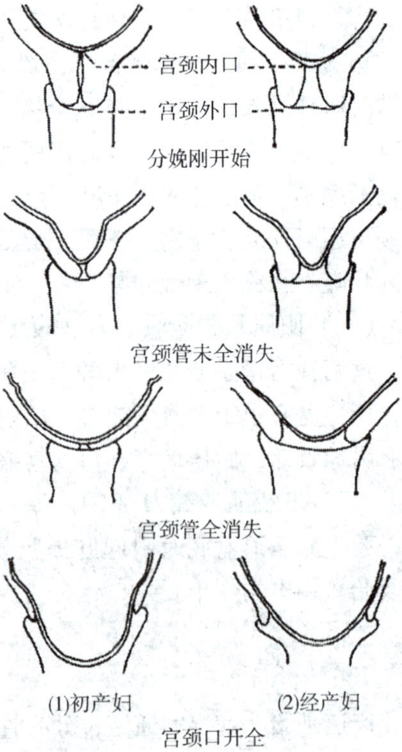

图5－2 宫口扩张

三、胎儿

胎儿能否顺利娩出，除产力和产道等因素影响外，还取决于胎儿大小、胎位以及胎儿有无畸形。胎儿发育过大可致胎头径线过大；胎儿过熟可致胎头不易变形；胎位异常，如横位、颏后位等；胎儿畸形，如脑积水、联体双胎等，都使胎儿通过产道困难而造成难产。

四、精神心理因素

在分娩过程中精神心理因素的作用也不可

忽略。它可通过影响产力，进而影响产程的进展。通常，产妇对分娩的安全性有顾虑，普遍存在紧张、焦虑的心理，对医护人员有很大的依赖性。这种精神心理表现，可导致一系列神经内分泌的变化，如焦虑时去甲肾上腺素减少，可使子宫收缩力减弱而对疼痛的敏感性增加，疼痛又加重产妇的不安焦虑情绪，从而造成恶性循环，以致产妇体力消耗过多，宫缩乏力，产程延长。

总之，在分娩的过程中，产力、产道、胎儿及精神心理四个因素，相互联系、相互影响。一般来说，骨盆和胎儿大小是固定不变的，产力、胎位和心理状况是可变的，因此，医护人员应该充分调整其可变因素，加强产力，及时发现并适时矫正异常胎位，恰当地疏导产妇心理障碍，使分娩顺利进行，确保母婴安全。

第二节　分娩机制

分娩机制（mechanism of labor）是指胎儿先露部通过产道时，为了适应骨盆各平面的形态和大小被动地进行一系列转动，以其最小径线通过产道的全过程。整个过程被分解为衔接、下降、俯屈、内旋转、仰伸、复位及外旋转等动作。现以临床上最常见的枕左前位为例说明（图 5－3）。

1. 衔接（engagement）　胎头双顶径进入骨盆入口平面，胎头颅骨最低点接近或达到坐骨棘水平，称为衔接或入盆。初产妇多在预产期前 1～2 周，经产妇多在临产后衔接。正常情况下，胎头以半俯屈状态进入骨盆入口，以枕额径衔接。由于枕额径较骨盆入口前后径大，胎头旋转至其矢状缝落在骨盆入口的右斜径上，胎头枕骨在母体骨盆左前方。

2. 下降（descent）　胎头沿骨盆轴前进的动作称下降。下降贯穿于分娩全过程，与其他动作相伴随。下降动作呈间歇性，宫缩时胎头下降，宫缩间歇时稍缩回。临床上观察胎头下降的程度，作为判断产程进展的重要标志之一，并以先露部颅骨最低点与坐骨棘水平的关系来表示先露高低。

3. 俯屈（flexion）　胎头在下降过程中，遇到盆壁及盆底阻力，胎头与脊柱连接处借杠杆作用，使下颏部贴向胸壁部称俯屈。此时由原来衔接的枕额径（11.3cm）变为枕下前囟径（9.5cm），以最小径线适应产道，并继续下降。

4. 内旋转（internal rotation）　当胎头俯屈下降时，枕部最低，首先遇到盆底肌的阻力，引起肛提肌反射性收缩，使枕部向前旋转 45°，即小囟门转到耻骨弓下方，矢状缝与骨盆前后径一致，此动作称内旋转，以适应中骨盆及出口平面前后径大于横径的特点，利于胎儿娩出。通常，胎头在第一产程末，完成内旋转动作。

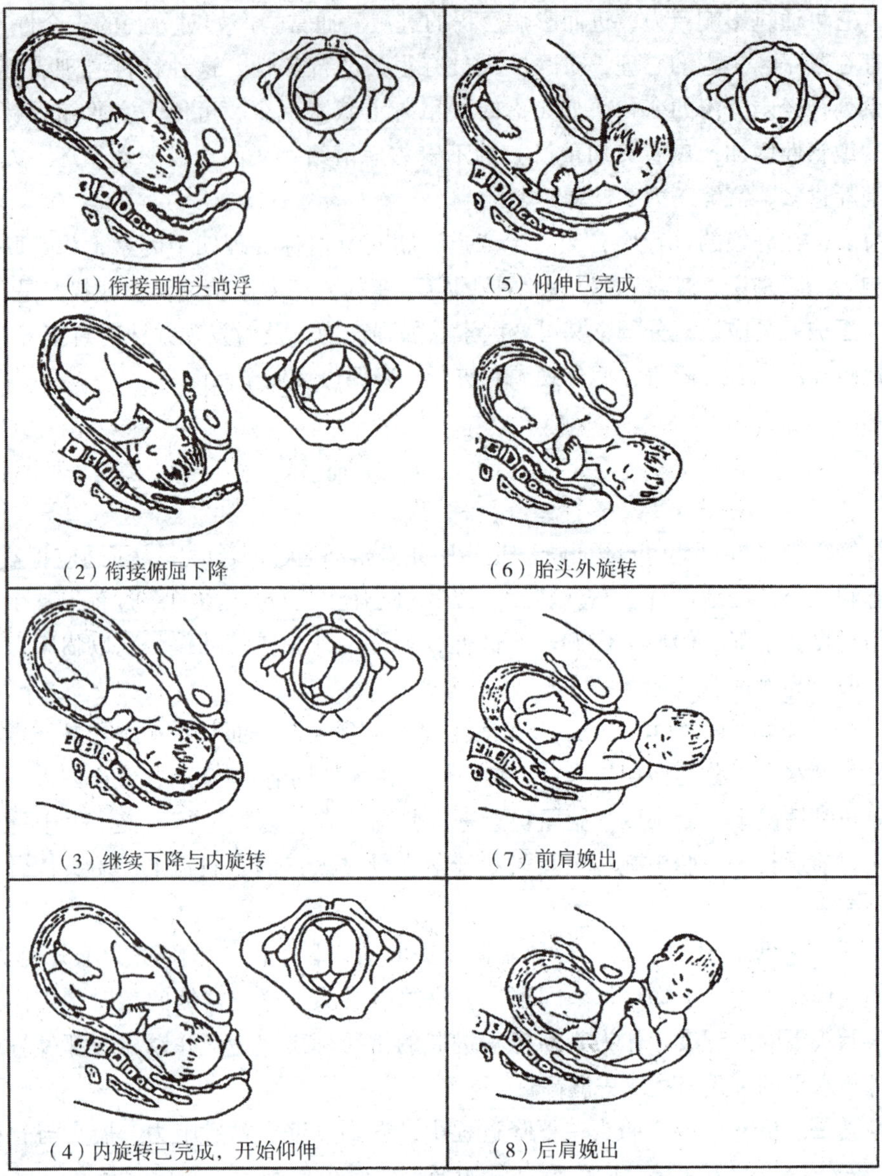

图 5－3　分娩机制

5. 仰伸（extension）　内旋转后，俯屈的胎头顺产道下降至阴道口外，胎头双顶径已越过骨盆出口。宫缩及腹压所产生的力量使胎头继续向外前进，胎头压迫盆底反射性引起的肛提肌收缩又将胎头推向上方，两者的合力则使胎头向前向上，此时胎头枕骨便以耻骨弓为支点，顶、额、面、颏部相继娩出，此动作称为仰伸。

6. 复位及外旋转（restitution and external rotation）　当胎头仰伸娩出时，胎儿双肩径沿骨盆入口左斜径下降。为使胎头与胎肩恢复正常关系，胎头枕部向左旋转45°，称复位。胎肩在盆腔内继续下降时，前（右）肩向母体前方旋转45°，胎儿双肩径转成与骨盆出口前后径相一致的方向，以适应骨盆出口前后径大于横径的特点。与此同时，胎头则随胎儿肩的转动继续向左旋转45°，保持头与肩的垂直关系，称外旋转。

外旋转动作完成后，前肩先从耻骨弓下娩出，后肩随即由会阴前缘娩出，随之胎身及四肢取侧身姿势娩出。

第三节　分娩期妇女的护理

一、概述

（一）临产先兆

分娩开始之前，孕妇常出现一些预示分娩即将开始的征象，称分娩先兆或先兆临产。

1. 不规律子宫收缩　分娩前 1～2 周子宫敏感性增加，出现不规律收缩。这种收缩持续时间不足 30 秒，宫缩强度不增加，下腹部有轻微的胀痛，不伴有子宫颈口扩张，亦称假阵缩或假临产。

2. 孕妇轻松感　初孕妇多因胎先露入盆后，子宫底下降，感到上腹部较以前舒适，进食量增多，呼吸也较轻快。

3. 阴道血性分泌物　临产前 24～48 小时，宫颈内口附近的胎膜与宫壁分离，毛细血管破裂，引起少量出血，血液与宫颈管内黏液混合成血性分泌物或血性黏液栓经阴道流出，俗称“见红”，是分娩即将开始比较可靠的征象。

（二）临产的诊断

临产（in labor）的主要标志是出现规律性子宫收缩，宫缩持续在 30 秒及以上，间歇在 5～6 分钟，并伴有子宫颈管消失，子宫颈口扩张和胎先露下降。

（三）产程的分期

分娩全过程是从出现规律宫缩至胎儿、胎盘娩出，称总产程（tatol stage of labor）。初产妇总产程约需 13～18 小时，经产妇约需 6～9 小时。临床上根据不同阶段的特点又将其分为三个产程。

1. 第一产程（first stage of labor）（宫颈扩张期）　指有规律宫缩开始到宫口开全，初产妇约 11～12 小时，经产妇约 6～8 小时。

2. 第二产程（second stage of labor）（胎儿娩出期）　指宫口开全到胎儿娩出，初产妇约 1～2 小时，经产妇约 1 小时或仅需几分钟。

3. 第三产程（third stage of labor）（胎盘娩出期）　指胎儿娩出到胎盘娩出。约需 5～15 分钟，一般不超过 30 分钟。

二、第一产程妇女的护理

【护理评估】

（一）健康史

根据询问病史及产前检查记录，了解产妇的一般情况，包括结婚年龄、生育年龄、身高、体重、营养情况；既往史、月经史、生育史等；重点评估本次妊娠的经过，包括末次月经、预产期、有无阴道流血、妊娠期高血压疾病等；还应评估宫缩出现的时间、强度及频率；记录骨盆大小、胎先露、胎方位及胎心等情况，为医师判断分娩有无异常提供详细资料。

（二）身体状况

1. 一般情况 宫缩时产妇的脉搏、呼吸可能有所增快，应评估其生命体征；尚应评估进食、睡眠情况；有无尿潴留及腰酸背痛等不适情况。

2. 规则宫缩 产程开始时，子宫收缩力较弱，持续时间较短（约30秒），间歇时间较长（约5～6分钟）。随产程进展，宫缩持续时间逐渐延长，间歇时间逐渐缩短，宫口接近开全时，持续时间达60秒及以上，间歇时间约1～2分钟，且强度不断增强。

3. 宫口扩张 当宫缩逐渐增强时，宫颈管逐渐短缩、消失，宫口逐渐扩张直至开全。初产妇宫口扩张的规律是先慢后快，可分为两期：①潜伏期：从规律宫缩开始到宫口扩张3cm，此期宫口扩张速度较缓慢，平均每2～3小时扩张1cm，约需8小时（超过16小时称潜伏期延长）；②活跃期：从宫口扩张3cm至宫口开全（10cm）。此期宫口扩张速度较快，约需4小时（超过8小时称活跃期延长）。活跃期又划分为三期：即加速期，是指宫口扩张3～4cm，约需1小时30分钟；最大加速期，是指宫口扩张4～9cm，约需2小时；减速期，是指宫口扩张9～10cm，约需30分钟。经产妇以上分期不明显。

4. 胎先露下降 在宫口扩张的同时，常伴有胎先露下降。宫口扩张4cm以内时，胎头下降不明显，此时胎头颅骨最低点约在坐骨棘水平；宫口扩张4～10cm，胎头下降加快，平均每小时下降0.86cm。胎头下降的程度是以胎头颅骨最低点与坐骨棘平面的关系来衡量，可作为估计分娩难易的重要指标。

5. 胎膜破裂（破膜） 随着宫缩增加，羊膜腔内的压力逐渐升高，当压力增高到一定程度时，胎膜自然破裂，称破膜。破膜后胎先露下降直接压迫宫颈，可反射性加强子宫收缩，促进产程进展。破膜多发生在第一产程末期。如胎膜未破，肛查时在胎先露的下方可触及有弹性的水囊。若已破膜，不但产妇自感阴道流液，肛查时，还能直接触及先露部，推动先露部，则有羊水自阴道流出。如胎膜已破，可用pH试纸测阴道流水，呈碱性反应提示胎膜已破。确诊已破膜时，还应评估破膜时间、羊水量及颜色。妊娠足月时的羊水为无色、无味、略显混浊的不透明液体。

6. 胎心率 正常胎心率为120～160次/分。应于宫缩间歇时听胎心音，应注意胎心的频率、节律和宫缩前后的变化和恢复的速度等。

（三）心理状况

入院使得产妇生活环境暂时改变，面对医院里陌生的环境、陌生的面孔，产妇感到不适应，医护人员的服务态度及服务质量是产妇担心的一个问题。由于产妇对分娩知识的缺乏，加之担心分娩能否顺利进行及新生儿性别、健康状况等，容易产生不同程度的紧张、焦虑情绪。

（四）辅助检查

胎儿电子监护仪可描记胎心曲线和宫缩曲线，反映胎心变化情况和宫缩的强度和频率，同时还可观察宫缩、胎动与胎心率的关系，判断胎儿在宫内的安危。

【护理诊断】

1. 疼痛　与逐渐增强的宫缩有关。

2. 舒适改变　与阵缩、膀胱充盈、胎膜破裂、环境改变有关。

3. 焦虑　与缺乏分娩知识、担心分娩能否顺利及胎儿健康有关。

4. 有感染的危险　与肛查、阴道检查次数过多有关。

5. 潜在并发症　胎儿宫内窘迫。

【护理目标】

(1) 能说出焦虑的感受，保持稳定的情绪。

(2) 说出分娩期的有关知识，如活动与休息、饮食、大小便等。

(3) 说出疼痛的原因，自觉疼痛减轻。

(4) 产后不发生感染。

(5) 胎心音正常。

【护理措施】

（一）心理护理

(1) 让产妇说出焦虑的感受，并及时给予指导和帮助，耐心解释产妇提出的有关分娩和胎儿安危问题，指导产妇认识分娩的生理过程，树立分娩的信心。

(2) 护士随时陪伴产妇，告诉产程进展的信息，增加其信心。关心体贴产妇，协助产妇擦汗、喂水、更衣等，满足其身心需要，让产妇心情舒畅。

（二）一般护理

1. 提供良好的待产环境，指导产妇活动与休息　临产后宫缩不强，未破膜者，可在室内活动，有助于产程进展。宫口开4cm以上，可卧床休息。对于休息不佳，特别疲劳者，遵医嘱使用镇静剂。

2. 指导产妇合理进食　鼓励产妇少量多次进食，摄取易消化、高热量、低脂肪的流质或半流质。注意补足水分，保持水、电解质平衡，必要时遵医嘱补液。

3. 督促排空大小便　临产后鼓励产妇每2~4小时排尿1次，以免膀胱充盈影响宫缩及胎头下降。若小便不能自解，必要时可给予导尿。未灌肠者，鼓励排便1次。

（三）预防感染

1. 监测生命体征　每4~6小时测体温、血压、脉搏、呼吸1次并记录。血压应在宫缩间歇时测量，异常者可遵医嘱增加测量次数。体温37.5℃以上，脉搏超过100次/分，有头晕、头痛等自觉症状者，应报告医师并及时处理。

2. 保持外阴清洁　产妇入院后，若宫缩不强，估计距分娩时间较长者，可进行沐浴或擦浴。宫口近开全时，剃尽阴毛，冲洗外阴，勿使冲洗液流入阴道。

3. 灌肠　如初产妇宫口扩张不足4cm，经产妇宫口扩张不足2cm，可常规灌肠，以反射性加强子宫收缩，促进产程进展，并清除粪便，避免其污染产床。灌肠宜用0.2%温肥皂水500~1000ml，禁用生理盐水，以防黏膜吸入钠离子。灌肠禁忌证：胎膜已破、胎头未入盆或胎位异常、胎儿窘迫、有阴道流血史、曾有剖宫产史、重度子痫前期、妊娠合并心脏病等。灌肠后应观察宫缩、胎心音，并作好记录，发现异常报告医师。

（四）观察产程

1. 监测胎心音 用听诊器听胎心，潜伏期每1～2小时听1次胎心，活跃期每半小时听1次。每次在宫缩间歇时听1分钟，并注意胎心的频率、节律、心音强弱。正常情况下，宫缩时胎心变慢，宫缩后胎心率迅速恢复。若宫缩后胎心率不能迅速恢复或间歇期胎心率超过160次/分或低于120次/分或不规律，均提示胎儿窘迫，应立即指导产妇改变体位（多取左侧卧位），并给产妇吸氧，同时报告医师进一步处理。必要时用胎心监护仪监测胎心情况。

2. 观察宫缩 观察者将一手手掌放在产妇腹壁的宫底部，宫缩时感到子宫体部隆起变硬、间歇时松弛变软。定时观察宫缩持续时间、频率及其强度，并记录。

持续时间指子宫开始收缩到开始放松所需的时间。频率是指这次宫缩开始到下次宫缩开始所需的时间。强度是指子宫肌肉的坚硬度。持续在30秒左右的宫缩为弱宫缩，持续在45秒左右的宫缩为中等强度，持续在1分钟左右的宫缩为强宫缩。触诊时手法应柔和，用力适当，不要在产妇腹壁上来回移动。如有异常，立即报告医师。

3. 检查宫口扩张和胎头下降程度 初产妇潜伏期应每2～4小时、活跃期每1小时作1次肛门检查（图5－4），了解宫口扩张及胎先露下降程度。肛查时，让产妇仰卧，两腿屈曲分开，检查者右手食指戴指套蘸润滑剂，轻轻插入肛门，了解：①宫颈软硬、厚薄、宫口扩张大小；②胎先露及先露高低；③胎方位；④是否破膜；⑤骶尾关节活动度等。应避免不必要的肛查，以免增加感染的机会。

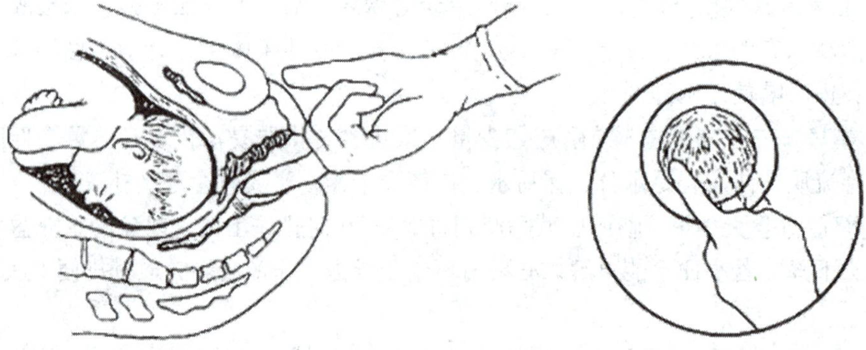

图5－4 肛门检查

若肛门检查难以查清或发现异常，可消毒外阴后配合医生进行阴道检查。宫口直径以厘米或横指计算，每横指相当于1.5cm。胎头下降程度以坐骨棘平面为标志，胎头颅骨最低点平坐骨棘时，记为“0”，在坐骨棘平面上1cm时记为“－1”，在坐骨棘平面下1cm时记为“＋1”，依此类推。根据每次检查的结果绘制成产程图（图5－5）来连续描记宫口扩张和胎先露下降的情况。产程图以临产时间（小时）为横坐标，以宫口扩张程度（cm）为左纵坐标，以胎先露下降程度（cm）为右纵坐标，画出宫口扩张曲线和胎先露下降曲线，根据产程图及时了解产程进展情况。

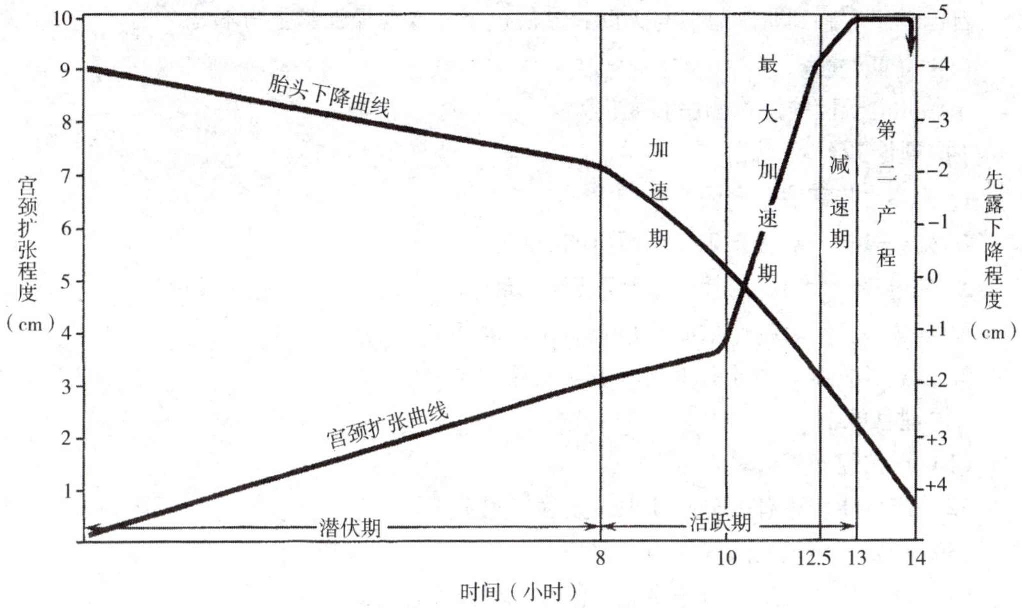

图 5－5　产程图

4. 观察破膜情况　一旦破膜，应立即监测胎心、记录破膜时间，并观察羊水性状、颜色及量，同时注意有无脐带脱垂。破膜后应嘱产妇卧床，垫消毒臀垫，保持外阴清洁。破膜超过 12 小时尚未分娩者，遵医嘱给抗生素预防感染。

三、第二产程妇女的护理

【护理评估】

（一）健康史

主要了解第一产程的经过及处理情况，评估宫口开全的时间。

（二）身体状况

1. 宫缩频强　此期宫缩强度及频率均达到高峰，宫缩持续 1 分钟甚至更长，间歇持续仅 1～2 分钟。

2. 产妇屏气用力　当胎头下降到骨盆出口时，压迫盆底反射性引起产妇排便感，并不由自主向下屏气用力。

3. 胎儿下降及娩出　随着产程的进展，胎头继续下降，会阴部逐渐膨隆变薄，阴唇张开，肛门松弛。宫缩时胎头显露于阴道口，间歇时又缩回阴道内，此现象称胎头"拨露"。经几次拨露以后，胎头双顶径已越过骨盆出口始终显露于阴道口不再回缩，称胎头"着冠"（crowning）。此时，会阴极度扩张，胎头枕骨抵达耻骨弓下方，并以耻骨弓下缘为支点仰伸，使胎头娩出，随即复位和外旋转，胎儿前肩、后肩、胎体相继娩出，后羊水随之涌出。

（三）心理社会状况

此期产妇常因宫缩痛及体力消耗过大，加之担心难产，担心新生儿畸形或性别不合符自已理想等感到非常恐惧与无助，家属也因此变得异常紧张与不安。

（四）辅助检查

用胎儿电子监护仪检测胎心变化。

【护理诊断】

1. 疼痛 与宫缩及会阴切开有关。

2. 知识缺乏 缺乏正确使用腹压的技巧。

3. 有感染的危险 与接生、软产道损伤有关。

4. 焦虑 与缺乏顺产信心及担心胎儿健康有关。

5. 潜在并发症 胎儿窘迫、新生儿窒息。

【护理目标】

（1）产妇腹痛感减轻。

（2）产妇能表述有关分娩知识，正确使用腹压。

（3）产妇不出现发热等感染表现。

（4）产妇情绪稳定，对分娩充满信心，积极配合处理。

（5）新生儿呼吸、心率、皮肤颜色等正常，哭声响亮。

【护理措施】

（一）心理护理

医护人员应陪伴产妇身旁，为其擦汗喂水，给予产妇安慰及鼓励，缓解紧张情绪。异常紧张的产妇，应允许其丈夫或其母亲陪伴分娩，以缓解其心理压力，使之顺利分娩。

（二）观察产程

1. 观察宫缩 第二产程宫缩越来越强，应严密观察宫缩的频率、强度。如有异常及时报告医师。

2. 勤听胎心 此期宫缩频强，胎儿易缺氧，应勤听胎心音，每10分钟左右听1次并记录。必要时用胎儿监护仪观察胎心变化。若发现胎心异常，立即遵医嘱处理，尽快结束分娩。

3. 指导产妇屏气，观察先露下降程度 正确的屏气方法是：产妇仰卧，双腿屈曲，双足蹬在产床上，双手握住把手，当子宫收缩时，先深吸一口气，然后随子宫收缩如排便样向下屏气用力，在宫缩间歇时，放松休息。医护人员应不断纠正屏气方法，并观察先露下降情况，发现异常报告医师。

（三）做好接生准备

初产妇宫口开全，经产妇宫口开大4cm时应将其送到产房作好接生准备。主要准备三个方面：①用物准备：如消毒产包、抢救药物、婴儿用物等。②产妇准备：行会阴冲洗消毒。产妇取仰卧位，双腿屈曲分开露出外阴部，将消毒便盆置于臀下，先用清水冲洗外阴，然后用消毒纱球蘸肥皂水擦洗外阴部，再用温开水冲去肥皂水，最后碘伏消毒。冲洗与擦洗的顺序是：下腹部、阴阜、大腿内上1/3、大小阴唇、会阴、肛门周围、肛门。消毒的顺序是：大小阴唇、阴阜、下腹部、大腿内上1/3、会阴、肛门周围、肛门（图5－6）。冲洗时应用消毒干棉球盖于阴道外口防止冲洗液进入阴道。消毒完毕移去棉球及便盆，铺消毒巾于臀下。③接产者准备：接产者按无菌操作规程洗手、带手套、穿接生衣，打开产包，铺好消毒巾，准备接生。

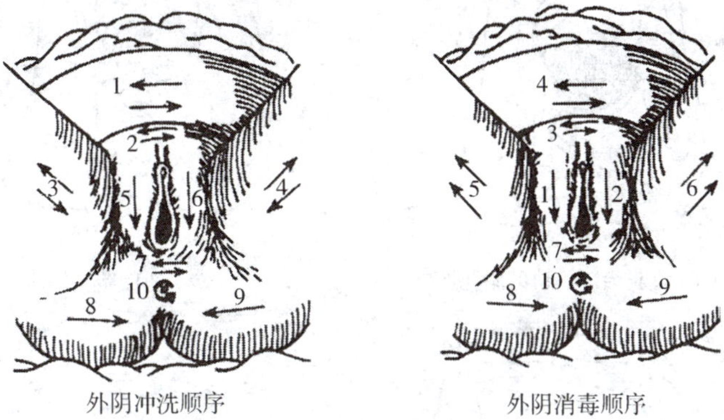

图5－6　外阴冲洗、消毒

（四）协助接生

接生的原则是在保护会阴的同时，协助胎头俯屈，让胎头以最小径线在宫缩间歇时缓慢通过阴道口。如会阴过紧或胎儿过大，估计会阴裂伤严重者，宜先行会阴切开术。

1. 人工破膜　部分未破膜的产妇需在接产时人工破膜，促使胎先露下降。

2. 接生要领　当胎头拨露使阴唇后联合紧张时开始保护会阴。方法是：在会阴部盖上无菌巾，接生者将右手肘部支于产床上，大拇指与其余四指充分分开，用手掌大鱼际肌在宫缩时向上内方托压，同时用左手示、中、无名三指轻轻下压胎头枕部，协助胎头俯屈并缓慢下降。宫缩间歇时，保护会阴的右手放松（不要离开），以免压迫过久发生会阴水肿。当胎头枕部自耻骨弓下露出（着冠）时，胎头即开始仰伸，此时右手仍需保护好会阴，嘱产妇在宫缩时张口哈气，在宫缩间歇时加腹压向下用力，接生者以左手协助胎头仰伸，并稍加控制，使胎头缓慢娩出。当胎头娩出后，右手继续保护会阴。左手从鼻根向下颏挤压，挤出胎儿口鼻腔内的黏液及羊水。然后协助胎头复位及外旋转，枕左前位时，枕部向左旋转；枕右前位时，枕部向右旋转。使胎儿双肩径与骨盆出口前后径一致。然后左手向下轻压胎儿颈部，使前肩自耻骨弓下娩出，再上托胎颈使后肩自会阴前缘缓慢娩出（图5－7）。双肩娩出后才能松开保护会阴的手，然后双手协助胎体及下肢相继以侧位娩出。并在产妇臀下放一弯盘，以测出血量。记录胎儿娩出时间。

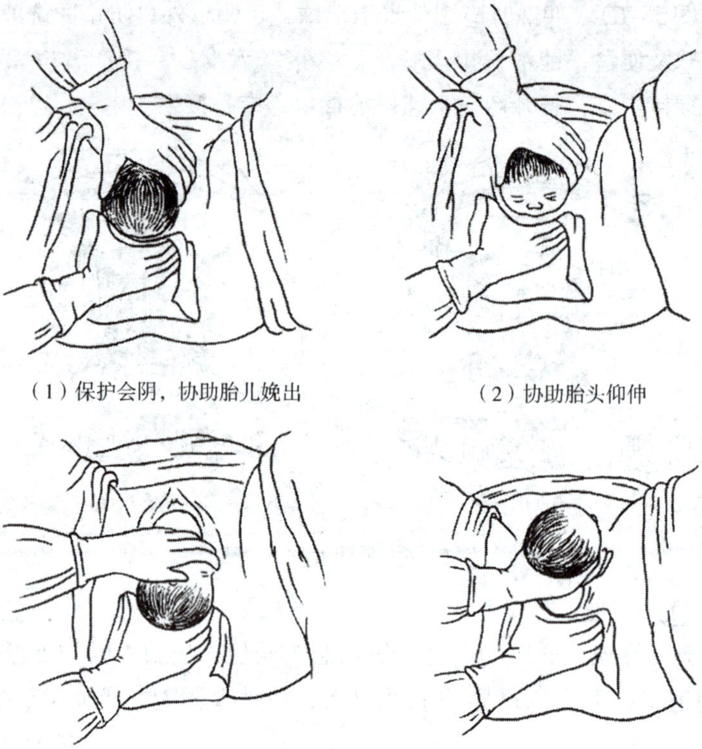

（1）保护会阴，协助胎儿娩出　（2）协助胎头仰伸

（3）助前肩娩出　（4）助后肩娩出

图 5－7　接生步骤

（五）新生儿护理

1. 清理呼吸道　新生儿娩出后，应取侧卧位放平，立即用吸痰管或导尿管轻轻吸除新生儿咽部及鼻腔黏液和羊水，以免发生呼吸道堵塞和吸入性肺炎。当确认呼吸道通畅而仍未啼哭时，可用手指轻弹或轻拍新生儿足底，以刺激呼吸。新生儿大声啼哭表示正常呼吸已建立。

2. 新生儿阿普加（Apgar）评分　用于判断有无新生儿窒息及窒息的严重程度（表 5－1）。以出生后的心率、呼吸、肌张力、喉反射及皮肤颜色 5 项体征为依据，每项为 0～2 分，满分 10 分。若评分为 8～10 分，属正常新生儿；4～7 分属轻度窒息儿；3 分以下属重度窒息儿。凡 7 分以下者行特殊处理，如人工呼吸、吸氧等。重度窒息儿在进行心肺复苏后，于出生后 5 分钟、10 分钟再次评分，以判断复苏效果。

表 5－1　新生儿 Apgar 评分法

体征	0 分	1 分	2 分
每分钟心率	0	<100 次	≥100 次
呼吸	0	浅慢且不规则	佳
肌张力	松弛	四肢稍屈曲	四肢屈曲活动好
喉反射	无反射	有些动作	咳嗽、恶心
皮肤颜色	全身苍白	躯干红，四肢青紫	全身红润

3. 脐带处理　胎头娩出后应检查是否有脐带绕颈，如有脐带绕颈，应将脐带顺肩推下，如缠绕过紧或缠绕两周以上，则用两把止血钳夹住后从中剪断。如无脐带绕颈，则在胎儿娩出后1~2分钟内结扎脐带。

结扎脐带的方法有气门芯胶圈套扎法、棉线结扎法、脐带夹、止血钳等方法。目前常用气门芯套扎法。处理前用无菌纱布拭净脐带根部周围，再用75%乙醇消毒。将栓有丝线的气门芯用酒清浸泡消毒后，套入止血钳，用止血钳夹住距脐根0.5cm处的脐带，然后在其上端的0.5cm处将脐带剪掉，牵拉丝线将气门芯拉长套在脐带上，取下止血钳，挤出脐带残端血，并用碘伏消毒脐带端面。消毒时药液不要接触新生儿皮肤，以免灼伤。最后脐带端面用无菌纱布覆盖，脐带卷包扎。

4. 新生儿一般护理　将新生儿全身擦干净，并测其身长、体重及头径，判断是否与孕周数相符。检查有无胎头水肿及颅内出血，有无畸形如唇裂、多指（趾）、脊柱裂等，然后穿衣、包被。在新生儿记录单上打上新生儿足印和母亲的拇指印，系以标明新生儿性别、体重、出生时间、母亲姓名和床号的手腕带和包带。用抗生素眼药水滴眼以防结膜炎。如新生儿无异常，于娩出半小时内抱给母亲，进行第一次哺乳（早吸吮）。

四、第三产程妇女的护理

【护理评估】

（一）健康史

了解第二产程的经过，重点注意胎儿娩出的方式、速度、时间，有无会阴切开、撕裂及阴道助产术，阴道流血及宫缩等情况。

（二）身体状况

1. 宫缩　胎儿娩出后子宫迅速收缩，子宫底降至脐平，宫缩暂停数分钟后重现。由于宫腔容积缩小，胎盘与宫壁发生错位而剥离，然后排出。

2. 胎盘剥离的征象　①子宫底上升，子宫收缩变硬呈球形；②阴道少量流血；③阴道口外露的脐带自行下移延长；④用手在产妇耻骨联合上方按压子宫下段，宫体上升而外露脐带不回缩。

3. 胎盘娩出的方式　有两种：①胎儿面先娩出，多见。胎盘从中央先剥离，而后边缘剥离，其特点是先胎盘娩出，后有少量阴道流血。②母体面先娩出，少见。胎盘从边缘先剥离，血液沿剥离面流出，其特点是先有较多阴道流血，然后胎盘娩出。胎盘娩出后应检查胎盘小叶有无缺损、胎膜是否完整，并检查胎盘胎儿面边缘是否有断裂的血管，以及时发现副胎盘。

4. 软产道裂伤程度　若为初产妇，胎儿娩出时常伴会阴裂伤，应仔细检查会阴、小阴唇内侧、尿道口周围及阴道、子宫颈有无裂伤。按其裂伤轻重程度分3度。Ⅰ度：裂伤部位限于会阴后联合、会阴皮肤、阴道黏膜；Ⅱ度：除以上裂伤外，还有会阴肌肉裂伤；Ⅲ度：会阴黏膜、会阴体、肛门括约肌裂伤，甚至直肠裂伤。

（三）心理状况

此期因胎儿已娩出、腹压降低，产妇有如释重负感，情绪高涨，非常兴奋。但也有少部分产妇可能因产程较长、胎儿性别不合符理想、胎儿畸形等而致心情忧郁。

【护理诊断】

1. 疲乏 与产程较长，进食及睡眠不足及体力消耗过大有关。

2. 有感染的危险 与宫腔创面有关。

3. 潜在并发症 产后出血。

【护理目标】

（1）产后精神状况好。

（2）产后不发生感染。

（3）产后不发生大出血或出血被控制。

【护理措施】

1. 协助胎盘娩出与检查胎盘胎膜 当确认胎盘已完全剥离，接生者左手于宫缩时轻压宫底，右手轻拉脐带协助胎盘娩出。当胎盘娩出至阴道口时，双手捧住胎盘向一个方向旋转并缓慢向外牵拉，协助胎膜完整剥离娩出。胎盘娩出后应立即检查胎盘胎膜的完整性，同时按摩子宫刺激宫缩，切忌在胎盘剥离前挤压子宫，以免影响子宫收缩或胎盘剥离不全造成产后出血。

2. 协助检查并缝合软产道裂口 胎盘娩出后，用无菌纱布拭净外阴血渍，检查外阴、阴道和子宫颈有无裂伤及裂伤程度。如有裂伤，立即缝合。

3. 一般护理 第三产程结束时，移去产妇臀下污染的大单，垫上消毒会阴垫，让产妇平卧休息。产妇因产时出汗多，应为产妇擦浴、更衣、保暖，同时给提供产妇易消化、营养丰富的饮料及食物，以帮助恢复体力。并嘱产妇2小时排尿一次，避免膀胱充盈影响子宫收缩。

4. 预防产后出血 如有产后出血因素存在，应在胎肩娩出后立即用缩宫素10U加入25%葡萄糖溶液20ml静注，或麦角新碱0.2 mg静注以加强宫缩，促进胎盘尽快完整娩出以减少出血。胎盘娩出后，留产妇在产房严密观察2小时，观察血压、脉搏、子宫收缩情况、宫底高度、膀胱是否充盈及会阴伤口情况等。膀胱充盈者应导尿；子宫体软，阴道出血多者，说明子宫收缩不良，应按摩子宫，注射缩宫素10U以加强宫缩，减少出血；若阴道出血不多，宫底升高且软，表明宫腔积血，应先让其排尿后用手按压子宫，挤出积血，然后按摩子宫给予缩宫素；若产妇诉说肛门坠胀，应经肛门检查有无阴道壁血肿，如发现血肿应立即报告医师处理。观察2小时无异常者，送休养室休息，并继续观察。

第四节　待产室、产房的布局、设备及管理

一、待产室

（一）布局及设备

待产室应与产房相连，安静舒适，富有家庭气氛，有条件可设置家居式待产室，使产妇有宾至如归的感觉。设待产床数张，床与床之间留有足够的距离，便于推车通过。室内可设置有关母乳喂养及计划生育知识的宣传图片。室内应备有骨盆测量器、血压计、灌肠器、胎心听诊器、卷尺、便盆、输液器、输液支架、备皮盘、肛查盘（内有清洁的手套或指套、润滑剂），待产室旁应有厕所及污物间。

（二）管理

由于待产妇抵抗力降低，易感染，故在住院期间应有个人专用的清洁用具及便盆。妊娠合并肝炎或有其他传染病的待产妇应住隔离待产室。

二、产房

（一）布局及设备

分娩室应宽敞、空气流通、周围环境清洁安静。备有充足的照明设备、空气调节设备、吸氧装置、急救车、新生儿急救台、无菌柜等。

1. 产床　产床上放置床垫，上包防水布后罩上棉布床单。

2. 产包　用双层布包裹。内有：大单1块，消毒巾5块，腿套2只，接生衣1～2件，脐带卷1份，纱布数块，止血钳2～3把，脐带剪1把，换药碗1只，弯盘1只。

3. 器械　产房内应备有助产及缝合器械，如产钳、胎头吸引器、阴道拉勾、剪刀、针（圆针、三角针）、小镊子、长镊子等。

4. 急救用品　无菌输血、输液用具、各种注射器及针头、氧气装置、新生儿吸痰管、气管插管、开口器、拉舌钳、沙袋等。

5. 药品　备缩宫素、麦角新碱、葡萄糖溶液、葡萄糖盐溶液、低分子右旋糖苷、氯丙嗪、哌替啶、25%硫酸镁、10%葡萄糖酸钙、西地兰、1%～2%普鲁卡因、维生素C、维生素K_1、氨茶碱等。

6. 消毒用品　备洗手用品、剃毛刀、肥皂水棉球、会阴冲洗壶、冲洗消毒溶液、75%乙醇、2.5%碘酒、无菌液体石蜡、指甲剪等。

7. 婴儿用品　备婴儿床及床上用品、婴儿磅秤、软尺、婴儿衣服、包被、尿布等。

（二）管理

分娩过程相当于一次手术，有创面与外界相通，故消毒与无菌的要求与手术室相同。

1. 保持室内清洁　分娩室应每日一小扫，每周一大扫。定期消毒，保持清洁，温度适宜。

2. 保证用物供应 产房内各种用物定期消毒，随时备齐急救药品及器械并由专人负责管理并定期检查。消毒物品超过 7 日，应重新消毒。已消毒物品与未消毒物品须分开放置。

3. 医护人员保持服装整洁 工作人员入室，应穿着工作服，戴隔离帽及口罩，换清洁鞋。非本室工作人员不得入内。

4. 服务认真，态度和蔼 在严密观察产程时，工作认真负责，耐心细致，热情指导产妇屏气用力；不闲谈，保持产房安静；不做无关事情；不得擅自离开岗位。

5. 接生后处理 每次接生后，必须消毒产房，更换床单，并整理好一切用品和器具。产房内一切用具不得外借。

6. 防止交叉感染 凡有感染者或可疑感染者，须送隔离产房。产后将其用物单独隔离消毒，以防交叉感染。工作人员更换工作服，严格消毒双手后，方可护理其他产妇。

（李丽琼）

第六章 正常产褥期妇女的护理

学习目标

1. 掌握产褥期的概念及产褥期妇女的主要生理变化。
2. 掌握产褥期妇女的会阴及乳房的护理。
3. 熟悉产褥期妇女的护理评估内容。
4. 熟悉产妇的产后健康和计划生育指导。

案例引导

某初产妇，26 岁，足月产后 5 天，感乳房胀痛，无畏寒发热，哺乳次数少。查体：一般情况好，体温：37.2℃，脉搏：70 次/分，血压平稳。双侧乳房对称，明显膨隆，无红肿压痛，无乳头皲裂及凹陷，可挤出乳白色乳汁。子宫轮廓清楚，较硬，无压痛，宫底在脐耻之间，阴道有少量流血。请问该产妇有无异常？如何护理？

第一节　产褥期妇女的生理变化

从胎盘娩出至产妇全身各个器官（乳腺除外）恢复或接近正常未孕状态所需的一段时间，称为产褥期（puerperium），一般为 6 周。在此时期，产妇全身各个器官有较大的生理变化，以生殖系统和乳房变化最明显。主要生理变化如下。

一、生殖系统变化

（一）子宫

子宫是在产褥期变化最大的器官。妊娠子宫自胎盘娩出后逐渐恢复至正常未孕状态的过程称为子宫复旧。其主要表现为子宫肌纤维缩复、子宫内膜再生、子宫颈复原和子宫血管变化。

1. 子宫肌纤维缩复　子宫复旧不是肌细胞数目的减少，而是由于产后子宫肌肉剧烈地收缩，子宫壁血管闭锁或狭窄，引起局部缺血，肌纤维的胞浆蛋白发生自溶作用而使肌细胞明显缩小。子宫底逐日下降，每日下降1~2cm，于产后7日缩小至如孕3月大小，产后10日子宫降至盆腔内，产后6周子宫恢复至非孕状态。

2. 子宫内膜再生 胎盘胎膜娩出后，残余的蜕膜坏死脱落形成恶露排出，子宫内膜的基底层逐渐再生出新的功能层。除胎盘剥离面外，宫腔表面内膜再生修复约在产后3周左右，胎盘剥离面完全修复约在产后6周左右。

3. 子宫颈复原 胎盘娩出后，宫颈松软，皱起如袖口状，于产后1周宫颈内口关闭，产后4周时宫颈恢复至正常状态。因分娩时子宫颈多在3点及9点处有轻度裂伤，使初产妇产前的圆形宫颈外口（未产型）变成“一”字型（经产型）。

4. 子宫血管变化 产后子宫血供减少，随子宫复旧，子宫肌壁间的血管逐渐受压闭塞，为新生的小血管代替。

（二）阴道及外阴

产后阴道腔逐渐缩小，阴道壁肌张力逐渐恢复，黏膜皱襞于产后3周重现，但阴道并不能完全恢复至未孕时的状态。分娩后外阴常有轻度水肿，产后2~3日内可自行消退。会阴部缝合的切口，在产后3~5日内愈合。处女膜在分娩时撕裂成为残缺不全的痕迹，称处女膜痕，是经产妇的重要标志。

（三）盆底组织

盆底肌及其筋膜在分娩时过度扩张致弹性降低，且常伴有肌纤维部分断裂。如无严重损伤，产后1周内水肿和淤血逐渐消失，组织的张力逐渐恢复。如产褥期能坚持康复运动，盆底组织有可能恢复或接近未孕状态，如盆底组织损伤严重或产褥期过早参加体力劳动，可导致阴道壁膨出，甚至子宫脱垂。

（四）月经及卵巢功能的恢复

未哺乳妇女月经通常在产后6~10周复潮，卵巢平均在10周左右恢复排卵；哺乳妇女的月经复潮延迟，甚至哺乳期一直不来月经，其排卵在产后4~6月恢复。产后恢复月经较晚者，首次月经来潮前多有排卵，故哺乳期妇女虽未有月经却有受孕的可能。

二、乳房变化

产褥期乳房在妊娠期变化的基础上进一步发展为泌乳阶段，其主要变化是泌乳。产后体内雌、孕激素水平急剧下降，解除了对腺垂体催乳激素的抑制，因而乳汁开始分泌。婴儿吸吮乳头，可反射性引起腺垂体催乳激素释放促进泌乳，同时，还能反射性引起垂体后叶释放缩宫素，刺激乳腺导管的肌上皮收缩排出乳汁。产后产妇的睡眠、营养、健康状况及精神状态均会影响乳汁的分泌。产后2~3日乳房极度膨胀、变硬、胀痛明显，腋下淋巴结也会肿大，并开始分泌少量浑浊淡黄色乳汁，称为初乳（colostrum）。初乳内含较多蛋白质（主要是免疫球蛋白）及矿物质，脂肪及糖类较少，极易消化，是新生儿早期理想的天然食物。产后7日以后分泌的乳汁为成熟乳，呈乳白色。初乳和成熟乳均含有大量抗体，故母乳喂养的新生儿抵抗力强。

三、血液循环系统变化

妊娠期血容量增加，于产后2～3周恢复未孕状态。但在产后3日内，由于子宫缩复，大量血液流入体循环，加之妊娠期过多的组织间液回吸收，血容量再次增加15%～25%，使心脏负担加重。产褥早期血液处于高凝状态，有利于减少产后出血；红细胞计数及血红蛋白值逐渐增多；白细胞总数在产褥早期仍较高，2周后恢复正常；红细胞沉降率于产后3～4周恢复正常。

四、消化系统变化

由于产时体力消耗及失水，产妇常感口渴，食欲不振，1～2日后恢复。产后因腹压降低及卧床，腹直肌及盆底组织松弛，肠蠕动减少，故产妇易发生便秘。

五、泌尿系统变化

妊娠期潴留于体内组织间隙的大量水分在产后逐渐回吸收，经肾脏排出，故产后尿量增多。另外分娩过程中膀胱受压使肌张力降低，以及会阴伤口疼痛，不习惯于床上小便等，均易使产妇发生排尿困难和尿潴留。

六、腹壁变化

腹壁受妊娠子宫膨胀的影响，弹力纤维发生断裂，产后腹壁变松弛，但经过锻炼，2～3个月后腹壁肌张力可恢复。妊娠期出现的下腹正中线沉着的色素，在产褥期逐渐消退。腹壁原有的淡红色妊娠纹，变成永久的银白色妊娠纹。

七、其他变化

产褥早期，汗腺分泌功能旺盛，排出大量汗液，以夜间睡眠和初醒时较明显，称为褥汗，多于产后1周左右自行好转，此间须防感冒。

由于胎儿及胎盘的娩出，羊水排出及产时失血，产后体重即减轻约6kg。产后第1周，由于子宫复旧、恶露及汗液、尿液的大量排出，体重又下降4kg左右，以后逐渐恢复孕前体重。

第二节　产褥期妇女的护理

【概述】

产褥期是妇女分娩后全身各个器官恢复孕前状态的一段时期，主要表现为子宫的复旧、恶露的排出、产后宫缩痛以及乳汁的分泌等。身体需要一个适应过程，应根据其产褥期生理变化加强护理。

【护理评估】

（一）健康史

重点了解产妇此次妊娠及分娩的情况，有无妊娠期的并发症及合并症，分娩的方式，有无产后出血及既往健康状况等。

（二）身体状况

1. 体温、脉搏、呼吸、血压 产后体温多数在正常范围内，但分娩时的疲劳，可使体温在产后最初24小时内略升高，一般不超过38℃。产后3～4日又因乳胀发热，体温可达38.5℃，仅持续数小时，最多不超过12小时。产后脉搏稍缓慢，60～70次/分，产后1周左右恢复正常。产后呼吸深慢，14～16次/分。血压一般较稳定。

2. 子宫复旧 胎盘娩出后，子宫圆而硬，宫底在脐下一指。产后第1日因盆底肌肉收缩宫颈外口升至坐骨棘水平，致宫底稍上升平脐，以后每天下降1～2cm，至产后10日子宫降入骨盆腔内，腹部扪不到宫底。

3. 恶露 产后由阴道内排出的液体，称为恶露（lochia）。主要由子宫脱落的坏死蜕膜组织、血液、宫颈黏液等组成。恶露分为三种，依次排出：①血性恶露（红色恶露）：色鲜红，量多，含大量血液与少量胎膜及坏死蜕膜组织，持续大约1周；②浆液性恶露：色淡红似浆液，含少量血液、较多的坏死蜕膜组织、宫颈黏液及细菌，持续大约2周；③白色恶露：黏稠，色泽较白，含大量白细胞、坏死蜕膜组织、表皮细胞及细菌等，持续大约3周。正常的恶露有血腥味，但无臭味，持续4～6周，总量约为500 ml。

4. 产后宫缩痛 在产褥早期因宫缩引起下腹部阵发性剧烈疼痛，称为产后宫缩痛。于产后1～2日出现，持续2～3日自然消失。多见于经产妇，哺乳时加剧。

5. 乳房 由于产后缺少有关哺乳知识及正确的哺乳方法，可出现乳房胀痛、乳头皲裂、乳汁分泌不足等情况。

6. 其他 还可出现褥汗、尿潴留、便秘、会阴水肿及伤口愈合不佳等情况。

（三）心理状况

产褥期产妇心理方面也存在较大的变化，需要从妊娠期及分娩期的不适、疼痛、焦虑中恢复，还需要适应接纳家庭新成员。躯体的不适及社会角色的转换使产妇易出现情绪波动；新生儿的健康状况、丈夫及亲属的态度也会影响产妇的心理状况，甚至引起产褥期抑郁症。

【护理诊断】

1. 知识缺乏 与缺乏产褥期相关知识有关。

2. 有感染的危险 与产后体质虚弱、生殖道创面及生殖道自然防御机能下降有关。

3. 疼痛 与子宫复旧有关。

4. 母乳喂养无效 与缺乏母乳喂养知识有关。

【护理目标】

（1）产妇能说出产褥期保健的有关知识。

（2）产妇体温正常，恶露无异常，会阴伤口愈合良好。

(3) 产妇主诉疼痛减轻或消失。

(4) 产妇能掌握正确的哺乳方法，哺乳后新生儿安静。

【护理措施】

(一) 心理护理

鼓励产妇尽快适应母亲角色，保持良好的心态，积极与新生儿交流，主动说出身体及心理的不适；丈夫及亲属应安慰产妇，不断给予精神及生活上的支持。

(二) 一般护理

提供舒适的休养环境，保证充分睡眠；鼓励产妇尽早下床活动，有利于子宫复旧，恶露排出，促进盆底肌肉张力恢复；避免重体力劳动或长时间站立及蹲位，以防子宫脱垂。饮食应为高蛋白、高热量、高维生素、高钙高铁的平衡饮食，少吃多餐，多喝汤，不吃辛辣、刺激性食物；产后4小时应鼓励产妇排尿，以免膀胱充盈影响宫缩。

(三) 病情监测

(1) 每日2次测体温、脉搏、呼吸。若体温升高、脉搏加快，应注意有无出血及感染。每日测血压1次，异常者增加测量次数并及时报告医师。

(2) 每日在同一时间测量宫底高度，以了解子宫复旧的情况。测量前嘱产妇排空膀胱，先按摩子宫使其收缩，再测耻骨联合上缘至宫底的距离；同时，每日观察恶露量、颜色及气味。若子宫复旧不良、恶露增多、色红且持续时间延长，应给予宫缩剂；若合并感染，恶露有臭味且子宫有压痛，应遵医嘱给予抗生素控制感染。

(四) 医护治疗配合

1. 尿潴留与便秘的护理 若产妇排尿困难，应帮助产妇坐起或下床排尿，可用温水冲洗尿道口周围诱导排尿或下腹正中热敷，针刺关元、气海、三阴交、阴陵泉等穴位，遵医嘱给予肌注新斯的明1mg，上述方法无效时给予导尿。如有便秘，可指导适当活动，多食新鲜蔬菜与水果。必要时口服缓泻剂或用开塞露塞肛或肥皂水灌肠。.

2. 会阴的护理 嘱产妇朝会阴伤口对侧卧位，以免恶露流入伤口引起感染；保持会阴清洁，每日2次用0.05%碘伏液或0.1% 苯扎溴铵擦洗外阴；会阴及伤口明显水肿者，用50%硫酸镁湿热敷；伤口红肿者，局部红外线照射，促进愈合；若伤口已化脓，应提前拆线引流，遵医嘱用抗生素治疗；会阴切口一般3~5日拆线，拆线时一定要先查清缝针数目，如数拆除缝线；伤口愈合不佳者，可在产后7~10日，用1:5000高锰酸钾溶液坐浴。

3. 乳房的护理

(1) 指导母乳喂养：向产妇及其家属宣教母乳喂养的好处，让产妇愉快接受母乳喂养。同时向产妇详细介绍母乳喂养的知识，指导产妇掌握正确的喂养方法。鼓励产妇尽早哺乳，以促进乳汁分泌。一般在产后30分钟开始第一次哺乳，并指导母婴同室、按需哺乳。

哺乳多采用坐位姿势。每次哺乳前，用温开水洗手及擦洗乳房、乳头。哺乳时母亲应全身放松，体位舒适。一手斜抱着新生儿，让新生儿胸部贴近母亲胸部，新生儿腹部贴近母亲腹部，新生儿下颌贴近母亲乳房。另一手托住乳房，用乳头刺激新生儿口唇，当新生儿产生觅食反应张开嘴时，立即将乳头放入，并让其吸入大部分乳晕，母亲扶托并挤压乳房，协助乳汁外溢。注意乳房不要堵住新生儿鼻孔。吸空一侧乳房后再吸另一侧乳房，每次哺乳后，将新生儿竖抱轻拍背部1~2分钟，以排出胃内空气防止吐奶。

（2）乳房异常情况的护理：①乳房胀痛：产后尽早哺乳、按需哺乳、增加哺乳的次数，每次哺乳后挤出多余的乳汁，可预防乳房胀痛。若发现乳房胀痛，可在哺乳前热敷乳房，使乳腺管通畅，但在两次哺乳的中间冷敷乳房以减少局部充血、肿胀；还可按摩乳房；乳汁充足，婴儿吸不尽时，可借助吸引器吸尽剩余乳汁；另可中药散结通乳，同时配戴乳罩，扶托乳房，减少胀痛。②乳头凹陷：发现乳头凹陷者，哺乳前热敷乳房3~5分钟，同时按摩乳房以引起排乳反射，继而捻转乳头并轻轻向外牵拉使其不回缩。对吸吮失败者，可用玻璃乳罩间接哺乳或嘱产妇挤乳用小匙喂养。③乳头皲裂：主要是由于产妇没有掌握正确的哺乳姿势，婴儿没有含住大部分乳晕造成的。应指导产妇掌握正确的哺乳方法，同时给予相应的处理。轻者哺乳后挤出少量乳汁涂在乳晕和乳头上，短暂暴露并使乳头干燥，也可局部涂抹复方安息香酊或鱼肝油铋剂，哺乳前用水洗净。严重者停止哺乳，无感染时可将乳汁挤出喂养婴儿。④乳汁不足：主要是分娩最初几天没有进行有效的吸吮，哺乳次数少造成的。应指导产妇增加哺乳次数和掌握正确的哺乳方法。并让产妇保持心情愉快，充足睡眠，多进营养丰富的多汤汁食物，还可配合催乳的中草药促进乳汁分泌。⑤退奶：因某种原因不能哺乳者，要指导产妇限进汤类饮食，用胸带紧束胸部，停止吸吮及挤奶；产后遵医嘱用己烯雌酚退奶，每日3次，每次5mg，连服3日，以后每日服5mg，再服3日；已泌乳者，用芒硝250g碾碎后装布袋分敷于两乳房上，并用多头带固定，芒硝受湿后应更换再敷，直至乳房不胀为止；还可用生麦芽60~90g煎服，每日1剂，连服3日，配合退奶。

（五）健康指导

1. 产后锻炼 产后锻炼有利于子宫复旧，腹肌、盆底肌张力恢复和体型健美。产后24小时即开始做抬腿、仰卧起坐，产后10日可做胸膝卧位，纠正后倾子宫。以上运动每日2次，每次10分钟左右。具体做法如下。

（1）呼吸运动：平卧，双手置于身体两侧，吸气时扩胸收腹，两臂慢慢高举至床头，呼气时手臂和胸腹肌复原。

（2）抬头运动：平卧，双手托头部，利用腹肌收缩力前屈颈部，使颈部接触胸部，重复数次。

（3）屈膝运动：仰卧位，双臂置于体侧，双腿屈起，使大腿尽力靠近腹部，然后复原。

（4）缩肛运动：仰卧屈膝，有节律地抬高臀部，并做模拟排便的缩肛动作，训练骨盆底肌肉的功能。

（5）俯卧屈膝运动：双臂弯曲枕于头下，腿向上弯曲、放平，有节律地运动，一般在产后10日开始，可预防子宫后位。

2. 指导计划生育 产褥期生殖器官尚未完全复原，不宜有性生活，以免引起感染。因排卵可于月经复潮前先恢复，故应采取避孕措施。哺乳母亲不宜口服避孕药，宜用工具避孕。正常分娩产妇可于产后3个月，剖宫产产妇可于产后6个月放置宫内节育器。要求绝育者可在产后24小时内行输卵管结扎术。

3. 产后检查　包括产后访视和产后健康检查。产后访视至少3次，第一次在产妇出院后3日内，第二次在产后14日内，第三次在产后28日。了解产妇及新生儿健康状况和哺乳情况，给予及时指导。尚应嘱产妇产后42天携带婴儿一起去医院作健康检查，了解产妇身体恢复情况、哺乳情况及婴儿生长发育情况。并对产妇进行母儿保健知识的宣教。提醒产妇按时带婴儿接受疫苗预防接种。另对有异常情况的产妇及新生儿给予及时处理和护理。

（李丽琼）

第七章 妊娠期并发症妇女的护理

学习目标

1. 掌握各种妊娠期并发症的概念、分类、临床表现。
2. 掌握各种妊娠期并发症的护理诊断、护理措施、健康教育。
3. 熟悉各种妊娠期并发症病因、病理、常用的辅助检查。

案例引导

患者女性，30 岁，停经 60 天，阴道少量出血 1 天，晨起突然下腹剧痛，伴恶心、呕吐及一过性晕厥。查体：面色苍白，血压 70/40mmHg，脉搏 120 次/分。妇科检查：宫颈举痛，后穹窿触痛，盆腔触诊不满意，尿妊娠试验弱阳性。请问该孕妇最可能患了什么病？如何护理？

第一节 自然流产

【疾病概要】

妊娠不足 28 周、胎儿体重不足 1000g 而终止者，称为流产（abortion）。妊娠 12 周以前终止者称早期流产，妊娠 12 周至不足 28 周终止者称晚期流产。流产又分为自然流产和人工流产。本节仅介绍自然流产。自然流产又以早期流产最多见。

引起流产的原因很多，有母体因素（如全身性疾病、生殖器官疾病、内分泌失调等）、胚胎胎儿因素（遗传基因缺陷）、母儿双方因素（血型不合）以及外界不良因素等，但导致流产最主要的原因是遗传基因缺陷。

早期流产时，胚胎多数先死亡，随后发生底蜕膜出血，造成胚胎的绒毛与蜕膜层分离，已剥离的胚胎组织如同异物，引起子宫收缩而被排出。如流产发生在妊娠 8 周以前，胎盘绒毛发育尚不成熟，与子宫蜕膜联系不牢固，此时妊娠产物多数可以完整地从子宫壁剥离而排出，故出血不多。妊娠 8 ~ 12 周时，胎盘绒毛发育茂盛，与蜕膜联系较牢固，此时若发生流产，妊娠产物往往不易完整剥离排出，常有部分组织残留宫腔而影响子宫收缩，故出血较多。妊娠12周后，胎盘已完全形成，流产时往往先有腹痛，然后排出胎儿、胎盘。

流产最主要的症状是停经后出现阴道流血和腹痛。根据流产发生的过程可分为：先兆流产、难免流产、不全流产、完全流产。另有三种特殊类型的流产：稽留流产、习惯性流产与感染性流产。流产的治疗原则因流产类型的不同而有所不同。先兆流产与习惯性流产以保胎治疗为主，妊娠不可继续者应及时终止妊娠，并预防感染与休克的发生。

【护理评估】

（一）健康史

应详细询问患者有无引起流产的病因；停经史、早孕反应情况；阴道流血的量及其持续时间；有无腹痛，腹痛的部位、性质及程度。此外，还应了解阴道有无组织排出及其性质。

（二）身体状况

1. 先兆流产　指妊娠28周前出现少量阴道流血，少于月经量，常为暗红色或血性白带，无妊娠物排出，有时随后出现下腹痛或腰背痛。妇科检查：宫颈口未开，胎膜未破，妊娠产物未排出，子宫大小与停经周数相符。经休息及治疗后，若流血停止或腹痛消失，妊娠可继续进行；若流血增多或腹痛加剧，则可能发展为难免流产。

2. 难免流产　由先兆流产发展而来，流产已不可避免。表现为阴道流血量增多，阵发性腹痛加重。妇科检查：宫颈口已扩张，晚期难免流产还可有羊水流出或见胚胎组织或胎囊堵于宫口，子宫大小与停经周数相符或略小。

3. 不全流产　由难免流产发展而来，妊娠产物已部分排出体外，尚有部分残留于宫腔内，可致大出血、甚至发生失血性休克。妇科检查：宫颈口已扩张，不断有血液自宫颈口内流出，有时尚可见胎盘组织堵塞于宫颈口或部分妊娠产物已排于阴道内，而部分仍留在宫腔内。子宫小于停经周数。

4. 完全流产　由难免流产发展而来，妊娠产物已完全排出，阴道出血逐渐停止，腹痛随之消失。妇科检查：宫颈口已关闭，子宫接近或恢复正常大小。

5. 稽留流产　又称过期流产，指胚胎或胎儿已死亡滞留在宫腔内尚未自然排出者。胚胎或胎儿死亡后，子宫不再增大反而缩小，早孕反应消失。若已至妊娠中期，孕妇感觉腹部不增大甚至反而缩小，胎动消失。妇科检查：宫颈口未开，子宫较停经周数小，质地不软。

6. 习惯性流产　指自然流产连续发生3次或3次以上者。每次流产多发生于同一妊娠月份，其临床经过与一般流产相同。早期流产的原因常为黄体功能不足、甲状腺功能低下、染色体异常等。晚期习惯性流产的常见原因为宫颈内口松弛、子宫畸形、子宫肌瘤等。

7. 流产合并感染　流产过程中，若阴道流血时间过长、有组织残留于宫腔内或非法堕胎等，有可能引起宫腔内感染。严重时感染可扩展到盆腔、腹腔乃至全身，并发盆腔炎、腹膜炎、败血症及感染性休克等。

（三）心理社会资料

流产孕妇的心理状况常常以焦虑和恐惧为特征。孕妇面对阴道流血往往会不知所措，甚至将其过度严重化，同时胎儿的健康也直接影响孕妇的情绪反应，孕妇可能会表现为伤心、郁闷、烦躁不安等。

（四）辅助检查

1. 实验室检查

（1）HCG 测定：用免疫学方法，目前临床多用试纸法。为进一步了解流产的预后，多采用放射免疫方法或酶联免疫吸附试验，进行 HCG 定量测定。

（2）其他激素测定：主要有血孕酮的测定等，可以协助判断先兆流产的预后。

（3）血常规检查：用以判断有无继发贫血或感染。

2. B 型超声检查 可显示有无妊娠囊、胎心、胎动、妊娠物多少等，有助于鉴别流产类型。

【护理诊断】

1. 有感染的危险 与阴道出血时间过长、宫腔内有组织残留等有关。

2. 组织灌注量改变 与阴道出血有关。

3. 焦虑 与担心胎儿健康等因素有关。

4. 知识缺乏 与不了解流产的病因有关。

5. 潜在并发症 贫血、失血性休克。

【护理目标】

（1）患者体温正常，无感染征象。

（2）患者生命体征平稳。

（3）患者情绪稳定，能积极配合治疗。

（4）患者能复述流产相关知识，从而使再次流产的发生率降低。

（5）患者不出现失血性休克或休克被纠正。

【护理措施】

（一）预防措施

（1）避免接触引起流产的各种不良因素。有流产表现者，注意外阴卫生，避免感染。

（2）指导有习惯性流产史的妇女在怀孕前进行必要检查，确定是否可以妊娠并及时纠正。原因不明的习惯性流产妇女，当有怀孕征兆时，可按黄体功能不足给予黄体酮治疗，确诊妊娠后继续给药直至妊娠 10 周或超过以往发生流产的月份。

（3）宫颈内口松弛者，于妊娠前做宫颈内口修补术。若已妊娠，最好于妊娠 14～16 周行宫颈内口环扎术，嘱咐患者术后定期随诊，提前住院，待分娩发动前拆除缝线，若环扎术后有流产征象，治疗失败，应及时拆除缝线，以免造成宫颈撕裂。

（二）病情观察

（1）随时评估先兆流产孕妇的病情变化，如是否腹痛加重、阴道流血量增多等。经治疗两周，若阴道流血停止，B 超提示胎儿存活，可继续妊娠。否则，应终止妊娠。

(2) 护士应监测流产后患者的体温、血常规及阴道流血、分泌物的性质、颜色、气味等，并严格执行无菌操作规程。

(三) 医护治疗配合

确诊流产后，应根据流产的不同类型进行相应处理与护理。

1. 先兆流产　以保胎治疗为原则。指导患者卧床休息，避免刺激；遵医嘱给予对胎儿无害的镇静剂、孕激素等；加强营养；保持外阴清洁；严观病情，及时送检与收集化验单，发现异常立即报告医师。

2. 难免流产　一旦确诊，应尽早使胚胎及胎盘组织完全排出，以防止出血和感染。早期流产应尽早行负压吸宫术，认真检查吸出物，并送病理检查；晚期流产，因子宫较大，吸宫或刮宫有困难者，可遵医嘱给予缩宫素10U加于5%葡萄糖液500ml内静脉滴注，促使子宫收缩，待胎儿及胎盘排出后需检查是否完全，必要时协助医生刮宫以清除宫腔内残留的妊娠产物。

3. 不全流产　一旦确诊，应立即协助医生行吸宫术或钳刮术以清除宫腔内残留组织。流血多伴休克者，应同时输血输液并给予抗生素预防感染。

4. 完全流产　若无感染征象，一般不需特殊处理。

5. 稽留流产　因胎盘组织有时机化，与子宫壁紧密粘连，造成刮宫困难。稽留时间过长，可能发生凝血功能障碍，导致DIC，造成严重出血。处理前，检查血常规、出凝血时间、血小板计数、凝血酶原时间等，并做好输血准备。若凝血功能正常，可口服炔雌醇1mg，每日2次，或口服己烯雌酚5mg，每日3次，连用5日，以提高子宫肌对缩宫素的敏感性。子宫小于12孕周者，行刮宫术，术时遵医嘱注射宫缩剂以减少出血；若胎盘机化并与宫壁粘连较紧，手术应特别小心，防止穿孔，一次不能刮净，可于5~7日后再次刮宫。子宫大于12孕周者，静脉滴注缩宫素，促使胎儿、胎盘排出。若凝血功能障碍，给予肝素、纤维蛋白原及输新鲜血等，待凝血功能好转后，再引产或刮宫。

6. 习惯性流产　主要针对病因进行治疗及护理。

7. 感染性流产　发现感染征象后应及时报告医师，积极控制感染，若阴道流血不多，应用广谱抗生素2~3日，待控制感染后再行刮宫，清除宫腔残留组织以止血。若阴道流血量多，静脉滴注广谱抗生素和输血的同时，协助医生用卵圆钳将宫腔内残留组织夹出，使出血减少，切不可用刮匙全面搔刮宫腔，以免造成感染扩散。术后继续应用抗生素，待感染控制后再彻底刮宫。若已合并感染性休克者，应积极纠正休克。若感染严重或腹、盆腔有脓肿形成时，应手术引流，必要时切除子宫。

(四) 心理护理

由于孕妇的情绪状态也会影响其保胎效果，因此应注意观察孕妇的情绪反应，加强心理护理，从而稳定孕妇情绪，增强保胎信心。

(五) 一般护理

(1) 先兆流产孕妇需卧床休息，禁止性生活，禁止灌肠，以减少各种刺激。为其提供生活护理。

（2）加强会阴部护理，指导孕妇使用消毒会阴垫，保持会阴部清洁，维持良好的卫生习惯。

（六）健康指导

（1）向孕妇及家属讲明保胎措施的必要性，以取得孕妇及家属的理解和配合。

（2）患者由于失去胎儿，往往会出现伤心、悲哀等情绪反应，应给予同情和理解，帮助患者及家属接受现实，顺利渡过悲伤期。

（3）与孕妇及家属共同讨论此次流产的原因，并向他们讲解流产的相关知识，帮助他们为再次妊娠做好准备。

（4）嘱患者流产后1个月来院复查，确定无禁忌证后，方可开始性生活。

【护理评价】

（1）患者体温正常，红细胞计数及白细胞计数正常，无出血、感染征象。

（2）患者一般情况好，血压正常。

（3）患者心态平和，积极配合治疗。

（4）患者能应用流产相关知识分析此次流产原因，讲述再次妊娠的注意事项。

（5）患者生命体征正常，未出现失血性休克或休克被纠正。

第二节　输卵管妊娠

【疾病概要】

正常妊娠时，受精卵着床于子宫体腔内膜。若受精卵在子宫体腔外着床发育时，称为异位妊娠（ectopic pregnancy）。按其发生的部位不同可分为输卵管妊娠、卵巢妊娠、腹腔妊娠、宫颈妊娠及子宫残角妊娠等，其中输卵管妊娠最常见，占异位妊娠的95%左右。故本节仅阐述输卵管妊娠。输卵管妊娠因其发生部位不同又可分为间质部、峡部、壶腹部和伞部妊娠。以壶腹部妊娠多见，其次为峡部，伞部和间质部少见。

引起输卵管妊娠最常见的原因是慢性输卵管炎，其次为输卵管手术、输卵管发育不良或功能异常、宫内节育器、内分泌失调、受精卵游走、输卵管周围肿瘤、子宫内膜异位症等。

由于输卵管管腔狭窄，管壁薄，蜕膜变化不完全，肌层不如子宫肌壁厚与坚韧，不利于孕卵的生长发育，输卵管妊娠常出现以下结局。

1. 输卵管妊娠流产　多见于输卵管壶腹部妊娠，发病多在妊娠8~12周。由于输卵管妊娠时管壁形成的蜕膜不完整，发育中的囊胚常向管腔突出，最终突破包膜而出血，囊胚可与管壁分离，若整个囊胚剥离落入管腔并经输卵管逆蠕动排入腹腔，即形成输卵管完全流产，出血一般不多。若囊胚剥离不完整，有一部分仍残留于管腔，则为输卵管不完全流产（图7-1）。此时，管壁肌层收缩力差，血管开放，持续反复出血，量较多，血液凝聚在子宫直肠陷凹，形成盆腔血肿。如有大量血液流入腹腔，则出现腹膜刺激征，同时引起休克。

2. 输卵管妊娠破裂　多见于输卵管峡部妊娠，发病多在妊娠6周左右。当囊胚生长时绒毛侵蚀管壁的肌层及浆膜，以至穿破浆膜，形成输卵管妊娠破裂（图7－2）。由于输卵管肌层血管丰富，输卵管妊娠破裂所致的出血远比输卵管妊娠流产严重，短期内即可发生大量腹腔内出血使孕妇陷于休克，亦可反复出血，形成盆腔及腹腔血肿。

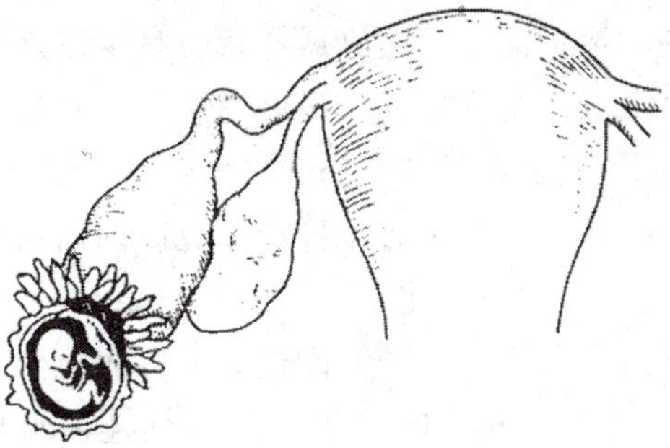

图7－1　输卵管妊娠流产

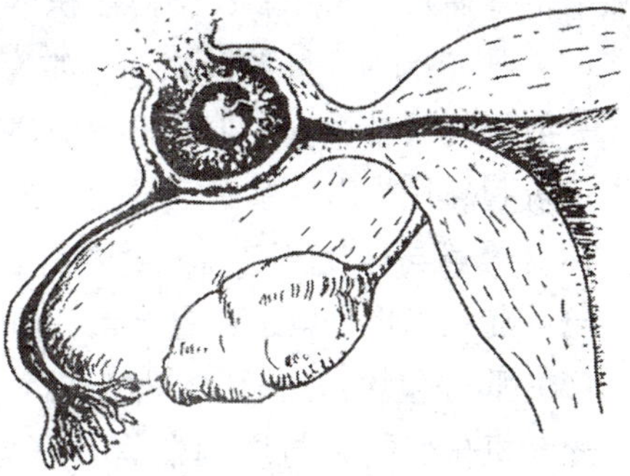

图7－2　输卵管妊娠破裂

3. 陈旧性宫外孕　输卵管妊娠流产或破裂后，如未及时治疗，或内出血已逐渐停止，病情稳定，时间过久，胚胎死亡或被吸收，长期反复内出血形成的盆腔血肿可机化变硬，并与周围组织粘连形成包块，临床上称为陈旧性宫外孕。

4. 继发性腹腔妊娠　输卵管妊娠流产或破裂后，胚胎被排入腹腔，大部分死亡，但偶尔也有存活者。若存活胚胎的绒毛组织仍附着于原位或排至腹腔后重新种植而获得营养，可继续生长发育形成继发性腹腔妊娠。若破裂口在阔韧带内，可发展为阔韧带妊娠。

5. 子宫蜕膜剥离排出　输卵管妊娠和正常妊娠一样，滋养细胞产生的HCG维持黄体生长，使甾体激素分泌增加，因此月经停止来潮。子宫肌纤维增生肥大，子宫增大变软。子宫内膜出现蜕膜反应，蜕膜的存在与孕卵的生存密切相关。若胚胎死亡，滋养细胞活力消失，蜕膜自宫壁剥离而发生阴道流血。有时蜕膜可完整剥离，随阴道流血排出三角形蜕膜管型；有时则呈碎片排出。排出的组织见不到绒毛，组织学检查无滋养细胞。

输卵管妊娠的临床表现及治疗原则与受精卵着床的部位、有无破裂、破裂时间长短有关。其典型症状为停经后出现腹痛及阴道流血，治疗多以手术为主。

【护理评估】

（一）健康史

应仔细询问月经史，以准确推断停经时间。注意不要将不规则阴道流血误认为末次月经，或由于月经仅过期几天，不认为是停经。此外，对不孕、放置宫内节育器、绝育术、输卵管复通术、盆腔炎等与发病相关的高危因素予以高度重视。

（二）身体状况

1. 症状

（1）停经：除输卵管间质部妊娠停经时间较长外，多有6～8周停经。有些患者因月经过期，误将不规则的阴道流血视为月经而自诉无停经史，应询问其前次月经时间。

（2）腹痛：是输卵管妊娠患者就诊的主要症状。输卵管妊娠未发生流产或破裂前，常表现为一侧下腹隐痛或酸胀感。输卵管妊娠流产或破裂时，患者突感一侧下腹撕裂样疼痛。随后，血液由下腹部流向全腹，疼痛亦遍及全腹，血液刺激膈肌，引起肩胛部放射性疼痛及胸部疼痛；当血液积聚于直肠子宫陷凹处，可出现肛门坠胀感。

（3）阴道流血：胚胎死亡后，常有不规则阴道流血，色暗红或深褐，量少呈点滴状。一般不超过月经量。少数患者阴道流血量较多，类似月经。阴道流血可伴有蜕膜管型或蜕膜碎片排出，系子宫蜕膜剥离所致。阴道流血一般常在病灶除去后方能停止。

（4）晕厥与休克：急性大量内出血及剧烈腹痛可引起患者晕厥或休克。内出血愈多愈急，症状出现也愈迅速愈严重，但与阴道流血量不成正比。

（5）腹部包块：当输卵管妊娠流产或破裂后所形成的血肿时间过久，可因血液凝固，逐渐机化变硬并与周围器官（子宫、输卵管、卵巢、肠管等）发生粘连而形成包块。

2. 体征

（1）一般情况：观察患者的体温、脉搏、血压、面色等。休克时体温略低，脉搏加快，血压下降；腹腔内血液吸收时体温略升高，但不超过38℃；失血多时可呈贫血貌。

（2）腹部检查：输卵管妊娠流产或破裂者，下腹部有明显压痛和反跳痛，尤以患侧为甚，轻度腹肌紧张；出血多时，叩诊有移动性浊音；如出血时间较长，形成血凝块，在下腹可触及软性肿块。

（3）盆腔检查：输卵管妊娠未发生流产或破裂者，除子宫略大较软外，可能触及胀大的输卵管并有轻度压痛。输卵管妊娠流产或破裂者，阴道后穹窿饱满，有触痛。将宫颈轻轻上抬或左右摇动时引起剧烈疼痛，称为宫颈抬举痛或摇摆痛，是输卵管妊娠的主要体征之一。子宫稍大而软，腹腔内出血多时检查子宫呈漂浮感。

（三）心理社会资料

由于输卵管妊娠流产或破裂后，腹腔内急性大量出血及剧烈腹痛，以及妊娠终止的现实都将使孕妇出现较为激烈的情绪反应，表现出哭泣、自责、无助、抑郁和恐惧等行为。

（四）辅助检查

1. 阴道后穹窿穿刺 是一种简单可靠的诊断方法，适用于疑有腹腔内出血的患者。由于腹腔内血液易积聚于子宫直肠陷凹，即使血量不多，也能经阴道后穹窿穿刺抽出。用18号长针自阴道后穹窿刺入子宫直肠陷凹，抽出暗红色不凝血为阳性，说明腹腔内积血。无内出血、内出血量少、血肿位置较高或子宫直肠陷凹有粘连时，可能抽不出血液，因而穿刺阴性不能否定输卵管妊娠存在。如有移动性浊音，可做腹腔穿刺。

2. 妊娠试验 用放射免疫法测血中β－HCG及含量是早期诊断异位妊娠的重要方法。异位妊娠时患者体内的HCG水平比宫内妊娠低。

3. 超声检查 B超检查有助于诊断异位妊娠。阴道B超较腹部B超准确性高。诊断早期异位妊娠，单凭B超有时可能误诊。若能结合临床表现及β－HCG测定等，对诊断的帮助很大。

4. 腹腔镜检查　适用于输卵管妊娠尚未流产或破裂的早期患者和诊断有困难的患者。腹腔内大量出血或伴有休克者，禁做腹腔镜检查。早期异位妊娠患者，可见一侧输卵管肿大，表面紫蓝色，腹腔内无出血或有少量出血。

5. 子宫内膜病理检查　现很少依靠诊断性刮宫（简称诊刮）协助诊断。诊刮仅适用于阴道流血量较多的患者，目的在于排除宫内妊娠流产。将宫腔排出物或刮出物作病理检查，切片中见到绒毛，可诊断为宫内妊娠，仅见蜕膜未见绒毛者有助于诊断异位妊娠。

【护理诊断】

1. 疼痛　与输卵管妊娠胚胎生长发育及破裂有关。

2. 组织灌注量不足　与输卵管妊娠破裂致内出血有关。

3. 有感染的危险　与内出血致身体抵抗力下降有关。

4. 焦虑/恐惧　与担心手术及影响今后生育有关。

5. 潜在并发症　失血性休克。

【护理目标】

(1) 患者疼痛缓解或消失。

(2) 患者组织灌注量得以纠正。

(3) 患者不出现发热等感染表现。

(4) 患者焦虑恐惧感减轻，积极配合治疗。

(5) 患者面色正常，生命体征平稳。

【护理措施】

（一）预防措施

注意经期、产期和产褥期的卫生，防止生殖系统的感染。不吸烟、不喝酒，注意孕前检查，积极医治妇科疾病，正确掌握受孕时机，以减少宫外孕发病率。

（二）急救措施

对于严重内出血并发休克的患者，应立即吸氧、开放静脉，交叉配血，做好输血输液的准备，配合医生积极纠正休克、补充血容量，并按急诊手术要求迅速做好术前准备。

（三）病情观察

(1) 需密切观察患者的一般情况、生命体征，并重视患者的主诉。尤应注意阴道流血量与腹腔内出血量不成比例的情况。

(2) 告诉患者病情发展的一些征象，如出血增多、腹痛加剧、肛门坠胀感明显等，以便及时发现，积极处理。

（四）医护治疗配合

输卵管妊娠的治疗以手术治疗为主，未破裂并有生育要求者采取保守治疗。

1. 手术治疗　手术治疗是输卵管妊娠的主要手段，如输卵管切除术、保守性手术、腹腔镜手术等。在严密监测患者生命体征的同时，积极纠正休克，做好术前准备。术前准备与术后护理的有关内容参见腹部手术患者的护理。

2. 保守治疗 近年来用化疗药物甲氨蝶呤、中药等方法治疗输卵管妊娠，已有成功的报道。在治疗中若有严重内出血征象、可疑输卵管间质部妊娠或胚胎继续生长时，应及时通知医生并做好手术前准备。

（五）心理护理

对于手术治疗患者，于术前向患者及家属讲明手术的必要性，并以亲切的态度和切实的行动赢得患者及家属的信任，保持环境安静、有序，减少和消除患者的紧张、恐惧心理，协助患者接受手术治疗方案。术后帮助患者以正常的心态接受此次妊娠失败的现实，向她们讲述异位妊娠的有关知识以减少不良情绪，同时也可以增加患者的自我保健知识。

（六）一般护理

（1）嘱患者卧床休息，避免腹部压力增大，从而减少异位妊娠破裂的机会。在患者卧床期间，提供相应的生活护理。

（2）协助正确留取血标本，以监测治疗效果。

（3）指导患者摄取足够的营养物质，尤其是富含铁蛋白的食物，如动物肝脏、鱼肉、豆类、绿叶蔬菜以及黑木耳等，以促进血红蛋白的增加，增强患者的抵抗力。

（七）健康指导

做好妇女的健康保健工作，防止发生盆腔感染。教育患者保持良好的卫生习惯，勤洗浴、勤换衣，性伴侣稳定。发生盆腔炎后须立即彻底治疗，以免延误病情。另外，需告诫患者下次妊娠时要及时就医，并且不宜轻易终止妊娠。

【护理评价】

（1）患者通过治疗，腹痛减轻或消失。

（2）患者生命体征正常，组织灌注量得以纠正。

（3）患者未出现感染。

（4）患者能表达内心的感受，以平和的心态接受此次妊娠失败的现实。

（5）患者通过积极治疗，未出现失血性休克或休克被纠正。

第三节　妊娠期高血压疾病

【疾病概要】

妊娠期高血压疾病（hypertensive disorders in pregnancy）是指妊娠 20 周以后出现高血压、水肿、蛋白尿，严重时可出现抽搐、昏迷，甚至危及母儿生命。本病是妊娠期特有的疾病，在我国发病率为 9.4% ~10.4%，是孕产妇及围生儿死亡的重要原因之一。

妊娠期高血压疾病的病因不清，其发病的高危因素有：①精神过分紧张；②寒冷季节或气温变化过大，特别是气压高时；③初产妇年龄 <18 岁或 >35 岁；④有慢性高血压、肾炎、糖尿病等病史；⑤营养不良，如低蛋白血症者；⑥体型矮胖，BMI >24；⑦子宫张力过高，如羊水过多、双胎妊娠、糖尿病巨大儿及葡萄胎等；⑧有妊娠期高血压疾病史及家族史。

本病的基本病理生理变化是全身小血管痉挛。全身各系统各脏器也因血管痉挛缺血，使血液灌注减少，而导致脏器功能受损，严重时脑、心血管、肝、肾、胎盘等脏器及血液功能障碍，出现脑水肿、脑溢血、心肌缺血、肺水肿、心力衰竭、肝细胞坏死、肝包膜下血肿、肾功能衰竭、胎盘功能减退、胎儿生长受限、胎儿窘迫、DIC、HELLP 综合征等并发症，对母儿造成极大的危害，甚至死亡。

妊娠期高血压疾病基本的治疗原则为解痉、镇静、降压、合理扩容和利尿、适时终止妊娠，防止抽搐及并发症的发生。

【护理评估】

（一）健康史

详细询问患者妊娠前及妊娠20周前有无高血压、蛋白尿和（或）水肿及抽搐等征象；既往有无原发性高血压、慢性肾炎及糖尿病等病史；有无家族史。此次妊娠经过，出现异常现象的时间及治疗经过。

（二）身体状况

高血压、蛋白尿、水肿为妊娠期高血压疾病的三大临床表现，伴有全身重要脏器的损害。严重时出现头痛、眼花、恶心、呕吐、持续右上腹疼痛等自觉症状，血压明显升高，蛋白尿加重，甚至出现抽搐、昏迷、死亡。根据临床特点其分类如下。

1. 妊娠期高血压　妊娠期首次出现血压≥140/90mmHg，并于产后12周恢复正常；尿蛋白（－）；少数患者可伴有上腹部不适或血小板减少。产后方可确诊。

2. 子痫前期

（1）轻度：妊娠20周后出现血压≥140/90 mmHg；尿蛋白≥0.3g/24小时或随机尿蛋白（＋）；可伴有上腹部不适、头痛等症状。

（2）重度：血压≥160/110mmHg；尿蛋白≥2.0g/24小时或随机尿蛋白≥（＋＋）；血清肌酐>106μmol/L，血小板<100×10^9/L；血LDH升高；血清ALT或AST升高；持续上腹部不适；持续头痛、眼花、胸闷、恶心、呕吐等颅内血管病变进一步加重的症状。

3. 子痫　在子痫前期的基础上出现抽搐发作，或伴昏迷。子痫多发生于妊娠晚期或临产前，称产前子痫；少数发生于分娩过程中，称产时子痫；个别发生在产后24小时内，称产后子痫。子痫典型发作时先表现为眼球固定，瞳孔放大，瞬即头扭向一侧，牙关紧闭，继而口角及面部肌肉颤动，数秒后全身及四肢肌肉强直（背侧强于腹侧），双手紧握，双臂伸直，发生强烈的抽动。抽搐时呼吸暂停，面色青紫。持续1分钟左右，抽搐强度减弱，全身肌肉松弛，随即深长吸气，发出鼾声而恢复呼吸。抽搐临发作前及抽搐期间，患者神志丧失。病情转轻时，抽搐次数减少，抽搐后很快苏醒，但有时抽搐频繁且持续时间较长，患者可陷入深昏迷状态。在抽搐过程中易发生唇舌咬伤、摔伤甚至骨折等多种创伤，昏迷时呕吐可造成窒息或吸入性肺炎。

4. 慢性高血压并发子痫前期　高血压孕妇妊娠20周前无尿蛋白，若出现尿蛋白≥0.3g/24小时；高血压孕妇妊娠20周后突然尿蛋白增加或血压进一步升高或血小板<

$100\times10^9/L$。

5. 妊娠合并慢性高血压 妊娠前或妊娠20周前舒张压≥90 mmHg，妊娠期无明显加重；或妊娠20周后首次诊断为高血压并持续到产后12周后。

（三）心理社会资料

孕妇的心理状态与病情的严重程度密切相关。妊娠期高血压孕妇由于身体上未感明显不适，心理上往往易忽略，不予重视。随着病情的发展，当血压明显升高，出现自觉症状时，孕妇紧张、焦虑、恐惧的心理也会随之加重。此外，孕妇的心理状态还与孕妇对疾病的认识以及其支持系统的认知与帮助有关。

（四）辅助检查

1. 尿常规检查 根据尿蛋白定量确定病情严重程度；根据镜检出现管型判断肾功能受损情况。应取中段尿进行尿蛋白检查。凡24小时尿蛋白定量≥0.3g者为异常。由于蛋白尿的出现及量的多少反映了肾小管痉挛的程度以及肾小管细胞缺氧及其功能受损的程度，应给予高度重视。

2. 血液检查

（1）测定血红蛋白、血细胞比容、血浆黏度、全血黏度以了解血液浓缩程度；重症患者应测定血小板计数、凝血时间，必要时测定凝血酶原时间、纤维蛋白原和鱼精蛋白副凝试验（3P试验）等，以了解有无凝血功能异常。

（2）测定血电解质及二氧化碳结合力，以及时了解有无电解质紊乱及酸中毒。

3. 肝、肾功能测定 如进行ALT、AST、血尿素氮、肌酐及尿酸等测定，以了解肝肾功能受损程度。

4. 眼底检查 视网膜小动脉的痉挛程度反映全身小血管痉挛的程度，可反映本病的严重程度。

5. 其他检查 如心电图、超声心动图、胎盘功能、胎儿成熟度检查等，可视病情而定。

【护理诊断】

1. 体液过多 与水肿、低蛋白血症及妊娠子宫压迫下腔静脉有关。

2. 有受伤的危险 与发生抽搐有关。

3. 有窒息的危险 与发生子痫昏迷状况有关。

4. 焦虑 与担心自身及胎儿健康有关。

5. 知识缺乏 对疾病的治疗及预后缺乏了解和认识。

6. 潜在并发症 脑溢血、胎盘早剥、肾功能衰竭等。

【护理目标】

（1）患者血压平稳、水肿减轻。

（2）患者病情控制良好，未发生子痫及并发症。

（3）患者呼吸道通畅，未发生窒息。

（4）患者焦虑感减轻，情绪稳定。

（5）患者明确孕期保健的重要性，积极配合产前检查及治疗。

（6）患者不发生抽搐，不出现任何并发症。

【护理措施】

（一）预防措施

（1）建立健全三级妇幼保健网，开展围生期保健工作。

（2）指导孕妇合理饮食，减少过量脂肪和盐的摄入，增加蛋白质、维生素以及富含铁、钙、锌的食物，对预防妊娠期高血压疾病有一定作用。尤其是钙的补充，可从妊娠 20 周开始，每日补充钙剂 2g，可降低妊娠期高血压疾病的发生。

（3）孕妇足够的休息和愉快的心情也有助于妊娠期高血压疾病的预防。

（二）急救措施

子痫为妊娠期高血压疾病的最严重阶段，直接关系到母儿安危。因此子痫患者的护理极为重要。

1. 控制抽搐　患者一旦发生抽搐，应尽快控制。硫酸镁为首选药物，具有镇静、松弛肌肉和抗惊厥作用，对胎儿和新生儿影响小，且可减少体内儿茶酚胺分泌，有助于子宫收缩和宫颈口扩张，对产前和产时子痫尤为适用。甘露醇能减轻脑水肿，降低颅内压。抽搐难以控制或患者烦躁不安可用人工冬眠。

2. 专人护理，防止受伤　在子痫发生后，首先应保持患者的呼吸道通畅，并立即给氧，用开口器或于上、下磨牙间放置一缠好纱布的压舌板，用舌钳固定舌头以防咬伤唇舌或致舌后坠的发生。使患者取头低侧卧位，以防黏液吸入呼吸道或舌头阻塞呼吸道，也可避免发生仰卧位低血压综合征。必要时，用吸引器吸出喉部黏液或呕吐物，以免窒息。在患者昏迷或未完全清醒时，禁止给予一切饮食和口服药，防止误入呼吸道而致吸入性肺炎。

3. 减少刺激，以免诱发抽搐　将患者安置于单人暗室，保持绝对安静，避免声、光刺激；一切治疗活动和护理操作尽量轻柔且相对集中，避免干扰患者。

4. 严密监护　密切注意血压、脉搏、呼吸、体温及尿量（留置尿管）、记出入量。及时进行必要的血、尿化验和特殊检查，及早发现脑出血、肺水肿、急性肾功能衰竭等并发症。

5. 为终止妊娠做好准备　子痫者往往在抽搐发作后自然临产，应严密观察及时发现产兆，并做好抢救母子的准备。如经治疗病情得以控制仍未临产者，应在孕妇清醒后 24～48 小时内引产，或子痫患者在抽搐控制后 6～12 小时，需考虑终止妊娠。护士应做好终止妊娠的准备。

（三）病情观察

（1）根据病情需要增加妊娠期高血压孕妇产前检查次数，加强母儿监测措施，密切注意病情变化，防止发展为重症。督促孕妇每天数胎动，监测体重，及时发现异常，从而提高孕妇的自我保健意识。

（2）子痫前期孕妇需每 4 小时测一次血压，如舒张压逐渐上升，提示病情加重。并随时观察和询问孕妇有无头晕、头痛、目眩等自觉症状出现。注意胎动、胎心以及子宫敏感性（肌张力）有无改变。每日或隔日测体重，每日记液体出入量、测尿蛋白，必要时测24小时蛋白定量，查肝肾功能、二氧化碳结合力等项目。

（3）产前未发生抽搐者，产后48小时亦有发生的可能。故产后48小时内应至少每4小时观察一次血压，同时继续硫酸镁的治疗。

（4）使用大量硫酸镁的孕妇，产后易发生子宫收缩乏力，恶露较多，因此，产后应严密观察子宫复旧情况，严防产后出血。

（四）医护治疗配合

1. 药物治疗

（1）解痉：首选药物为硫酸镁，适应于子痫前期或子痫患者。镁离子能抑制运动神经末梢对乙酰胆碱的释放，阻断神经和肌肉间的传导，使骨骼肌松弛，从而预防和控制子痫发作，且对宫缩和胎儿均无不良影响。可采用肌内注射或静脉用药。①肌内注射，通常于用药2小时后血液浓度达高峰，且体内浓度下降缓慢，作用时间长，但局部刺激性强，患者常因疼痛而难以接受。注射时应注意使用长针头行深部肌内注射，也可加利多卡因于硫酸镁溶液中，以缓解疼痛刺激，注射后用无菌棉球或创可贴覆盖针孔，防止注射部位感染。必要时可行局部按揉或热敷，促进肌肉组织对药物的吸收。②静脉用药，可行静脉滴注或推注，静脉用药后可使血中浓度迅速达到有效水平，用药后约1小时血浓度可达高峰，停药后血浓度下降较快，可避免肌内注射引起的不适。基于不同用药途径的特点，临床多采用两种方式互补长短，以维持体内有效浓度。

硫酸镁的治疗浓度和中毒浓度相近，因此，在进行硫酸镁治疗时应严密观察其毒性反应，并认真控制硫酸镁的入量。通常主张硫酸镁的滴注速度以1g/h为宜，不超过2g/h。每日用量15～20g。硫酸镁过量会使呼吸及心肌收缩功能受到抑制，危及生命。中毒现象首先表现为膝反射消失，随着血镁浓度的增加可出现全身肌张力减退及呼吸抑制，严重者心跳可突然停止。因此，在用药前及用药过程中除评估孕妇的血压外，还应检测以下指标：①膝反射必须存在；②呼吸不少于16次/分；③尿量24小时不少于600ml，或每小时不少于25 ml。尿少提示排泄功能受抑制，镁离子易蓄积而发生中毒。由于钙离子可与镁离子争夺神经细胞上的同一受体，阻止镁离子的继续结合，故应随时备好10%的葡萄糖酸钙注射液，以便出现中毒反应时及时静脉推注10%葡萄糖酸钙10ml解毒，必要时可每小时重复一次，直至呼吸、排尿和神经抑制恢复正常，但24小时内不超过8次。

（2）镇静：适用于硫酸镁有禁忌或疗效不明显时。但分娩时应慎用，以免药物通过胎盘导致对胎儿的抑制作用。主要药物有地西泮和冬眠合剂。

（3）降压：仅适用于血压过高，特别是舒张压高的患者，舒张压≥110mmHg或平均动脉压≥140mmHg者，可应用降压药物。选用的药物以不影响心搏出量、肾血流量及子宫胎盘灌注量为宜。常用药物有肼屈嗪、卡托普利等。

（4）扩容：扩容应在解痉的基础上进行，扩容治疗时，应严密观察脉搏、呼吸、血压及尿量。防止肺水肿和心力衰竭的发生。常用的扩容剂有：人血白蛋白、全血、平衡液和低分子右旋糖酐。

（5）利尿：仅用于全身性水肿、急性心力衰竭、肺水肿、脑水肿、血容量过高且伴有潜在肺水肿者。用药过程中应严密监测患者的水和电解质平衡情况以及药物的不良反应。常用药物有呋塞米、甘露醇。

2. 适时终止妊娠　病情控制后，宫颈条件成熟者，先行人工破膜，羊水清亮者，可给予缩宫素引产。在第一产程中，应密切监测患者的血压、脉搏、尿量、胎心、子宫收缩情况以及有无自觉症状；血压升高时应及时与医师联系。第二产程应以会阴切开术、助产术缩短产程，避免产妇用力。在第三产程中，必须预防产后出血，在胎儿娩出前肩后立即静脉推注缩宫素（禁用麦角新碱），及时娩出胎盘并按摩宫底，观察血压变化。产程中病情加重者、宫颈条件不成熟者、引产失败者、胎盘功能减退或胎儿窘迫者以剖宫产结束分娩。

（五）心理护理

孕妇精神放松、心情愉快，有助于抑制妊娠期高血压疾病的发展。因此应帮助妊娠期高血压孕妇合理安排工作和生活，既不紧张劳累，也不单调郁闷。

（六）一般护理

（1）妊娠期高血压孕妇可在家休息，但需注意适当减轻工作，创造安静、清洁环境，以保证充分的睡眠（8～10 小时/日）。卧床以左侧卧位为宜，避免平卧位。需摄入足够的蛋白质（每日 100g 以上）、蔬菜，补充维生素、铁和钙剂。适当限制脂肪。食盐不必严格限制，对母儿均不利。但全身浮肿的孕妇应限制食盐。

（2）子痫前期孕妇需住院治疗，左侧卧位休息，适当限制食盐入量（每日少于 3g）。每 4 小时测 1 次血压。保持病室安静，避免声光刺激。护士还应准备下列物品：呼叫器、床档、急救车、吸引器、氧气、开口器、产包，以及急救药品，如硫酸镁、葡萄糖酸钙等。

（七）健康指导

加强孕期健康教育，使孕妇及家属了解妊娠期高血压疾病的知识及其对母儿的危害，从而促使孕妇自觉于妊娠早期开始作产前检查，并坚持定期检查，以便及时发现异常，及时治疗和纠正。

【护理评价】

（1）患者高血压、水肿减轻。

（2）患者病情控制良好，未受到损伤。

（3）患者呼吸正常。

（4）患者能表达内心的感受，无焦虑恐惧感。

（5）患者认识到孕期保健的重要性，定期产前检查，积极治疗。

（6）患者未出现任何并发症或并发症被纠正。

第四节　前置胎盘

【疾病概要】

正常胎盘附着于子宫体部的后壁、前壁或侧壁。妊娠 28 周后若胎盘附着于子宫下段，甚至胎盘下缘达到或覆盖子宫颈内口，位置低于胎儿的先露部，称为前置胎盘(placenta previa)。前置胎盘多见于经产妇尤其是多产妇，是妊娠晚期出血的主要原因之一，若处理不当可危及母儿生命。

前置胎盘的发生可能与子宫体部内膜病变、胎盘面积过大、胎盘异常、受精卵滋养层发育迟缓等因素有关。

按胎盘边缘与子宫颈内口的关系前置胎盘可分为三种类型（图7－3）。

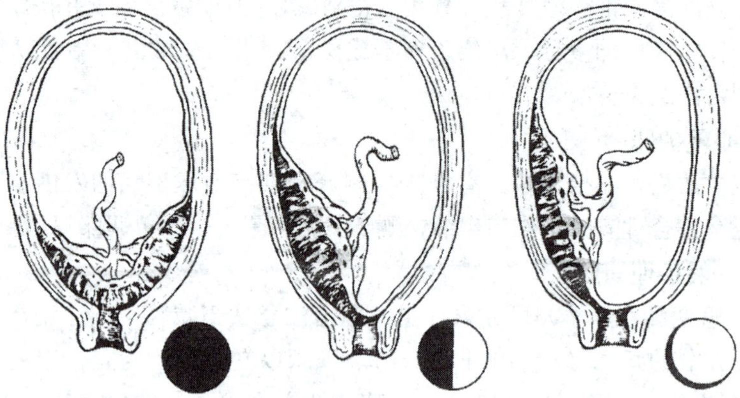

图7－3 前置胎盘的类型

1. 完全性前置胎盘 子宫颈内口全部为胎盘组织所覆盖，又称中央性前置胎盘。

2. 部分性前置胎盘 子宫颈内口部分为胎盘组织所覆盖。

3. 边缘性前置胎盘 胎盘附着子宫下段，边缘不超越子宫颈内口。

胎盘边缘与子宫颈内口的关系随着子宫颈的消失和子宫颈口的扩张而改变，分类也随之改变。目前均以处理前的最后一次检查结果来确定其类型。

前置胎盘的主要症状为无诱因、无痛性反复阴道流血。出血原因是由于妊娠晚期或临产后子宫下段逐渐伸展，子宫颈管消失或子宫颈口扩张，而附着于子宫下段或子宫颈内口的胎盘不能相应伸展，以致前置部分的胎盘自其附着处剥离，使血窦破裂而出血。

处理原则是：止血、纠正贫血、预防感染。根据妊娠周数及全身情况等综合分析采取不同分娩方式，多以剖宫产术结束分娩，孕周小、出血少者采取期待疗法。

【护理评估】

（一）健康史

除个人健康史外，在孕产史中尤其注意识别有无剖宫产史、人工流产史及子宫内膜炎等前置胎盘的易发因素；妊娠28周后是否出现无痛性、无诱因、反复阴道流血症状，并详细记录具体经过及医疗处理资料。

（二）身体状况

1. 症状 妊娠晚期或临产时，发生无诱因、无痛性、反复阴道流血是前置胎盘的主要症状。阴道流血时间的早晚、反复发作的次数、流血量的多少与前置胎盘的类型有关。完全性前置胎盘初次出血的时间较早，约在妊娠 28 周左右，反复出血的次数频繁，量较多，有时一次大量阴道流血即可使患者陷入休克状态。部分性前置胎盘出血情况介于完全性前置胎盘和边缘性前置胎盘之间。边缘性前置胎盘初次出血发生较晚，多于妊娠 37 ~ 40 周或临产后，量也较少。由于出血，可继发贫血或感染，大量出血还可出现休克的症状。

2. 体征 一般情况与出血量的多少有关，大量出血时可有贫血或休克征象。腹部检查：腹软，子宫大小与停经周数相符；因子宫下段有胎盘占据，影响胎先露入盆，故先露部高浮，约有 15% 并发胎位异常，尤其为臀位；临产时检查，宫缩为阵发性，间歇期子宫可以完全放松，有时可在耻骨联合上方听到胎盘杂音。

（三）心理社会资料

孕妇及其家属可因突然阴道流血而感到恐惧或焦虑，既担心孕妇的健康，更担心胎儿的安危，可能显得恐慌、紧张、手足无措等。

（四）辅助检查

1. B 型超声检查 根据胎盘边缘与子宫颈内口的关系可明确前置胎盘的类型。同时可了解胎儿情况。B 型超声诊断前置胎盘时须注意妊娠周数，妊娠中期胎盘占据宫腔一半的面积。因此，胎盘近宫颈内口或覆盖内口的机会较多，至妊娠晚期胎盘占宫腔的面积减少到 1/3 或 1/4；同时子宫下段形成及伸展增加了宫颈内口与胎盘边缘之间的距离，故原似在子宫下段的胎盘可随子宫体上移而变为正常位置胎盘。因此不要过早作前置胎盘的诊断，应定期随访，若无阴道流血症状，妊娠 34 周前一般不作前置胎盘的诊断。

2. 产后检查胎盘及胎膜 疑前置胎盘者，严禁肛查，慎用阴道检查。可于产后检查胎盘胎膜。胎盘的前置部分可见陈旧血块附着，呈黑紫色或暗红色，如这些改变位于胎盘的边缘，而且胎膜破口距胎盘边缘距离 <7cm 则为部分性前置胎盘。如行剖宫产术，术时可直接了解胎盘附着的部位并确立诊断。

3. 血常规检查 了解贫血程度。

【护理诊断】

1. 组织灌注量不足 与大量失血有关。

2. 有感染的危险 与前置胎盘剥离面靠近子宫颈口，细菌易经阴道上行感染有关。

3. 焦虑/恐惧 与担心自身及胎儿生命安全有关。

4. 潜在并发症 早产、失血性休克、胎儿窘迫。

【护理目标】

（1）患者血容量维持在正常范围，血压、脉搏恢复正常，面色红润。

（2）患者无发热、腹痛，白细胞正常。

（3）患者恐惧程度减轻或消除。

（4）患者不出现失血性休克或休克被纠正，胎心音、胎动正常。

【护理措施】

（一）预防措施

注意经期卫生，避免多产、多次刮宫、引产，减少子宫内膜损伤或子宫内膜炎。对妊娠期出血，无论量多少均应就医，做到及时诊断、及时正确处理。

（二）急救措施

对于大出血休克者，应迅速建立静脉通道，吸氧，备同型血，遵医嘱输液输血，并立即做好剖宫产术的术前准备。

若在基层医院，大出血无法处理时，应先输液输血，在消毒条件下用无菌纱布填塞阴道、腹部加压包扎暂时压迫止血，迅速转送到上级医院治疗。

（三）病情观察

严密观察并记录生命体征，阴道流血的量、色、流血时间等，监测胎儿宫内状态。发现异常及时报告医师并配合处理。

（四）医护治疗配合

1. 期待疗法 适于妊娠小于36周，阴道流血量少，全身情况良好，胎儿存活者。在期待治疗过程中，应用宫缩抑制剂以赢得时间，应用地塞米松促进胎儿肺的成熟，用广谱抗生素预防感染。期待治疗至36周，各项指标均说明胎儿肺成熟，可适时终止妊娠。阴道分娩适用于边缘性前置胎盘、胎先露为头位、临产后产程进展顺利并估计能在短时间内结束分娩者。胎儿娩出后，及早使用宫缩剂，以预防产后大出血。

2. 剖宫产术 前置胎盘出现大出血、全身情况差；期待疗法中发生大出血或出血量虽少，但妊娠已近足月或已临产者，应迅速采取剖宫产术结束分娩，既能提高胎儿存活率又能迅速减少或制止出血，是处理前置胎盘的主要手段。护士需立即安排孕妇去枕侧卧位，开放静脉，配血，做好输血准备。在抢救休克的同时，按腹部手术患者的护理进行术前准备。并做好母儿生命体征监护及抢救准备工作。

（五）心理护理

向患者及其家属介绍本病的基本情况，耐心细致地解答患者提出的问题，让患者及家属正视现状。保持病室安静、清洁、安全，为患者提供良好的休养环境，以降低患者对本病的恐惧程度。提供心理安慰，给予情绪支持，允许家属陪伴。

（六）一般护理

（1）患者需住院观察，绝对卧床休息，尤以左侧卧位为佳，并定时间断吸氧，每日3次，每次1小时，以提高胎儿血氧供应。此外，还需避免各种刺激，以减少出血机会。行腹部检查时动作要轻柔，禁做阴道检查及肛查。

（2）除口服硫酸亚铁、输血等措施纠正贫血外，加强饮食营养指导，建议患者多食高蛋白以及含铁丰富的食物，如动物肝脏、绿叶蔬菜以及豆类等。一方面有助于纠正贫血，另一方面还可增强机体抵抗力，同时也促进胎儿发育。

（3）及时更换会阴垫，保持会阴部清洁、干燥。

（七）健康指导

加强孕期管理与宣教，指导定期产前检查。出院后注意休息，保持外阴清洁。加强营养，给高蛋白、高纤维素的饮食，多食含铁丰富的食物，以纠正贫血，增强抵抗力，预防出血和感染的发生。

【护理评价】

（1）患者生命体征正常。

（2）患者未发生感染。

（3）患者能表达内心感受，无恐惧感。

（4）患者未出现失血性休克或休克被纠正，胎儿正常。

第五节　胎盘早剥

【疾病概要】

妊娠20周以后或分娩期，正常位置的胎盘在胎儿娩出前，部分或全部从子宫壁剥离，称为胎盘早剥（placental abruption）。胎盘早剥是妊娠晚期严重并发症之一，往往起病急、进展快，若处理不及时，可危及母儿生命。

本病的发生可能与以下因素有关：①孕妇有血管病变，如妊娠期高血压疾病、慢性高血压及肾炎；②机械性因素，如腹部受撞击、挤压，摔伤或行外转胎位术；③羊水过多或双胎妊娠；④子宫静脉压突然升高。

胎盘早剥的主要病理变化是底蜕膜出血，形成血肿，使胎盘自附着处剥离。如剥离面小，血液很快凝固，临床可无症状；如剥离面大，继续出血，形成胎盘后血肿。如果胎盘边缘仍附着于子宫壁上，或胎膜与子宫壁未剥离，血液不向外流而积聚在胎盘与子宫壁之间，为隐性出血或内出血。当胎盘后血肿使胎盘剥离面不断扩大，血液冲开胎盘边缘及胎膜，沿胎膜与宫壁间经宫颈向外流出，为显性出血或外出血。当内出血过多时，血液也可冲开胎盘边缘与胎膜，向宫颈口外流出，形成混合性出血（图7－4）。

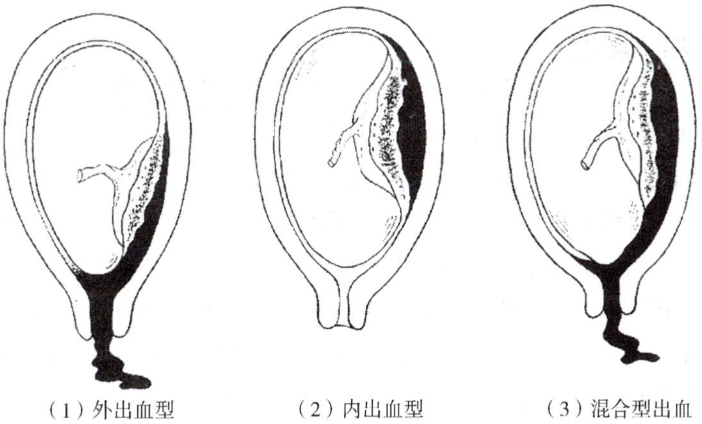

（1）外出血型　（2）内出血型　（3）混合型出血

图7－4　胎盘早剥的类型

有时出血透过羊膜渗入羊水中，形成血性羊水。内出血严重时，血液向子宫肌层内浸润，引起肌纤维分离、断裂、变性，此时子宫表面出现紫蓝色瘀斑，尤其在胎盘附着处更明显，称为子宫胎盘卒中。严重的胎盘早剥可能发生凝血功能障碍，主要是由于从剥离处的胎盘绒毛和蜕膜中释放大量的组织凝血活酶，进入母体循环内，激活凝血系统而发生弥散性血管内凝血（DIC）。

胎盘早剥的临床特点是妊娠晚期突然发生的腹部持续性疼痛，阴道出血可有可无，量可多可少。治疗原则是：一旦确诊，要及时终止妊娠，避免各种并发症的发生。

【护理评估】

（一）健康史

患者在妊娠晚期或临产时突然发生腹部剧痛，有急性贫血或休克征象，应引起高度重视。护士需结合有无妊娠期高血压疾病或高血压病史、胎盘早剥史（复发率约10%）、慢性肾炎史、仰卧位低血压综合征史及外伤史等，进行全面评估。

（二）身体状况

1. 轻型 多见于外出血型，阴道流血量较少，色暗红，伴轻微腹痛或无腹痛，贫血体征不显著。若在分娩期则产程进展较快。腹部检查：子宫软，宫缩有间歇，子宫大小符合妊娠月份，胎位清楚，胎心率多正常。腹部压痛不明显或仅有局部轻压痛（胎盘剥离处）。产后检查见胎盘母体面有凝血块及压迹。

2. 重型 多见于内出血或混合型出血。主要为突然发生的持续性腹部疼痛和（或）腰酸、腰背痛，其程度与胎盘后积血多少相关。严重时可出现恶心、呕吐，以及面色苍白、出汗、脉弱及血压下降等休克征象。可无阴道流血或少量阴道流血及血性羊水，贫血程度与外出血量不成正比。腹部检查：子宫硬如板状，有压痛，以胎盘附着处最显著。若胎盘附着于子宫后壁，则子宫压痛不明显，但子宫比妊娠周数大，宫底随胎盘后血肿增大而增高。偶见宫缩，子宫多处于高张状态，子宫收缩间歇期不能放松，因此胎位触不清楚。若剥离面超过胎盘面积的1/2，胎儿因缺氧死亡，故重型患者的胎心音多已消失。

（三）心理社会资料

因入院时情况危急，患者及其家属常常感到高度紧张和恐惧。

（四）辅助检查

1. B 超检查 正常胎盘 B 超图像应紧贴子宫体后壁、前壁或侧壁，若胎盘与子宫壁之间有血肿时，在胎盘后方可出现多个液性低回声区，并见胎盘增厚。若胎盘后血肿较大时，能见到胎盘胎儿面凸向羊膜腔，甚至能使子宫内的胎儿偏向对侧。若血液渗入羊水中，见羊水回声增强、增多，系羊水浑浊所致。当胎盘边缘已与子宫壁分离，未形成胎盘后血肿，见不到上述图像，故 B 超诊断胎盘早剥有一定的局限性。重型胎盘早剥时常伴胎心、胎动消失。

2. 实验室检查 血液检查，主要了解患者贫血程度及凝血功能。重型胎盘早剥患者应检查肾功能与二氧化碳结合力。若并发 DIC 时进行筛选试验（血小板计数、凝血酶原时间、纤维蛋白原测定）与纤溶确诊试验（凝血酶时间、优球蛋白溶解时间、血浆鱼精蛋白副凝试验）。

【护理诊断】

1. 疼痛　与胎盘后有积血刺激子宫平滑肌收缩有关。

2. 组织灌注量不足　与大出血有关。

3. 恐惧　与胎盘早剥起病急、进展快，危及母儿生命有关。

4. 预感性悲哀　与死产、切除子宫有关。

5. 潜在并发症　失血性休克、弥散性血管内凝血、急性肾功能衰竭等。

【护理目标】

（1）患者疼痛减轻或消失。

（2）患者血容量得到纠正，血压、脉搏、呼吸、面色正常。

（3）患者恐惧感减轻，情绪稳定。

（4）患者无须切除子宫，新生儿正常。

（5）患者病情得到控制，未出现凝血功能障碍、产后出血和急性肾功能衰竭等并发症。

【护理措施】

（一）预防措施

胎盘早剥是一种妊娠晚期严重危及母儿生命的并发症，积极预防非常重要。护士应督促孕妇接受产前检查，及时防治妊娠期高血压疾病、高血压、慢性肾病等；妊娠晚期避免仰卧位及腹部外伤；施行外倒转术时动作要轻柔；处理羊水过多和双胎时，避免子宫腔压力下降过快。

（二）急救措施

一旦确诊为重度胎盘早剥，应积极处理，纠正休克，立即做好剖宫产术前准备及新生儿抢救准备，迅速终止妊娠。

（三）病情观察

严密监测神志、面色、心率、血压、呼吸等生命体征的变化；注意观察腹痛的性质、子宫底高度、子宫张力变化；床旁胎心音监测，注意胎动变化；判断宫内出血的情况及母婴状况；正确记录出入量，注意阴道流血量、性质；及时观察发现 DIC 早期征象；一切检查及护理操作均应轻柔，避免突然变换体位，尽量减少增加腹压的动作，协助医师做好产科处理。

（四）医护治疗配合

原则是一旦确诊，及时终止妊娠。终止妊娠的方式可按患者的具体情况选择。

1. 经阴道分娩　经产妇一般情况较好或初产妇轻度胎盘早剥、宫口已开大、估计短时间内能迅速分娩者可以经阴道分娩。先行破膜，使羊水缓慢流出，缩减子宫容积，压迫胎盘使之不再继续剥离，并可促进子宫收缩，加速分娩。破膜后用腹带包裹腹部，密切观察患者的血压、脉搏、宫底高度、宫体压痛、阴道出血及胎心音等变化，必要时还可以用静脉滴注缩宫素，以缩短产程。

2. 剖宫产　重型胎盘早剥，尤其是初产妇，不能在短时间内结束分娩者；轻型胎盘早剥，胎儿存活，但有胎儿窘迫，需要抢救胎儿者；或破膜后产程无进展，产妇情况恶化，均应及时行剖宫产术。术中发现子宫胎盘卒中，多数不影响宫缩。若取出胎儿胎盘后，宫缩不佳，应用大量宫缩剂，按摩子宫或在宫壁内注射子宫收缩剂，大多数经过积极处理，宫缩好转。若子宫仍不收缩或出血多，血液不凝，出血不能控制，则应在输入新鲜血的同时行子宫切除术。

（3）胎盘早剥患者常易发生产后出血，故在分娩后及时使用子宫收缩剂如缩宫素、麦角新碱等。如经各种措施仍未能控制出血，子宫收缩不佳，须及时行子宫切除术。如大量出血且无凝血块应考虑凝血功能障碍，按凝血障碍处理。

（4）凝血功能障碍的处理重点是去除病因，终止妊娠，必要时切除子宫；输新鲜血，补充凝血因子，慎用肝素。

（五）心理护理

由于重型胎盘早剥多起病急、发展快，对母婴危害大，抢救时须沉着镇定，与家属沟通好，缓解患者的焦虑恐惧心理。

（六）一般护理

（1）一旦确诊为胎盘早剥或高度怀疑胎盘早剥时，立即吸氧，床旁心电监护，取左侧卧位，休克患者取休克卧位，迅速建立两条静脉通道，选用留置针，及时送检血常规和 DIC 检查项目，做好交叉配血，以维持有效循环血量，纠正休克。

（2）产后未发生出血者，仍应加强患者生命体征观察，预防晚期产后出血的发生。

（3）患者在产褥期应注意加强营养，纠正贫血。更换消毒会阴垫，保持会阴清洁，防止感染。根据孕妇身体情况给予母乳喂养指导。死产者及时采取退乳措施。

（七）健康指导

做好孕期保健，加强产前检查。对合并高血压病、慢性肾炎等高危妊娠患者应加强管理，加强围生期健康知识宣教，使孕妇认识到高危妊娠的危害性，积极配合医护人员进行治疗和护理。

【护理评价】

（1）患者疼痛消失。

（2）患者生命体征正常。

（3）患者心态平和，能正视现实，无恐惧感。

（4）患者未切除子宫，新生儿正常。

（5）患者未出现各种并发症。

第六节　早　　产

【疾病概要】

早产（premature delivery）是指妊娠满 28 周至不满 37 足周之间分娩者。此时娩出的新生儿称早产儿，出生体重 < 2500g，各器官发育不成熟。据统计，围生儿死亡中与早产有关者占 75%，因此防治早产是降低围生儿死亡率的重要环节之一。

早产常见的原因有孕妇、胎儿和胎盘三方面的因素。孕妇合并子宫畸形、子宫肌瘤，急慢性疾病及妊娠并发症时易诱发早产。若发生前置胎盘、胎盘早剥、胎死宫内、胎儿畸形、胎膜早破、绒毛膜羊膜炎、羊水过多、多胎等，亦可致早产。此外，尚有30%的早产原因不明。

【护理评估】

（一）健康史

了解有无早产的高危因素，如孕妇以往有流产、早产史或本次妊娠期有阴道流血史，则发生早产的可能性大，应详细询问并记录患者既往出现的症状及接受治疗的情况。

（二）身体状况

1. 症状　早产的临床表现主要是子宫收缩，最初为不规则宫缩，并常伴有少许血性分泌物，以后可发展为规则宫缩，间隔5～10分钟，持续30秒以上，与足月临产相似。

2. 体征　肛门检查或阴道检查发现宫颈管消退≥75%以及进行性宫口扩张2cm以上。

（三）心理社会资料

早产已不可避免时，孕妇常会不自觉地把一些相关的事情与早产联系起来而产生自责感；由于怀孕结果的未知，恐惧、焦虑、猜疑也是早产孕妇常见的情绪反应。

（四）辅助检查

1. 阴道分泌物检查　了解有无胎膜早破，排除感染。

2. B型超声检查　了解胎儿情况，排除胎儿畸形、多胎妊娠、死胎，确定胎先露，了解胎儿生长情况；估计羊水量，有无羊水过多；了解胎盘位置，排除前置胎盘、胎盘早剥。

【护理诊断】

1. 有新生儿受伤的危险　与早产儿发育不成熟有关。

2. 焦虑　与担心早产儿预后有关。

3. 自尊紊乱　与认为自己对早产的发生负有责任而又无力阻止早产有关。

【护理目标】

（1）新生儿不存在因护理不当而发生的并发症。

（2）产妇建立照顾早产儿的信心，并学会照顾早产儿。

（3）产妇能表述导致早产的原因，平静地面对事实，接受治疗及护理。

【护理措施】

（一）预防措施

孕妇良好的身心状况可减少早产的发生，突然的精神创伤亦可诱发早产。因此，应做好孕期保健工作，指导孕妇加强营养，保持平静的心情。避免诱发宫缩的活动，如抬举重物、性生活等。高危孕妇必须多卧床休息，以左侧卧位为宜，以减少宫缩，增加子宫血液循环量，改善胎儿供氧。禁止性生活，慎做肛查和阴道检查等。积极治疗合并症，宫颈内口松弛者应于孕14～16周或更早些时间行子宫内口缝合术，防止早产的发生。

（二）病情观察

（1）在保胎过程中，每天行胎心监护，教会患者自数胎动，胎心率低于120次/分或高于160次/分或胎动有异常时，及时采取应对措施。

（2）定时观察羊水的性状、颜色、气味等。如为混有胎粪的羊水流出，羊水呈黄绿色，则提示胎儿宫内缺氧，应立即给予吸氧，协助医生做相应的处理。

（3）测体温、脉搏、呼吸，每日4次。注意观察白细胞计数，及时发现感染征象。

（三）医护治疗配合

若胎儿存活，无胎儿窘迫、胎膜未破，通过休息和药物治疗控制宫缩，尽量维持妊娠至足月；若胎膜已破，早产已不可避免时，则应尽可能地预防新生儿合并症以提高早产儿的存活率。

1. 先兆早产 应抑制宫缩、积极治疗合并症和并发症。常用抑制宫缩的药物有3类：①β－肾上腺素受体激动剂，可降低子宫肌肉对刺激物的应激性，使子宫肌肉松弛，抑制子宫收缩。其不良反应为心跳加快、血压下降、血糖增高、恶心、出汗、头痛等。常用药物有：利托君 、沙丁胺醇等。②硫酸镁，镁离子直接作用于肌细胞，使平滑肌松弛，抑制子宫收缩。一般采用25%硫酸镁16ml加于5%葡萄糖液100～250ml中，在30～60分钟内缓慢静脉滴注，直至宫缩停止。③前列腺素合成酶抑制剂，常用药物有吲哚美辛及阿司匹林等。但此类药物可通过胎盘抑制胎儿前列腺素的合成与释放，使胎儿体内前列腺素减少，而前列腺素有维持胎儿动脉导管开放的作用，缺乏时导管可能过早关闭而导致胎儿血液循环障碍，因此，临床已较少用，必要时可短期（不超过1周）服用。

在分娩前遵医嘱给孕妇糖皮质激素如地塞米松、倍他米松等，可促进胎儿肺的成熟，避免发生新生儿呼吸窘迫综合征。

2. 早产临产 应尽早决定合理的分娩方式。如臀位、横位，估计胎儿成熟度低，而产程又需较长时间者，可选用剖宫产术结束分娩。经阴道分娩者，应考虑使用产钳和会阴切开术以缩短产程，从而减少分娩过程中对胎头的压迫。同时，充分做好早产儿保暖和复苏的准备。临产后慎用镇静剂，避免发生新生儿呼吸抑制的情况。产程中应给孕妇吸氧；新生儿出生后，立即结扎脐带，防止过多母血进入胎儿循环造成循环系统负荷过重的状况。

（四）心理护理

孕妇常会不自觉地把一些相关的事情与早产联系起来而产生自责感。有不良产史的孕妇，由于本次妊娠结果的不可预知，常会产生恐惧、焦虑的情绪。护士应积极给予安慰，同时争取其丈夫、家人的配合，减轻孕妇的负疚感。

（五）一般护理

患者需绝对卧床，应保持环境安静，病室空气新鲜，做好相应的生活护理。指导患者多进粗纤维食物，防止便秘。教会患者自数胎动，有异常时及时采取应对措施。

（六）健康指导

如孕妇以往有流产、早产史或本次妊娠期有阴道流血史，尽早告之注意事项，使其及时就医，必要时提前住院观察。

【护理评价】

（1）新生儿一般情况好，未出现各种并发症。

（2）产妇无焦虑，细心照顾新生儿。

（3）产妇正确认识早产发生的必然性，无自责，精神状况好。

第七节　过期妊娠

【疾病概要】

凡月经周期规则，妊娠达到或超过 42 周（≥294 日）尚未分娩者，称过期妊娠（postterm pregnancy）。其发生率占妊娠总数的 3% ~15% 。过期妊娠是胎儿窘迫、胎粪吸入综合征、过熟综合征、新生儿窒息、围生儿死亡的重要原因。

过期妊娠的发生与下列因素有关：①内源性前列腺素和雌二醇分泌不足而孕酮水平增高，抑制前列腺素和缩宫素的作用，使子宫不收缩，延迟分娩发动；②头盆不称时，胎先露部对宫颈内口及子宫下段的刺激不强，反射性子宫收缩减少；③胎儿畸形及遗传等因素。

妊娠过期后胎盘老化，功能退化，胎儿易发生宫内窘迫而死于宫内。胎儿缺氧，肛门括约肌松弛，有胎粪排出，胎儿在子宫内吸入胎粪，出生时出现呼吸道梗阻或吸入性肺炎，严重者可发生死亡。过期妊娠时新生儿可出现“过熟综合征”，新生儿皮肤黄染、脱皮、变厚，头发长，皮下脂肪少，瘦长，指（趾）甲长黄染，头骨硬，增加了分娩的困难，易引起滞产、母体子宫破裂、产道裂伤、产后出血等并发症。临产时，胎儿对宫缩的耐受力差，易出现胎心变慢、宫内窘迫，需阴道助产或剖宫产。

【护理评估】

（一）健康史

详细询问病史，认真核实末次月经日期；月经不规则者，根据早孕反应及胎动出现日期推算，或早孕期妇科检查子宫大小情况，综合分析判断。

（二）身体状况

1. 症状　经反复核实，妊娠时间≥42 周；胎动次数减少，12 小时胎动数 <10 次。

2. 体征　宫底高度、腹围较大或小于孕周。

（三）心理社会资料

由于孕妇可能惊惶而不知所措，担心会影响胎儿及自身的健康，甚至会产生恐惧心理。

（四）辅助检查

1. E/C 比值测定　单次尿雌三醇与肌酐（E/C）比值 <10，表明胎盘功能减退。

2. 胎儿电子监护仪检查　无应激试验（NST）每周 2 次，无反应型需做缩宫素激惹试验（OCT），反复出现胎心晚期减速，提示胎盘功能减退，胎儿明显缺氧。

3. B 型超声监测 每周 1～2 次，观察胎动、胎儿肌张力、胎儿呼吸运动及羊水量等。羊水暗区直径 <3cm，提示胎盘功能减退，<2cm 提示胎儿危险。彩色超声多普勒血流仪检查胎儿脐动脉血流速度，判断胎盘功能与胎儿安危。

4. 羊膜镜检查 观察羊水颜色，了解胎儿是否因缺氧而有胎粪排出。若已破膜，可直接观察到羊水流出及其性状。

【护理诊断】

1. 有胎儿窘迫的危险 与妊娠过期胎盘功能可能退化有关。

2. 有新生儿受伤的危险 与胎儿宫内缺氧及助产术有关。

3. 焦虑 与未知的妊娠结果有关。

【护理目标】

（1）胎儿及新生儿无并发症发生。

（2）孕妇能够认识过期妊娠的预后，对治疗和护理感到满意。

【护理措施】

（一）预防措施

（1）定期进行产前检查，核实孕周，避免妊娠过期；进行孕期宣教，使孕妇及家属认识过期妊娠的危害性。

（2）一旦确定妊娠过期，应严密观察胎儿宫内的生存情况。教会孕妇胎动计数，监测胎儿有无危险。若胎动计数，12 小时内胎动数少于 10 次，应及时采取应对措施。

（二）病情观察

严观胎心音及羊水的量、色，发现异常及时报告医师；用胎儿电子监护仪进行宫内监护，结合 B 型超声检查，了解胎儿在宫内的安危情况。

（三）医护治疗配合

（1）协助医生确定终止妊娠的指征及选择分娩方式。

①凡妊娠过期，并有下列情况之一者，应立即终止妊娠：宫颈已成熟；胎儿体重 >4000g 或胎儿生长受限；12 小时内胎动计数 <10 次或 NST（－），OCT 为阳性或可疑时；羊水中有胎粪或羊水过少；有其他并发症如妊娠期高血压疾病等。

②终止妊娠的方法应根据宫颈是否成熟、胎盘功能及胎儿情况而定。宫颈已成熟者可采用人工破膜，破膜时羊水多而清晰，可在严密监护下经阴道分娩；宫颈未成熟者可先静脉滴注缩宫素引产。如胎盘功能不良或胎儿有危险者，则不论宫颈是否成熟均应直接行剖宫产。

（2）临产后应严密观察产程进展和胎心音变化，有条件时采用分娩监护仪长期监护。如发现胎心率异常，产程进展缓慢，或羊水混有胎粪，应及时行剖宫产。

（3）胎儿娩出后立即协助医生在直接喉镜指引下行气管插管吸出气管内容物。严密观察新生儿，如发现窒息、脱水、低血容量及代谢性酸中毒等并发症，及时通知医生并协助处理。

（四）心理护理

告知过期妊娠虽属于高危妊娠，但孕妇不必过分担心母儿的安危，说明保持心情愉快，积极配合治疗的重要性。

（五）一般护理

（1）对过期妊娠的孕妇及家属做好解释工作，同时为引产做好准备。

（2）再次确定孕周，并在引产前期严密观察产兆。

（3）教会孕妇自我监测胎动，定时监测胎心。如发现异常，及时通知医生，尽快处理。

（4）如妊娠超过41周仍无产兆，应定期行胎心监护，以便及时了解胎儿的情况。

（5）根据医嘱取左侧卧位，并给予氧气吸入30分钟，每日2次。

（6）进入产程后，给予氧气吸入、胎心监护，并做好新生儿的抢救准备。

（六）健康指导

（1）加强孕期宣教，使孕妇及家属认识到过期妊娠的危害性。

（2）教会孕妇正确计算预产期，指导定期产前检查。

（3）教会孕妇数胎动，从30孕周就养成数胎动的习惯，并告之一旦确定妊娠过期，应严密观察胎儿在子宫的生存情况，也可到医院进行胎心率监护及胎盘功能检查。

【护理评价】

（1）母儿生命安全，未发生胎儿及新生儿并发症。

（2）孕妇积极参与护理过程，对护士及医生的处理感到满意。

第八节　多胎妊娠

【疾病概要】

一次妊娠有两个或两个以上胎儿时称为多胎妊娠（multiple pregnancy），以双胎妊娠多见。其发生率在不同国家、地区、人种之间有一定差异。多胎妊娠的发生率为 $1:80^{n-1}$，n代表一次妊娠的胎儿数。近年来随着辅助生育技术的广泛开展，多胎妊娠的发生率明显增高。

孕妇或其丈夫家族中有多胎妊娠史者，高龄孕妇（尤其是35～39岁者，曾因不孕症而使用了促排卵药物者）使多胎妊娠的发生率增加。

多胎妊娠的并发症多，属高危妊娠范畴。本节仅介绍双胎妊娠。双胎妊娠分为双卵双胎和单卵双胎。

1. 双卵双胎　即由两个卵子分别受精而形成的双胎妊娠，约占双胎妊娠的2/3。因此，两个胎儿的基因不同，其性别、血型、容貌可相同或不相同。双卵双胎各自形成自己的胎盘和羊膜囊，两者血液互不相通，有时胎盘紧贴在一起似融合，但两个羊膜囊之间仍隔有两层羊膜和两层绒毛膜，有时两层绒毛膜可融为一层（图7－5）。

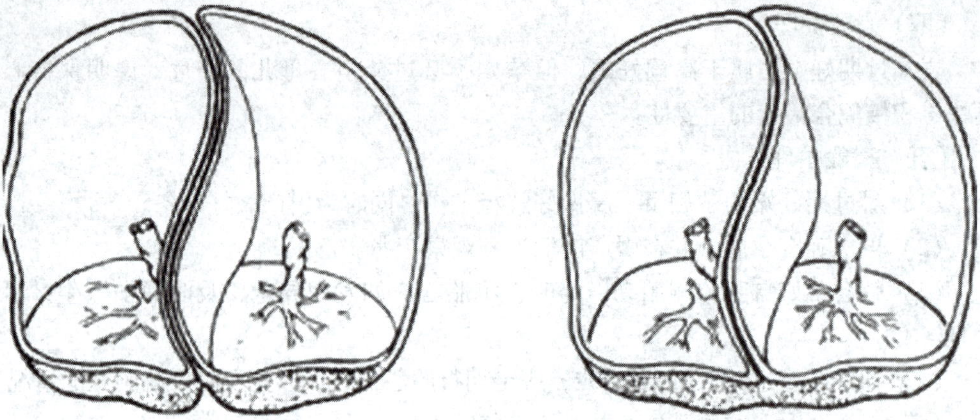

（1）两个胎盘分开，两个绒毛膜，两层羊膜

（2）两个胎盘分开，两个绒毛膜已融合，两层羊膜

图 7－5　双卵双胎的胎盘及胎膜示意图

2. 单卵双胎　即由一个卵子受精后分裂而形成的双胎妊娠，约占双胎妊娠的 1/3。因此，两个胎儿的基因相同，其性别、血型一致，容貌酷似。单卵双胎的每个胎儿均有 1 根脐带，其胎盘和羊膜囊则根据受精卵分裂时间而有差异。常有共同的胎盘，两个胎囊之间隔有两层羊膜，两者血液循环相通。约有 1/3 单卵双胎的胎盘胎膜与双卵双胎相同。单卵双胎的胎盘循环共用时，一个胎儿发育较好，另一个发育则较差，两者差异很大（图 7－6）。

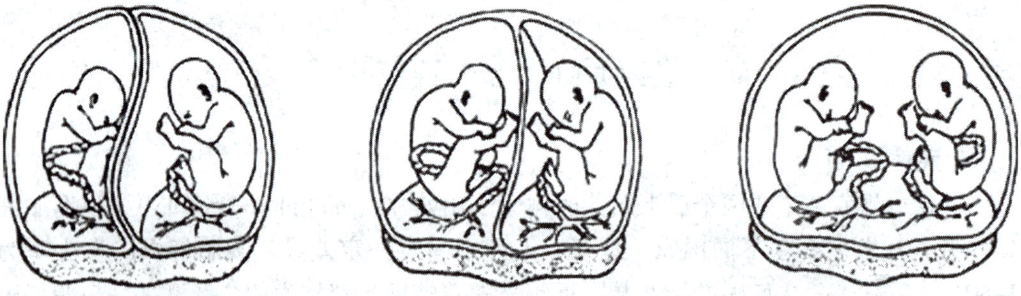

（1）发生在桑椹期前 双绒毛膜囊双羊膜囊

（2）发生在胚泡期 单绒毛膜囊双羊膜囊

（3）发生在羊膜囊已形成 单绒毛膜囊单羊膜囊

图 7－6　受精卵在发育不同阶段形成单卵双胎妊娠的胎膜类型

【护理评估】

（一）健康史

询问孕妇及其丈夫家族中有无多胎史、孕妇的年龄、胎次，孕前是否使用促排卵药或使用辅助生育技术受孕。

（二）身体状况

1. 症状　妊娠期早孕反应较重，子宫增大快且大于孕周，尤其是妊娠 24 周以后。因子宫增大明显，使横隔抬高，引起呼吸困难；胃部受压、胀满，食欲下降，摄入量减少，孕妇会感到极度疲劳和腰背部疼痛。孕妇自诉多处有胎动，而非固定于某一处。

2. 体征　宫底高度大于正常孕周；腹部可触及两个胎头、多个肢体，胎头较小，与子宫大小不成比例；胎动的部位不固定且胎动频繁，在腹部的不同部位可听到两个胎心音，且两者速率不一、相差大于10次/分，两胎心音之间隔有无音区。过度增大的子宫压迫下腔静脉，常引起下肢浮肿、静脉曲张等。

（三）心理社会资料

双胎妊娠的孕妇在孕期必须适应两次角色转变，首先是接受妊娠，其次当被告知是双胎妊娠时，必须适应第二次角色转变，即成为两个孩子的母亲。双胎妊娠属于高危妊娠，孕妇既兴奋又常常担心母儿的安危，尤其是担心胎儿的存活率。

（四）辅助检查

B型超声检查可以早期诊断双胎、畸胎，能提高双胎妊娠的孕期监护质量。B型超声在孕7~8周时见到两个妊娠囊，孕13周后清楚显示两个胎头光环及各自拥有的脊柱、躯干、肢体等。B型超声对中晚期的双胎诊断符合率几乎达100%。

【护理诊断】

1. 舒适改变　与双胎妊娠引起的食欲下降、下肢浮肿、静脉曲张、腰背痛等有关。

2. 有受伤的危险　与双胎妊娠引起早产有关。

3. 焦虑　与担心母儿的安危有关。

4. 潜在并发症　早产、脐带脱垂或胎盘早剥。

【护理措施】

（一）预防措施

双胎妊娠者妊娠期间要预防妊娠并发症的发生。常规补充铁剂及叶酸，预防贫血。加强孕期保护与监护，中期妊娠后注意休息，避免房事，提前4周做好分娩前的准备工作，预防流产与早产。注意预防妊娠期高血压疾病及产后出血。

（二）病情观察

双胎妊娠孕妇易伴发妊娠期高血压疾病、羊水过多、前置胎盘、贫血等并发症，因此，应加强病情的观察，及时发现并处理。

（三）医护治疗配合

（1）严密观察产程和胎心率变化，如发现有宫缩乏力或产程延长，及时处理。

（2）第一个胎儿娩出后，立即断脐，协助扶正第二个胎儿的胎位，使保持纵产式，等待自然分娩。通常在20分钟左右，第二个胎儿自然娩出。如等待15分钟仍无宫缩，则可协助人工破膜或遵医嘱静脉滴注缩宫素促进宫缩。产程过程中应严密观察，及时发现脐带脱垂或胎盘早剥等并发症。

（3）为预防产后出血的发生，第二个胎儿娩出后应立即肌内注射或静脉滴注缩宫素，腹部放置沙袋，并以腹带紧裹腹部，防止腹压骤降引起休克。

（4）双胎妊娠者如系早产，产后应加强对早产儿的观察和护理。

（四）心理护理

帮助双胎妊娠的孕妇完成两次角色转变，接受成为两个孩子母亲的事实。告知双胎妊娠虽属于高危妊娠，但孕妇不必过分担心母儿安危，说明保持心情愉快，积极配合治疗的重要性。指导家属准备双份新生儿用物。

（五）一般护理

（1）增加产前检查次数，每次监测宫高、腹围和体重。

（2）注意多休息，尤其是妊娠最后2~3个月，要求卧床休息，防止意外跌伤。卧床时最好取左侧卧位，增加子宫、胎盘的血供，减少早产的机会。

（3）加强营养，尤其是注意补充铁、钙、叶酸等，以满足妊娠的需要。

（4）双胎妊娠孕妇胃区受压致胃纳差、食欲减退，因此应鼓励孕妇少量多餐，满足孕期需要，必要时给予饮食指导，如增加铁、叶酸、维生素的供给。因双胎妊娠的孕妇腰背部疼痛症状较明显，应注意休息，可指导做骨盆倾斜运动，局部热敷也可缓解症状。采取措施预防静脉曲张的发生。

（六）健康教育

护士应指导孕妇注意休息，加强营养，注意阴道流血量和子宫复旧情况，防止产后出血。并指导产妇正确进行母乳喂养，选择有效的避孕措施。

【护理评价】

（1）孕妇主诉舒适感增加，与他人讨论两个孩子的将来并做好分娩的准备。

（2）孕产妇、胎儿或新生儿安全。

第九节　羊水量异常

【疾病概要】

羊水量的异常分羊水过多与羊水过少。

妊娠期间羊水量超过2000ml，称为羊水过多（polyhydramnios）。发生率为0.5%~1%。羊水过多分急性羊水过多与慢性羊水过多。羊水过多的发生可能与胎儿畸形、多胎妊娠、妊娠合并症、妊娠并发症及母儿血型不合等因素有关。

妊娠晚期羊水量少于300ml者称为羊水过少（oligohydramnios）。发生率为0.4%~4%。羊水过少严重影响围生儿预后，羊水量少于50ml，围生儿死亡率高达88%，应高度重视。其发生原因有：胎儿畸形，胎盘功能减退，羊膜病变，胎膜早破，孕妇脱水，血容量不足或服用某些药物（如利尿剂、吲哚美辛）等。

【护理评估】

（一）健康史

详细询问病史，了解孕妇有无胎儿畸形、妊娠期高血压疾病、糖尿病等导致羊水量异常的疾病。

（二）身体状况

1. 羊水过多

（1）急性羊水过多：较少见，多发生在妊娠20~24周。羊水急速增多，子宫于数日内明显增大，产生一系列压迫症状。孕妇感腹部胀痛，行动不便，表情痛苦，因横膈抬高，出现呼吸困难，甚至发绀，不能平卧。腹部检查：腹壁皮肤紧绷发亮，严重者皮肤变薄，皮下静脉清晰可见。巨大子宫压迫下腔静脉，影响静脉回流，出现下肢及外阴部水肿及静脉曲张。子宫明显大于妊娠月份，胎位不清，胎心遥远或听不清

（2）慢性羊水过多：较多见，多发生在妊娠晚期。数周内羊水缓慢增多，症状较缓和，孕妇多能适应，仅感腹部增大较快，临床上无明显不适或仅出现轻微压迫症状，如胸闷、气急，但能忍受。子宫大于孕月，腹壁皮肤发亮、变薄。触诊时感子宫张力大，有液体震颤感，胎位不清，胎心音遥远。

2. 羊水过少

羊水过少的临床症状多不典型。孕妇于胎动时感腹痛，胎盘功能减退时常有胎动减少。

检查见宫高腹围较同期妊娠小，合并胎儿生长受限更明显，有子宫紧裹胎儿感。子宫敏感，轻微刺激可引发宫缩，临产后阵痛明显，且宫缩多不协调。阴道检查时，发现前羊膜囊不明显，胎膜紧贴胎儿先露部，人工破膜时羊水量极少。

（三）心理社会资料

由于孕妇担心羊水量异常会影响胎儿及自身的健康，因而产生焦虑恐惧心理。

（四）辅助检查

1. B 型超声检查　能了解羊水量和胎儿有无畸形等。当羊水最大暗区深度（AFV）>7cm，或羊水指数（AFI）>18cm 时可诊断为羊水过多。妊娠晚期羊水最大暗区深度≤2cm，或羊水指数≤5cm 时可诊断为羊水过少。

2. 甲胎蛋白（AFP）测定　母血、羊水中 AFP 明显增高提示胎儿畸形。胎儿神经管畸形（无脑儿、脊柱裂）、上消化道闭锁等羊水 AFP 呈进行性增加。

3. 胎心电子监护仪检查　羊水过少时可使脐带及胎盘受压，使胎儿储备能力减低，无刺激胎心监护（NST）呈无反应型，一旦子宫收缩脐带受压加重，可出现胎心变异减速和晚期减速。

另可通过孕妇血糖检查，血型检查、胎儿染色体检查进一步评估母儿状况。

【护理诊断】

1. 有胎儿窘迫的危险　与羊水量异常有关。

2. 焦虑　与担心胎儿健康及自身安全有关。

【护理目标】

（1）胎儿及新生儿无并发症发生。

（2）孕妇能够认识其预后，对治疗和护理感到满意。

【护理措施】

（一）预防措施

对育龄妇女应加强优生优育宣传指导。定期产前检查，及时发现妊娠合并症与并发症并及时处理。

（二）病情观察

注意询问孕妇有无腹部胀痛、胸闷、气急等压迫症状及其严重程度。定期测量宫高、腹围和体重，注意其增长速度是否过快。观察腹壁皮肤是否紧绷发亮，腹壁张力

是否增加。

（三）医护治疗配合

1. 羊水过多

（1）胎儿畸形者：及时终止妊娠。可经腹羊膜腔穿刺注入依沙吖啶引产。

（2）胎儿正常、孕周<37周、胎肺不成熟者：应尽量延长孕周。可通过羊膜腔穿刺抽出羊水以减轻压迫症状。但应注意抽羊水的速度要慢，<500ml/h，总量<1500ml，以免诱发胎盘早剥。

（3）胎儿正常、且足月者：行人工破膜减轻压迫症状，等待自然分娩。但破膜时需注意行高位破膜，用高位破膜器自宫口沿胎膜向上送入15~16cm处刺破胎膜，使羊水缓慢流出，避免宫腔内压力骤然下降引起胎盘早剥。严格无菌操作，羊水流出过程中密切观察孕妇血压、心率变化；注意阴道流血及宫高变化，及早发现胎盘早剥征象。另放羊水后，腹部应放置沙袋以防血压骤降，甚至休克。破膜后多能自然临产，若12小时后仍未临产，静脉滴注缩宫素诱发宫缩。

2. 羊水过少

（1）胎儿畸形者：应尽早终止妊娠。多选用经腹羊膜腔穿刺注入依沙吖啶引产。

（2）胎儿无畸形，已足月者：应及时终止妊娠。合并胎盘功能不良、胎儿窘迫或破膜时羊水少且胎粪严重污染，估计短时间不能结束分娩，应行剖宫产术，可显著降低围生儿死亡率。胎儿贮备力尚好，无明显宫内缺氧，人工破膜后密切观察产程进展，连续监测胎心变化，观察羊水性状。

（3）胎儿无畸形，未足月，胎肺不成熟者：增加羊水量，延长孕周。经羊膜腔灌注生理盐水解除脐带受压，提高围生儿存活率。羊膜腔灌注的具体方法：常规消毒腹部皮肤，在B型超声引导下行羊膜腔穿刺，同时应选用宫缩抑制剂预防流产或早产。

（四）心理护理

保持环境安静、有序，减少和消除患者的紧张、恐惧心理，讲述羊水量异常的有关知识，以减少不良情绪，提高自我保健意识。

（五）一般护理

（1）自觉症状轻者应注意休息，合理饮食，必要时给予镇静剂。每周复查B型超声，了解羊水指数及胎儿生长情况。

（2）密切观察孕妇血压、心率、呼吸变化，监测胎心、宫缩等。

（六）健康指导

（1）加强孕期宣教，使孕妇及家属认识到羊水量异常的危害性。

（2）指导定期产前检查。

（初钰华）

第八章 妊娠合并症妇女的护理

学习目标

1. 掌握各种妊娠期合并症的相互影响、临床表现。
2. 掌握各种妊娠期合并症的护理诊断、护理措施、健康教育。
3. 熟悉各种妊娠期合并症常用的辅助检查。

案例引导

孕妇33岁，妊娠2个月，家务劳动后感心悸、气短、胸闷。查体：心率118次/分，呼吸22次/分，心尖区可闻及Ⅲ级收缩期杂音，肺底部有湿啰音，下肢水肿。请问该孕妇有无异常？如何护理？

第一节 妊娠合并心脏病

【疾病概要】

妊娠合并心脏病是围生期严重的妊娠合并症，发病率为1.06%。因妊娠期、分娩期及产褥期均可能使心脏病患者的心脏负担加重而诱发心力衰竭，因此，妊娠合并心脏病是孕产妇死亡的重要原因之一。在妊娠合并心脏病患者中，先天性心脏病占35%～50%，位居第一位。而以往发病率较高的风湿性心脏病随着广谱抗生素的应用，发病率逐年下降，但在相对贫困落后的边远地区，妊娠合并风湿性心脏病仍较常见。此外，由于诊断水平的提高，妊娠期高血压疾病性心脏病、围生期心肌病、病毒性心肌炎、各种心律失常、贫血性心脏病等临床也较常见。

（一）妊娠期、分娩期及产褥期对心脏病孕产妇的影响

由于妊娠期、分娩期及产褥期特殊的血液动力学变化，对有心脏病的孕产妇会产生不利的影响，表现如下。

1. 妊娠期 妊娠期孕妇的总血容量较非孕期增加，一般于妊娠第6周开始增加，至孕32～34周达高峰，较妊娠前增加30%～45%。此后维持较高水平，产后2～6周

逐渐恢复正常。血容量增加引起心排出量增加和心率加快。妊娠早期以心排出量增加为主，妊娠3~4个月时增加最多，平均较孕前增加30%~50%。妊娠中晚期需增加心率以适应血容量增多，分娩前1~2个月心率每分钟平均约增加10次。妊娠晚期子宫增大，膈肌上升使心脏向上、向左前移位，心尖搏动向左移位2.5~3cm，导致大血管扭曲，使心脏负荷进一步加重，易使患心脏病的孕妇发生心力衰竭而危及生命。

2. 分娩期 分娩期为心脏负担最重的时期。子宫收缩使孕妇动脉压与子宫内压之间压力差减小且每次宫缩时有250~500ml液体被挤入体循环，因此，全身血容量增加；每次宫缩时心排出血量约增加24%，同时有血压增高、脉压增宽及中心静脉压升高。第二产程时由于产妇屏气用力动作使肺循环压力增加，腹腔压力增高，内脏血液向心脏回流增加，此时，心脏前后负荷显著加重。第三产程，胎儿娩出后，腹腔内压力骤减，大量血液流向内脏，回心血量减少；胎盘娩出后，胎盘循环停止，回心血量增加，造成血流动力学急剧变化。此时，妊娠合并心脏病的孕妇极易诱发心力衰竭。

3. 产褥期 产后3日内仍是心脏负担较重的时期。除子宫收缩使一部分血液进入体循环外，孕期组织间潴留的液体也开始回到体循环，体循环血量仍有一定程度的增加。而妊娠期出现的一系列心血管变化，在产褥期尚不能立即恢复到孕前状态。心脏病孕妇此时仍应警惕心力衰竭的发生。

综上所述，妊娠32~34周、分娩期及产褥期的最初3日内，是患有心脏病的孕产妇最危险的时期，应严密监护，避免心力衰竭。

（二）心脏病对妊娠、分娩的影响

心脏病不影响患者受孕。但当孕妇发生心力衰竭时，可因缺氧引起子宫收缩，发生早产或引起胎儿宫内发育迟缓和胎儿窘迫，甚至胎死宫内。

心脏病变较轻，心功能Ⅰ~Ⅱ级，无心力衰竭病史，且无其他并发症者，在密切监护下可以妊娠，必要时给予治疗。但有下列情况者一般不宜妊娠：心脏病变较重，心功能Ⅲ~Ⅳ既往有心力衰竭病史、肺动脉高压、严重心律失常、先天性心脏病（法洛四联征等）、围生期心肌病遗留有心脏扩大、并发细菌性心内膜炎、风湿热活动期等，因患者在孕期极易诱发心力衰竭和严重感染而导致死亡。

（三）防治

心脏病孕产妇的主要死亡原因是心力衰竭和感染。对妊娠合并心脏病的处理主要取决于心脏病的功能状况。

【护理评估】

（一）健康史

（1）孕妇就诊时应详细、全面了解产科病史和既往病史。包括：有无孕产史、心脏病史及与心脏病有关的疾病史、相关检查、心功能状态及诊疗经过、病情有无加重趋势。了解孕妇对妊娠的适应状况。如药物的使用、日常活动、睡眠与休息、营养与排泄等，动态的观察心功能状态及妊娠经过。

（2）判定有无诱发心力衰竭的潜在因素，妊娠期有无呼吸道感染、贫血、妊娠合并症、过度疲劳等；分娩期及产褥期对血流动力学改变的适应情况。对孕产妇的主诉及临床表现给予正确评估。

（二）身体状况

1. 评估与心脏病有关的症状和体征

（1）症状：心慌、气短、乏力、活动后加重等。

（2）体征：①舒张期杂音；②Ⅲ级以上收缩期杂音；③严重心律失常；④心脏扩大。

2. 评估早期心衰的表现

（1）轻微活动后立即出现胸闷、心悸、气短。

（2）休息时心率每分钟超过110次，呼吸每分钟超过20次。

（3）夜间常因胸闷而坐起呼吸，或到窗口呼吸新鲜空气。

（4）肺底部出现少量持续性湿啰音，咳嗽后不消失。

对存在诱发心力衰竭因素的孕产妇，要及时识别心力衰竭指征。

3. 评估心功能状态。

Ⅰ级：一般体力活动不受限制（无症状）。

Ⅱ级：一般体力活动稍受到限制，休息时无自觉症状。

Ⅲ级：心脏病患者体力活动明显受制，休息时无不适，轻微日常活动即感不适、心悸，呼吸困难或既往有心力衰竭病史者。

Ⅳ级：不能进行任何体力活动，休息状态下即出现心衰症状，体力活动后加重。

（三）心理社会资料

妊娠合并心脏病孕妇，随着妊娠的进展，心脏负担逐渐加重。由于缺乏相关知识，孕产妇及家属的心理负担较重，甚至产生恐惧心理而不能合作。

（四）辅助检查

1. 心电图检查 提示各种严重的心律失常，如心房颤动、Ⅲ度房室传导阻滞、ST段改变、T波异常等。

2. X线检查 显示有心脏扩大，尤其个别心腔的扩大。

3. 超声心动图 更精确的反映心脏大小的变化，心脏瓣膜结构及功能情况。

4. 胎儿电子监护仪 预测宫内胎儿储备能力，评估胎儿健康。

【护理诊断】

1. 活动无耐力 与妊娠增加心脏负荷，心排出量下降有关。

2. 有感染的危险 与心脏病患者缺氧，抵抗力下降有关。

3. 焦虑/恐惧 与担心自身及胎儿生命安全有关。

4. 潜在并发症 心力衰竭、感染。

【护理目标】

（1）患者心脏负荷有所减轻，能适当增加活动。

（2）患者不出现发热，白细胞升高等感染征象。

（3）患者能表达内心感受，焦虑恐惧感减轻。

（4）患者不出现心力衰竭等并发症。

【护理措施】

（一）预防措施

1. 非妊娠期指导 根据心脏病的种类、病变程度、心功能状态及是否手术矫治等具体情况，确定患者是否适宜妊娠。心功能Ⅰ级、Ⅱ级者可以妊娠，但需严密监护；对于心脏病较重，心功能Ⅲ级以上者或有心衰史者，不宜妊娠。对不宜妊娠者，指导患者采取有效措施严格避孕。

2. 加强孕期保健 定期产前检查或家庭访视，早期发现诱发心力衰竭的各种潜在危险因素。重点评估心脏功能情况及胎儿宫内情况。若心功能Ⅲ级或以上，有心力衰竭者，均应立即入院治疗。心功能Ⅰ～Ⅱ级者，应在妊娠36～38周入院待产。

3. 预防治疗诱发心力衰竭的诱因 预防上呼吸道感染，纠正贫血，治疗心律失常。防治妊娠期高血压疾病和其他合并症与并发症。

（二）急救护理

如发现孕产妇出现早期心力衰竭或心力衰竭的征象，立即帮助其取坐位，双腿下垂，减少回心血量，减轻心脏负担；及时给予高流量面罩或加压输氧，一般将50%乙醇置于氧气的滤瓶中，随氧气吸入，以增加气体交换面积；报告内科医师及产科医师共同救治；遵医嘱使用洋地黄类药物、快速利尿剂、镇静剂等；实行专人护理，行心电监护及胎儿电子监护。

（三）病情观察

1. 妊娠期 定时产前检查，确定妊娠时即应开始产前检查，一般孕20周前每2周检查1次，孕20周后每周1次，也可按病情确定产前检查时间及次数。必要时进行家庭访视，每次产前检查时，还应进行内科检查，重点评估孕妇的心功能状况和胎儿情况，积极预防和治疗各种引起心力衰竭的诱因。

2. 分娩期 测产妇的心率、脉搏、呼吸、血压，每15分钟1次；必要时记出入量。了解其自觉症状，动态监测心功能的变化，及时发现早期心力衰竭的征象。观察洋地黄类药物使用后的反应。密切观察产程进展。每30分钟听诊1次胎心音（或做胎儿电子监护），监测胎儿宫内情况。

3. 产褥期 产后最初3天内也是发生心力衰竭的危险期，仍必须严密观察产妇的心率、脉搏、呼吸及心功能状态，及早发现心力衰竭。

（四）医护治疗配合

心脏病孕妇的主要死亡原因是心力衰竭和严重感染。因此，需加强产前检查，适时终止妊娠，及时发现并纠正心力衰竭。

1. 妊娠期 对不宜妊娠者，应在妊娠12周前行人工流产。妊娠超过12周者应密切监护，积极预防心力衰竭至妊娠末期。对于顽固性心力衰竭的孕妇应与心内科医师联系，在严密监护下行剖宫产术终止妊娠。

2. 分娩期

（1）心功能Ⅰ～Ⅱ级，胎儿不大，胎位正常，宫颈条件良好者，在严密监护下可经阴道分娩。临产时，严密观察产程进展、子宫收缩、胎头下降及胎儿宫内情况。鼓励产妇取左侧卧位，必要时给予吸氧。第一产程，每15分钟测产妇血压、脉搏、呼吸、心率各1次，每30分钟测胎心率1次；第二产程每10分钟测1次，或使用监护仪持续监护。宫缩时产妇不宜用力，向产妇说明减轻疼痛的必要性和方法，指导产妇呼吸技巧，减轻不适感。宫口开全后需行产钳术或胎头吸引术缩短产程，同时做好抢救新生儿的各种准备工作。胎儿娩出后，腹部立即放置1kg沙袋，持续24小时，防止腹压骤降诱发心力衰竭。遵医嘱给予药物治疗并注意用药后观察。严格无菌操作，给予抗生素治疗持续至产后1周，防止感染发生。

（2）心功能Ⅲ～Ⅳ级、胎儿偏大、宫颈条件不佳、合并有其他并发症者，因剖宫产可减少孕妇长时间子宫收缩而引起的血液动力学改变，减轻心脏负担，可选择剖宫产术终止妊娠。

3. 产褥期　有早期心衰症状时，立即报告医生及时处理。指导摄取清淡饮食，防止便秘，必要时遵医嘱给予缓泻剂。遵医嘱给予广谱抗生素预防感染，产后1周无感染征象时停药。

（五）心理护理

（1）促进家庭成员适应妊娠给孕妇造成的压力，协助并提高孕妇自我照顾能力，完善家庭支持系统。指导孕妇及家属掌握妊娠合并心脏病的相关知识，使其了解孕妇的身心状况、妊娠的进展情况、监护胎儿的方法以及产时、产后的治疗护理方法，以减轻孕妇及家人的心理焦虑。

（2）给予生理及情绪支持，缓解产妇及家属焦虑。护理人员维持环境安静，并陪伴产妇，给予支持及鼓励，及时提供信息，协助产妇及家属了解产程进展情况，并取得配合，减轻其焦虑感，保持情绪平稳，维护家庭关系和谐。

（六）一般护理

1. 保证充分的休息　心脏病孕妇要保证每天至少10小时的睡眠，中午休息2小时。避免过度劳累及情绪激动。休息时应采取左侧卧位或半卧位。

2. 营养科学合理　心脏病孕妇比一般孕妇更须注意营养的摄取，指导孕妇应摄入高热量、高维生素、低盐低脂、富含钙、铁等矿物质和多种微量元素的食物。少食多餐，多食蔬菜和水果，防止便秘加重心脏负担。避免营养过度而导致体重过度增加，以整个孕期体重增加不超过10kg为宜。适当限制食盐量，自妊娠16周起，一般每日食盐量不超过4～5g。

（七）健康指导

（1）产后根据病情，定期复查。

（2）注意休息、保暖，避免劳累及上呼吸道感染，保持心功能状态稳定。

（3）根据产妇的心功能状态，正确指导心功能Ⅲ级或以上不宜哺乳的患者退奶，指导其家属做好新生儿的护理。

（4）指导计划生育，对不宜再妊娠需做绝育且心功能良好者，应于产后1周做绝育手术。如有心力衰竭，待控制后行绝育手术。未做绝育手术者要采取有效措施，严格避孕。

【护理评价】

(1) 患者心功能好转，活动能力增强。

(2) 患者未出现感染。

(3) 患者心态平和，情绪稳定。

(4) 患者未出现各种并发症。

第二节 妊娠合并糖尿病

【疾病概要】

糖尿病（diabetes mellitus）是一组以慢性血糖水平增高为特征的代谢疾病群。妊娠期间糖尿病有两种情况，一种为妊娠前已有糖尿病的患者妊娠，又称糖尿病合并妊娠；另一种为妊娠前糖代谢正常或有潜在糖耐量减退，妊娠期才出现或发现糖尿病，又称妊娠期糖尿病（gestational diabetes mellitus，GDM）。糖尿病孕妇中80%以上为GDM，糖尿病合并妊娠者不足20%。GDM发生率世界各国报道1%~14%。我国发生率1%~5%，近年有明显增高趋势。妊娠合并糖尿病属高危妊娠，母婴死亡率较高，必须引起重视。

（一）妊娠期糖代谢的特点

在妊娠早中期，随着孕周的增加，胎儿对营养物质需求量的增加，通过胎盘从母体获取葡萄糖是胎儿能量的主要来源。妊娠期糖代谢的特点：①胎儿从母体获取葡萄糖量增加；②孕妇肾血浆流量及肾小球滤过率均增加，但肾小管对糖的再吸收率不能相应增加，导致部分孕妇排糖量增加；③雌激素和孕激素增加母体对葡萄糖的利用。因此，空腹时孕妇清除葡萄糖能力较非孕期增强。孕妇空腹血糖较非孕妇低，因此孕妇长时间空腹易发生低血糖及酮症酸中毒。妊娠中晚期，孕妇体内抗胰岛素的敏感性随孕周增加而下降，为维持正常的糖代谢水平，胰岛素需求量必须相应增加。因胰岛素分泌受限的孕妇，妊娠期不能代偿这一生理变化而使血糖升高，使原有糖尿病加重或出现GDM。

（二）妊娠对糖尿病的影响

妊娠可使原有糖尿病患者的病情加重，使隐性糖尿病显性化，使既往无糖尿病的孕妇发生GDM。由于妊娠期糖代谢的复杂变化，若未能及时调整胰岛素用量，部分患者可能会出现低血糖，严重者甚至导致饥饿性酮症酸中毒、低血糖性昏迷等。孕早期空腹血糖较低，应用胰岛素治疗的孕妇如果未及时调整胰岛素用量，部分患者可能会出现低血糖。随妊娠进展，抗胰岛素样物质增加，胰岛素用量需要不断增加。分娩过程中体力消耗较大，进食量少，若未及时调整胰岛素用量，部分患者可能会出现血糖过低或过高，严重者甚至导致低血糖昏迷及酮症酸中毒。

（三）糖尿病对妊娠的影响

糖尿病对母儿的影响及其程度取决于糖尿病病情及血糖控制水平。病情较重或血糖控制不良者，对母儿影响大，母儿近、远期并发症发生率仍较高。

1. 对孕妇的影响

(1) 糖尿病患者因代谢紊乱，卵巢功能障碍，月经不调，其不孕症发生率约为2%。

(2) 因高血糖可使胚胎发育异常甚至胚胎死亡，流产率达15%~30%。

(3) 妊娠期高血压疾病发生率为正常妇女的3~5倍，当并发肾脏疾病时，其发生率高达50%以上。因糖尿病可导致血管病变，小血管内皮细胞增厚，管腔狭窄，组织供血不足，孕妇及围生儿预后较差。

(4) 糖尿病患者易导致羊水过多，较非糖尿病孕妇高10倍以上，可能与胎儿高血糖，高渗性利尿导致胎尿排出增多有关，而羊水过多又可增加胎膜早破和早产的发生率。

(5) 巨大儿发生率明显增高，故手术产率、产伤及产后出血发生率明显增高。

(6) 易引发酮症酸中毒。由于妊娠期复杂的代谢变化，加之高血糖及胰岛素相对或绝对不足，代谢紊乱进一步发展到脂肪分解加速，血清酮体急剧升高，发展为代谢性酸中毒。

(7) 易发生流产和早产。妊娠早期血糖高可使胚胎发育异常，导致胚胎死亡而流产。合并羊水过多易发生早产，并发妊娠期高血压疾病、胎儿宫内窘迫、羊水过多及其他严重并发症时，常需提前终止妊娠，早产发生率为10%~25%。

2. 对胎儿的影响

(1) 巨大儿发生率高达25%~42%。其原因为孕妇血糖高，胎儿长期处于高胰岛素血症环境中，促进胎儿在宫内过度生长。

(2) 胎儿畸形发生率为6%~8%。可能与母体妊娠早期高血糖、酮症酸中毒、缺氧或与降糖药物毒性有关。在胚胎发育时期，孕妇高血糖可导致胎儿严重畸形发生。

3. 对新生儿的影响

(1) 新生儿呼吸窘迫综合征（RDS）发生率增高　高血糖刺激胎儿胰岛素分泌增加，形成高胰岛素血症，使胎儿肺表面活性物质产生及分泌减少，导致胎儿肺成熟延迟，RDS发生率增加。

(2) 新生儿低血糖　新生儿出生后仍存在高胰岛素血症，若不及时补充糖，易发生新生儿低血糖，严重危及新生儿生命。

【护理评估】

（一）健康史

了解糖尿病史及糖尿病家族史，有无反复发生外阴阴道假丝酵母菌病、不明原因反复流产、死胎、巨大儿或分娩足月新生儿呼吸窘迫综合征儿史、胎儿畸形、新生儿死亡等不良孕产史等；本次妊娠经过、病情控制及目前用药情况；有无胎儿偏大或羊水过多等潜在高危因素。同时，注意了解有无肾、心血管系统及视网膜病变等合并症情况。

（二）身体状况

(1) 孕妇有无糖代谢紊乱症候群，即“三多一少”症状（多饮，多食，多尿，体重下降），重症者症状明显。有无皮肤瘙痒，尤其外阴瘙痒。因高血糖可导致眼房水、晶体渗透压改变而引起眼屈光改变，患病孕妇可出现视力模糊。

（2）孕妇有无并发症，如低血糖、高血糖、妊娠期高血压疾病、酮症酸中毒、感染等。确定胎儿宫内发育情况，注意有无巨大儿或胎儿生长受限。分娩期重点评估孕妇有无低血糖及酮症酸中毒症状，如心悸、出汗、面色苍白、饥饿感或出现恶心、呕吐、视力模糊、呼吸快且有烂苹果味等。

（三）心理社会资料

孕妇及家人对疾病知识的了解程度、认知态度，有无焦虑、恐惧心理，社会及家庭支持系统是否完善。

（四）辅助检查

1. 血糖测定 两次或两次以上空腹血糖≥5.8mmol/L者。

2. 糖筛查试验 用于GDM筛查，建议孕妇于妊娠24～28周进行。方法：葡萄糖50g溶于200ml水中，5分钟内服完，服后1小时测血糖≥7.8mmol/L为糖筛查异常；如血糖≥11.2mmol/L的孕妇，则GDM可能性大。对糖筛查异常的孕妇需进一步查空腹血糖，如异常即可确诊；如正常需进行葡萄糖耐量试验（oral glucose to lerance test，OGTT）。

3. OGTT 禁食12小时后，口服葡萄糖75g。GDM诊断标准为：空腹血糖5.6mmol/L，1小时后血糖10.3mmol/L，2小时后血糖8.6mmol/L，3小时后血糖6.7mmol/L，若其中有2项达到或超过正常值，即可诊断为GDM。

4. 其他检查 肝肾功能检查，24小时尿蛋白定量，尿酮体及眼底等相关检查。

【护理诊断】

1. 营养失调 低于或高于机体需要量，与血糖代谢异常有关。

2. 知识缺乏 缺乏饮食控制的相关知识。

3. 有胎儿受伤的危险 与血糖控制不良导致胎盘功能低下、巨大儿、畸形儿有关。

4. 有感染的危险 与糖尿病对感染的抵抗力下降有关。

【护理目标】

（1）患者及家人能说出监测及控制血糖的方法。

（2）患者能够保持良好的自我照顾能力，以维持母儿健康。

（3）胎儿没有受伤。

（4）患者未发生感染。

【护理措施】

（一）预防措施

（1）为了保护母亲的健康与安全，减少胎儿畸形的发生，糖尿病妇女应当避孕。显性糖尿病妇女在妊娠前应由内分泌科医师和产科医师共同研究，确定糖尿病的病情程度，先将血糖严格控制在正常范围内后再妊娠。

（2）糖尿病孕产妇较一般妇女更易感染，应采取措施预防感染。

（二）急救护理

（1）出现酮症酸中毒症状，遵医嘱输液、给药，配合抢救，测中心静脉压，根据中心静脉压调节输液速度及输液量。如患者清醒，可饮水。

（2）如出现低血糖症状，遵医嘱喂食糖水，抽血作有关化验及静脉注射50%葡萄糖注射液60～100ml等。

（三）病情观察

1. 妊娠期监护

（1）孕妇监护：妊娠可能导致母体糖尿病并发症的加重；对必须继续妊娠者除常规的产前检查内容外，应对孕妇进行严密的内分泌及产科监护，使血糖值接近正常水平。①血糖监测：临床上常用血糖值和糖化血红蛋白作为监测指标，空腹血糖<7.0mmol/L，餐后2小时血糖<10mmol/L，每月查1次糖化血红蛋白HbAlc<6%。②肾功能监测及眼底检查：每次产前检查应做尿常规，因15%孕妇餐后出现糖尿，尿糖也易出现假阳性，所以尿常规检查多用于监测尿酮体和尿蛋白。每月1次肾功能测定及眼底检查，预防并发症的发生。

（2）胎儿监护：为了及时发现胎儿畸形、智力障碍、死胎，必须监护胎儿健康状况。①定期行B超检查，确定有无胎儿畸形、监测胎头双顶径、羊水量、胎盘成熟度等。胎儿超声心动图是产前诊断胎儿心脏结构异常的重要方法。②妊娠28周以后，为预防胎死宫内，指导孕妇掌握自我监护胎动的方法，若12小时胎动数<10次，或胎动次数减少超过原计数50%而不能恢复，则表示胎儿宫内缺氧。③自妊娠32周开始，每周1次无激惹试验（NST）检查，36周后每周2次，了解胎儿宫内储备能力。④连续动态测定孕妇尿E_3及血中HPL值可及时判定胎盘功能。

2. 分娩期监护 严密监测血糖、尿糖和尿酮体，为使血糖不低于5.6mmol/L，可按每4g糖加1U胰岛素比例给予静脉输液，提供热量，预防低血糖。阴道分娩者，鼓励产妇左侧卧位，改善胎盘血液供应。密切监护胎儿状况，产程时间不超过12小时，如产程大于16小时易发生酮症酸中毒。糖尿病孕妇在分娩过程中，仍需维持身心舒适，给予支持以减缓分娩压力。

3. 产褥期监护

（1）产妇监护：产后由于胎盘的娩出，抗胰岛素激素迅速下降。因此，分娩后24小时内胰岛素减至原用量的1/2，48小时减少到原用量的1/3，产后需重新评估糖尿病的情况。

（2）新生儿监护：观察新生儿有无出现低血糖，呼吸窘迫综合征及其他并发症的症状。发现异常情况，及时报告医师。

（四）医护治疗配合

糖尿病妇女于妊娠前应判断糖尿病的程度，确定妊娠的可能性。允许妊娠者，需在内科、产科密切监护下，尽可能将孕妇血糖控制在正常或接近正常范围内，并选择正确的分娩方式，以防止并发症的发生。

1. 饮食治疗 糖尿病的基础治疗是控制饮食。由于妊娠的特殊需要，孕妇必须摄入足够的热量和蛋白质，既要保证胎儿发育所需的营养，又要避免发生危害胎儿的餐后高血糖或饥饿酮症。糖尿病孕妇的热量以每日 146.3 ~ 158.8kJ（35 ~ 38kcal）/kg 为宜，蛋白质 1.5 ~ 2g/kg。碳水化合物占总热量的 50% ~ 60%，蛋白质占总热量的 15% ~ 20%，脂肪占总热量的 20% ~ 30%。还应少食多餐。同时，遵医嘱每日应补充钙剂 1.0 ~ 1.2g、叶酸 0.5mg、铁剂 1.5 mg。

2. 运动治疗 通过适当运动达到降低血糖、提高对胰岛素的敏感性、体重增加控制在正常范围。运动方式可有：极轻度运动（如散步）、轻度运动（如中速步行），持续 20 ~ 40 分钟，每日至少 1 次，在餐后 1 小时进行。一般散步 30 分钟，可消耗热量约 376.2 kJ（90kcal）；中速步行 30 分钟，可消耗热量约 647kJ（150kcal）。通过饮食和适度运动，使孕妇体重增加控制在 10 ~ 12kg 范围内。

3. 胰岛素应用 因磺脲类及双胍类降糖药均能通过胎盘，对胎儿产生毒性反应，因此孕妇不宜口服降糖药物治疗。对通过饮食治疗不能控制的妊娠期糖尿病患者，为避免低血糖或酮症酸中毒的发生，胰岛素是其主要的治疗药物。显性糖尿病患者应在孕前即改为胰岛素治疗。

4. 终止妊娠 选择终止妊娠时间、分娩方式，并预防产后母婴低血糖等。孕 35 周左右住院监测，一般 37 ~ 38 周终止妊娠。有病理情况者均应择期剖宫产术。终止妊娠过程的注意事项：①终止妊娠前，遵医嘱肌内注射地塞米松 5mg，2 次/日，减少 RDS 的发生。②分娩时如血糖波动大，遵医嘱用 4g 葡萄糖加 1U 胰岛素的比例进行输液，监测血糖、尿酮体。注意勿使血糖低于 5.6mmol/L，以免发生低血糖。

5. 新生儿处理 无论体重大小均按早产儿护理。新生儿出生时取脐血检测血糖，并在 30 分钟后定时滴服 25% 葡萄糖液，以防止低血糖，同时注意预防低血钙、高胆红素血症及 RDS 发生。多数新生儿在出生后 6 小时内血糖值可恢复正常。糖尿病产妇，即使接受胰岛素治疗，哺乳也不会对新生儿产生不良反应，可以母乳喂养。

（五）心理护理

妊娠期与孕妇及家属讨论如何面对糖尿病对母儿健康的威胁，鼓励他们说出内心的感受与担心之事，帮助其以积极向上的方式应对压力，如遵医嘱复诊、监测血糖值，严格进行饮食、运动、胰岛素的综合治疗等。分娩期陪伴产妇，提供产程进展的信息，使其顺利渡过。产褥期协助产妇、家属与新生儿尽快建立亲子关系。指导轻症者进行母乳喂养。对此次怀孕失败者，为其提供环境和机会疏导情绪。

（六）一般护理

定时测量生命体征。为孕产妇提供生活护理，营造良好的治疗休养环境。

（七）健康指导

（1）指导孕妇正确控制血糖，提高自我监护和自我护理能力，与家人共同制定健康教育计划，使其了解有关糖尿病的一般知识、妊娠合并糖尿病的特点及危害、饮食指导、运动指导、血糖自我监测及结果的意义。向护理对象讲解妊娠合并糖尿病的危害，以及预防各种感染、缓解心理压力的方法，发生高血糖及低血糖的症状及紧急处理步骤，鼓励孕妇外出携带糖尿病识别卡及糖果，避免发生不良后果。

（2）指导产妇定期接受产科和内科复查，尤其 GDM 患者应重新确诊，如产后正常也需每 3 年复查血糖 1 次。

（3）产后应长期避孕，最好不用药物及宫内避孕器具。

【护理评价】

（1）糖尿病孕妇妊娠、分娩经过顺利，母婴健康，无并发症发生。

（2）孕妇能列举有效的血糖控制方法，保持良好的自我照顾能力。

（3）产妇无感染征象。

第三节　妊娠合并贫血

【疾病概要】

贫血（anemia）是较常见的妊娠合并症。由于妊娠期血液系统的生理变化，血液呈稀释状态，出现“生理性贫血”。因此，妊娠期贫血的诊断标准不同于非孕期妇女。如血红蛋白 $<100g/L$，红细胞计数 $<3.5\times10^{12}/L$ 或血细胞比容 <0.30，即可诊断妊娠期贫血。WHO 最近资料表明，50% 以上孕妇合并贫血，而缺铁性贫血则最为常见，占妊娠期贫血的 95%。

正常成年非孕期女性体内铁总量为 35～40mg/kg，每日需消耗 20～25mg 用于造血，为维持体内铁平衡，每日需从食物中摄取铁 1～15mg。妊娠妇女由于血容量增加需铁 650～750mg，胎儿生长发育需铁 250～350mg，仅妊娠期约需铁 1000mg 左右。因此，每日需从食物中摄取至少 4mg 铁。妊娠晚期铁的最大吸收率虽已达 40%，但仍不能满足需求，如不及时给予补充铁剂，则易造成贫血。贫血与妊娠的相互影响表现如下。

1. 对母体的影响　妊娠可使原有贫血病情加重，而贫血则使孕妇妊娠风险增加。贫血使母体耐受力差，孕妇易产生疲倦感，而长期倦怠感会影响孕妇在妊娠期的心理适应，将妊娠视为一种负担而易影响亲子间的感情及产后心理康复。重度贫血可导致贫血性心脏病、妊娠期高血压疾病性心脏病、产后出血、失血性休克、产褥感染等并发症的发生，危及产妇生命。

2. 对胎儿影响　因孕妇骨髓和胎儿竞争摄取母体血清铁的过程中，一般以胎儿组织占优势，并且铁通过胎盘的转运为单向性运输，因此胎儿缺铁程度不会太严重。当母体缺铁严重时，会影响骨髓造血功能致重度贫血，胎儿生长发育所需的营养物质及氧缺乏，造成胎儿生长受限、胎儿窘迫、早产、死胎或死产等不良后果。

【护理评估】

（一）健康史

评估既往有无月经过多或消化道疾病引起的慢性失血性病史，有无因不良饮食习惯或胃肠道功能紊乱导致的营养不良病史。

（二）身体状况

1. 症状　轻度贫血者多无明显症状，严重贫血者可表现为头晕、乏力、耳鸣、心悸、气短、面色苍白、倦怠、食欲不振、腹胀、腹泻等症状，甚至出现贫血性心脏病、妊娠期高血压疾病性心脏病、胎儿生长受限、胎儿窘迫、早产、死胎、死产等并发症的相应的症状。

2. 体征 皮肤黏膜苍白，毛发干燥、无光泽、易脱落，指（趾）甲扁干、脆薄易裂或反甲（指甲呈勺状），并可伴发口腔炎、舌炎等，部分孕妇出现脾脏轻度肿大。

（三）心理社会资料

重点评估孕妇因长期疲倦或知识缺乏而引起的倦怠心理。同时评估孕妇及家人对缺铁性贫血疾病的认知情况，以及家庭、社会支持系统是否完善等。

（四）辅助检查

1. 血象 外周血涂片呈小细胞低色素性贫血。血红蛋白 $<100g/L$，红细胞比容 <0.30 或红细胞计数 $<3.5\times10^{12}/L$，则可诊断为妊娠期贫血。因妊娠所致的生理性贫血，血红蛋白在 100 ~ 110g/L 之间。

2. 血清铁测定 孕妇血清铁 $<6.5\mu mol/L$ 为缺铁性贫血。

【护理诊断】

1. 活动无耐力 与贫血导致的疲劳有关。

2. 有受伤的危险 与贫血引起的头晕、眼花等症状有关。

3. 有感染的危险 与贫血导致机体抵抗力低下有关。

【护理目标】

（1）妊娠期、分娩期母婴维持最佳的身心状态，无并发症发生。

（2）孕产妇住院期间得到满意的生活护理。

【护理措施】

（一）预防措施

妊娠前应积极预防贫血，治疗引起贫血的慢性疾病。改变长期偏食等不良饮食习惯，适度增加营养，必要时补充铁剂。

（二）病情观察

（1）初次产前检查时常规检查血红蛋白、红细胞总数，及时发现病情并诊治。产时复查，了解贫血程度。

（2）分娩期观察子宫收缩、出血量，防治产后出血，以免加重贫血。

（三）医护治疗配合

1. 正确使用铁剂 从妊娠 4 个月起至产后期，遵医嘱口服硫酸亚铁，每日 200 ~ 600mg，同时服 10% 稀盐酸 1ml、维生素 C 300mg，3 次/日，促进铁的吸收。服用铁剂可产生恶心、呕吐等副反应，宜饭后服用，服用后大便呈黑色。如口服疗效差、不能耐受或病情较重时，可遵医嘱深部肌内注射铁剂。

2. 分娩期

（1）临产前遵医嘱给予卡巴克络（安络血）、维生素 K_1 及维生素 C 治疗，并配鲜血备用。

（2）接近预产期或短期内行剖宫产术者，宜少量多次输血，以浓缩红细胞为最好，输血时避免因加重心脏负担诱发急性左心衰竭。同时积极预防产后出血和产褥感染。

(3) 配合医师缩短第二产程，减少产妇的体力消耗。

(四) 心理护理

通过建立良好的用餐环境，配合菜式的多样化及色、香、味等帮助孕妇改变偏食、厌食的不良习惯。对孕妇在治疗配合上的进步给予赞扬，增强其对治疗的信心。

(五) 一般护理

1. 妊娠期

(1) 饮食指导：选择多样化的高铁、高蛋白、高维生素 C 食物，纠正偏食，进食动物肝脏、瘦肉、家禽、蛋类、胡萝卜等。食物中如蔬菜、谷类、茶叶的磷酸盐、植酸、丹宁酸等可影响铁的吸收，因此，应注意食物的搭配，避免影响机体对铁的吸收。

(2) 充分休息：贫血孕妇应注意充分休息。血红蛋白在 70g/L 以下者应全休，避免机体增加耗氧量。行动要注意安全，避免疲乏、头晕而发生意外。

2. 产褥期

(1) 哺乳方式：劝导严重贫血的产妇不宜哺乳，要退奶，应注意避免用对肝有损害的雌激素退奶。同时教会产妇及家人人工喂养的方法。

(2) 充分休息：避免劳累，并注意避孕。

(六) 健康指导

告知孕产妇积极查找贫血的原因，坚持对因与对症联合治疗，如治疗引起贫血的疾病、养成良好的饮食习惯等。遵医嘱定期复查，了解治疗效果。

【护理评价】

(1) 妊娠分娩经过顺利，母婴健康。

(2) 孕产妇能够积极地应对缺铁性贫血对身心的影响，掌握自我保健措施。

（初钰华）

第九章 异常分娩妇女的护理

学习目标

1. 掌握异常分娩的定义及影响因素。
2. 掌握产力异常的分类、护理评估和护理措施。
3. 熟悉产道异常、胎位及胎儿异常的分类。
4. 熟悉产道异常、胎位及胎儿异常的护理评估、护理措施。

案例引导

赵某，26岁，初产妇妊娠38周，出现规律宫缩17小时，阴道有少量淡黄色液体流出，宫缩25秒/6~8分，胎心音150次/分，肛查：宫口开大2cm，宫颈轻度水肿，胎头S-2，无明显骨产道异常。请问该产妇产程有无异常？有何异常？如果观察半小时后胎心110次/分，CST监护出现频繁的晚期减速，此时应如何护理？

影响分娩能否顺利进行的因素是产力、产道、胎儿和精神心理因素。其中任何一个或一个以上因素发生异常，且各因素之间不能相互适应而使分娩进展受到阻碍时，称为异常分娩，俗称难产（dystocia）。难产处理不当会给母儿造成严重的危害，若处理得当，难产也可转为顺产。因此，在处理难产时，必须严密观察产程，认真收集资料，综合分析影响分娩的各个因素及它们之间的关系，及时正确处理，确保母婴安全。异常分娩主要包括产力异常、产道异常、胎位及胎儿发育异常。

第一节 产力异常

产力包括子宫收缩力、腹肌和膈肌收缩力及肛提肌收缩力，其中以子宫收缩力为主。在分娩过程中，子宫收缩失去节律性、对称性、极性或频率及强度有改变，称为子宫收缩力异常。临床上分为子宫收缩乏力（简称宫缩乏力）和子宫收缩过强（简称宫缩过强）两类，每类又分为协调性与不协调性两种。临床上以协调性宫缩乏力多见。

一、子宫收缩乏力

【疾病概要】

子宫收缩乏力可发生在产程初期，也可当产程进展至某一阶段时才出现。若产程一开始就出现子宫收缩乏力，称为原发性宫缩乏力。原发性宫缩乏力使宫口不能如期扩张，胎先露部不能如期下降，使产程延长，多发生在潜伏期。若产程开始时子宫收缩正常，而当产程进展到某阶段时子宫收缩力转弱，产程进展缓慢，甚至停滞，称继发性宫缩乏力，多发生在活跃晚期或第二产程。引起宫缩乏力的原因较复杂，往往是多种因素的综合，常见的原因如下。

1. 产道与胎儿因素 临产后，当骨盆异常或胎位异常时，胎先露不能紧贴子宫下段和压迫宫颈部，因而不能刺激子宫阴道神经丛引起有力的反射性子宫收缩，是导致继发性子宫收缩乏力最常见的原因。

2. 子宫因素 多胎妊娠、羊水过多、巨大胎儿等可使子宫肌纤维过度伸展，失去弹性；经产妇、子宫肌纤维变性、子宫肌瘤、子宫发育不良、子宫畸形等，均能引起子宫收缩乏力。

3. 精神因素 多见于初产妇，尤其是35岁以上的高龄初产妇，对分娩产生强烈的恐惧心理，致大脑皮层功能紊乱而影响子宫收缩力。

4. 药物影响 妊娠末期，尤其是临产后不适当地使用大剂量镇静剂或镇痛剂，如哌替啶、苯巴比妥、硫酸镁等，可以使子宫收缩受到抑制。

5. 内分泌失调 临产后，产妇体内雌激素、缩宫素、前列腺素、乙酰胆碱等分泌不足，孕激素下降缓慢，子宫对乙酰胆碱的敏感性降低而影响子宫兴奋阈，易致子宫收缩乏力。

6. 其他因素 营养不良、贫血和其他慢性全身性疾病所致体质虚弱者；临产后进食与睡眠不足、过多的体力消耗；过早使用腹压或直肠、膀胱充盈等均可致宫缩乏力。

临床特点主要为产程延长和体力衰竭，易引起产后出血及产褥感染。防治原则是仔细观察产程，消除病因，协调性宫缩乏力以加强宫缩，促进产程进展为主；不协调性宫缩乏力以镇静、调整宫缩为主；二者均需防治产后出血及感染。

【护理评估】

（一）健康史

通过详细询问病史，了解患者年龄、孕产史；既往有无慢性全身性疾病及子宫病变；本次妊娠有无合并症；产妇心理状态；骨盆大小，胎儿情况以及临产后是否使用大量镇静剂或止痛剂等。

（二）身体状况

1. 协调性宫缩乏力 其特点是子宫收缩具有正常节律性、对称性和极性，但收缩力弱、持续时间短、间歇时间长且不规律，宫缩 <2 次/10 分。当子宫收缩达极期时，子宫体部不隆起变硬，用手指按压子宫底部肌壁仍可出现凹陷，宫内压力低，故又称低张性宫缩乏力，对胎儿影响不大。产妇随着产程延长可出现疲劳、肠胀气、尿潴

留等。

2. 不协调性宫缩乏力 其特点是子宫收缩失去正常的节律性、对称性，极性倒置。宫缩不是起自两侧子宫角部，兴奋点来自子宫的一处或多处，节律不协调；宫缩时宫底部不强，而是子宫下段强，宫缩间歇期子宫壁也不完全松弛，宫腔内压力处于持续性高张状态，故又称高张性宫缩乏力。因宫内压高，胎位触不清，下腹部有压痛，产妇自觉腹部疼痛难忍，拒按、烦躁不安。严重者可出现脱水、电解质紊乱、肠胀气、尿潴留等，胎儿可因胎盘循环障碍较早出现宫内窘迫。

3. 产程异常 无论何种宫缩乏力，均可使宫口扩张及胎先露下降缓慢甚至停滞，从而使产程进展受阻，主要表现为以下几种。

（1）潜伏期延长：从临产规律宫缩开始至宫口扩张3cm，称潜伏期。初产妇潜伏期约需8小时，最大时限16小时，超过16小时称潜伏期延长。

（2）活跃期延长、停滞：从宫口扩张3cm开始至宫口开全，称活跃期。初产妇约需4小时，最大时限8小时，超过8小时称活跃期延长。进入活跃期后，宫口不再扩张达2小时以上，称活跃期停滞。

（3）第二产程延长、停滞：第二产程初产妇超过2小时，经产妇超过1小时尚未分娩，称第二产程延长。第二产程达1小时以上胎头下降无进展，称第二产程停滞。

（4）胎头下降延缓、停滞：活跃晚期及第二产程，胎头下降速度初产妇每小时少于1cm、经产妇少于2cm，称胎头下降延缓。活跃晚期胎头停留在原处不下降达1小时以上，称胎头下降停滞。

（5）滞产：总产程超过24小时称滞产，应避免发生滞产。

（三）心理社会资料

主要评估产妇精神状态及其影响因素。初产妇临产时往往有紧张情绪，加之产程延长，分娩结果难以预料以及害怕手术等，产妇更加焦虑与恐惧。经产妇若以前有妊娠分娩失败的经历，则心情也极为恐惧与悲观。倘若家属对异常分娩认识不足、对新生儿性别偏爱、家庭经济拮据等，则更会增加产妇的心理压力。

（四）辅助检查

血液生化检查了解有无CO_2CP下降、低血钾，胎儿电子监护仪能准确监测子宫收缩及胎心音的变化。

【护理诊断】

1. 疲乏 与产程延长、进食少、睡眠少及体力消耗有关。

2. 焦虑 与产妇担心自身和胎儿安危，害怕手术有关。

3. 有体液不足的危险 与产程延长、过度疲乏影响摄入有关。

4. 有感染的危险 与产程延长，多次阴道检查或手术产有关。

5. 潜在并发症 产后出血。

【护理目标】

（1）产妇精力充沛，自诉疲劳感减轻，舒适感增加。

（2）产妇情绪稳定，安全渡过分娩期。

（3）产妇不发生发热、恶露臭等感染征象。

（4）产妇不发生产后出血或护士通过观察能及时发现产后出血征象，并配合医生进行处理，使病情得以控制。

【护理措施】

（一）预防措施

（1）作好产前宣教，使孕妇了解精神因素在分娩过程中的重要性。

（2）定期产前检查，尽早发现病理妊娠及异常胎位，并及时处理。

（3）临产前后鼓励多进饮食，保证睡眠。

（4）及时排空大小便，避免直肠、膀胱充盈影响宫缩。

（5）临产后勿过多使用镇静剂、镇痛剂，以免抑制宫缩。

（二）病情观察

1. 严密观察产程进展 观察宫缩的频率、强弱；勤听胎心音；检查宫口扩张及胎先露下降的程度；是否破膜、羊水性状；注意有无头盆不称。

2. 观察产妇一般情况 定时测生命体征，观察产妇精神状况，注意有无酸中毒。检查膀胱是否充盈，有无肠胀气等。发现异常及时报告医师。

（三）一般护理

1. 补充营养 鼓励产妇多进易消化、高热量的饮食，不能进食者每日液体摄入量不少于2500ml，可将维生素C 1～2g加入5%～10%葡萄糖液500～1000ml中静脉滴注。

2. 保证休息 嘱产妇左侧卧位休息，保证睡眠，避免过多消耗体力。过度疲劳时，可给地西泮10mg缓慢静脉注射，或哌替啶100mg肌内注射，经过一段时间的休息或睡眠，精神及体力得到恢复，有利于宫缩的好转。

3. 保持膀胱或直肠空虚 临产后督促产妇每2～4小时排尿一次，避免膀胱充盈影响宫缩。初产妇胎膜未破、宫口开大不足3cm时，可用温肥皂水灌肠，既可排气排便，避免分娩时污染，又可促进肠蠕动，刺激子宫收缩。

（四）医护治疗配合

1. 第一产程 如经以上一般处理仍了宫收缩乏力，且确诊为协调性宫缩乏力，产程无明显进展，排除头盆不称、胎位异常、骨盆狭窄、前置胎盘、胎儿窘迫、瘢痕子宫等，则遵医嘱选用下列方法加强宫缩。

（1）针刺穴位：通常针刺合谷、三阴交、太冲、支沟等穴位，有增强宫缩的效果。

（2）刺激乳头：可加强宫缩。

（3）人工破膜：宫口扩张≥3cm、无头盆不称、胎头已入盆者，可行人工破膜。破膜后，胎头直接紧贴子宫下段及宫颈内口，引起反射性子宫收缩，加速产程进展。破膜时必须检查有无脐带先露，破膜应在宫缩间歇、下次宫缩将要开始前进行。破膜后术者手指应停留在阴道内，经过1～2次宫缩待胎头稍下降后，术者再将手指取出。

（4）地西泮静脉推注：地西泮能使宫颈平滑肌松弛、软化宫颈、促进宫口扩张，适用于宫口扩张缓慢及宫颈水肿时。常用剂量为10mg，间隔2～6小时可重复应用，与缩宫素联合应用效果更佳。

（5）缩宫素静脉滴注：先用5%葡萄糖液500ml静脉滴注，开始速度调至8～10滴/分，然后加入缩宫素2.5U摇匀，根据宫缩强弱逐步调整输液的速度至宫缩持续40～60秒，间隙2～3分钟。通常不超过40滴/分。对于不敏感者，可酌情增加缩宫素剂量。缩宫素静脉滴注过程中，应有专人护理，严密观察宫缩、胎心率及血压并做好记录。若出现宫缩过强、血压升高或胎心音异常，应立即停滴，以免引起子宫破裂或胎儿窘迫。

不协调性宫缩乏力者，先用适当的镇静剂，如地西泮、哌替啶等肌内注射，让产妇充分休息，经睡眠后多能恢复为协调性子宫收缩，未恢复之前禁用缩宫素。恢复后若子宫收缩仍弱，再按以上方法加强宫缩。

通过以上处理，若宫缩仍无好转，产程延长或停滞，或出现胎儿宫内窘迫，应做好剖宫产的术前准备工作。

2. 第二产程 若此时子宫收缩乏力，在无头盆不称的前提下，也应用缩宫素静滴加强宫缩。若胎先露≥+3，可等待自然分娩或做好阴道助产术准备；若胎先露在坐骨棘以上或伴胎儿窘迫，应做好剖宫产术前准备及抢救新生儿的准备工作。

3. 第三产程 当胎肩娩出时，可给缩宫素10U肌注或静注，同时严密观察血压、脉搏、呼吸、面色，并注意阴道出血量、子宫收缩情况，以预防产后出血。凡破膜超过12小时、总产程超过24小时、肛查或阴道检查过多者，应遵医嘱使用抗生素，预防感染。

（五）心理护理

首先耐心听取产妇的诉说，分析心理焦虑恐惧的原因及其程度。向产妇介绍周围环境及有关异常分娩的知识，消除因陌生而产生的紧张焦虑情绪；耐心地解答产妇提出的有关问题，解释目前产程进展及治疗护理计划；说明精神因素对分娩的影响，并教会放松术，使其保持愉快的心情。手术时说明手术的必要性及可靠性，增加其安全感，使其乐意接受手术。鼓励家属陪伴分娩，给予关爱、体贴。对产妇疼痛时拒绝触摸腹部要理解、同情，要用温和的语气劝说，以增加其对医护人员的信任感，并积极配合处理。

【护理评价】

（1）产妇无水、电解质失衡与酸中毒问题，且舒适感增加。

（2）产妇情绪稳定，积极配合医师处理。

（3）产妇体温正常、伤口无红肿，恶露无臭味，血象正常。

（4）产妇子宫收缩良好，阴道流血少，生命体征正常。

二、子宫收缩过强

【疾病概要】

根据子宫收缩特点的不同，分为协调性子宫收缩过强与不协调性子宫收缩过强两种。病因目前尚不明确，但与下列因素有关。

（1）急产几乎都发生于经产妇，主要原因为软产道阻力变小。

（2）缩宫素使用不当，如剂量过大、用药途径错误、个体对缩宫素很敏感等。

（3）分娩发生梗阻或胎盘早剥血液浸润肌层，可导致强直性子宫收缩。

（4）待产妇精神过度紧张、产程延长、多次粗暴地产科检查，均可引起子宫某部位肌肉痉挛性不协调性宫缩过强。

子宫收缩过强主要表现为剧烈腹痛，产程进展过快或产程停滞。其治疗原则是：协调性子宫收缩过强，在产道无阻力时，提前做好接产准备，减慢分娩过程，尽可能避免母儿损伤；产道梗阻出现病理性缩复环时，立即行剖宫产结束分娩。不协调性子宫收缩过强，迅速抑制宫缩，根据胎先露高低、宫口扩张程度、胎儿情况决定分娩方式。

【护理评估】

（一）健康史

了解既往有无急产史，本次妊娠胎儿及骨盆是否异常，临产后是否行粗暴的产科检查及不适当地使用缩宫素。

（二）身体状况

1. 协调性子宫收缩过强 其特点为子宫收缩的节律性、对称性和极性均正常，仅子宫收缩力过强、过频（10 分钟内有 5 次以上宫缩）。此种宫缩在产道无阻力时，可使宫口迅速开全，胎先露迅速下降，分娩在短期内结束。总产程不足 3 小时者称急产，经产妇多见。急产时因产程进展过快，软产道未充分扩张以及来不及保护会阴，可致软产道损伤；接产时来不及消毒可致产褥感染；胎儿娩出后子宫肌纤维缩复不良可致胎盘滞留或产后出血；胎儿娩出过快，胎头在产道内受到的压力突然解除可致新生儿颅内出血；来不及接产可致新生儿坠地外伤、产后感染等。在产道梗阻时，过强过频的宫缩使子宫体部肌肉增厚缩短，而子宫下段被拉长变薄，两者间形成明显环状凹陷，此凹陷逐渐上升达脐部或脐部以上，称为病理缩复环。检查腹部呈现葫芦状，子宫下段有压痛，并出现血尿。可致宫口扩张缓慢，胎先露下降受阻，产程延长或停滞，严重者引起子宫破裂。

2. 不协调性宫缩过强 其特点为子宫收缩失去其正常的特点，表现为强直性子宫收缩与子宫痉挛性狭窄环。

（1）强直性子宫收缩：几乎均是外界因素异常造成。例如临产后由于分娩发生梗阻，或不适当地应用缩宫素，或胎盘早剥血液浸润子宫肌层，均可引起宫颈内口以上的子宫肌肉全部出现强烈收缩，宫缩间歇期短或无间歇。产妇出现持续而剧烈的腹痛，烦躁不安，拒按。胎位胎心不清，有时可出现病理缩复环、血尿等先兆子宫破裂征象。

（2）子宫痉挛性狭窄环：是指子宫体部的某局部肌肉处于强烈的收缩状态，持续不放松，形成痉挛性狭窄环，而环上下肌肉放松。此环可发生在宫颈、宫体的任何部分，多在子宫上下段交界处，也可围绕在胎体某一狭窄部，如胎颈、胎腰处，将胎体紧紧卡住，致产程停滞。此环位置不随宫缩而上升，腹型无改变，阴道检查在宫腔内可扪及紧张无弹性的环。此环若发生在第三产程，可导致胎盘滞留。

（三）心理社会资料

因宫缩过频过强，产妇精神过度紧张、情绪急躁，与医护人员极不合作，呼叫疼痛难忍，盼望尽早结束分娩。家属对此也盲目焦虑、恐惧。倘若家庭经济拮据，未能配合医院及时处理，耽误了时间，则更加重了产妇的不良情绪。

【护理诊断】

1. 疼痛 与过强过频、痉挛性的子宫收缩有关。

2. 有受伤的危险（母儿双方） 与急产、手术产有关。

3. 潜在并发症 子宫破裂。

【护理目标】

（1）产妇能应用减轻疼痛的技巧，疼痛减轻。

（2）分娩顺利，产妇未受伤，新生儿健康。

（3）未发生子宫破裂等并发症。

【护理措施】

（一）预防措施

有急产史者，应嘱其提前2周住院待产，以防院外分娩引起意外；经常巡视孕妇，嘱其勿远离病房；一旦临产，提前做好接产准备，不宜灌肠，嘱左侧卧床休息；需解大小便时，先查宫口大小及先露高低情况，以防分娩在厕所内造成意外伤害；临产后不施行粗暴的产科检查；掌握应用缩宫素的指征，正确使用缩宫素。

（二）急救护理

发生急产时，护士要沉着、冷静，动作敏捷。鼓励产妇作深呼吸，嘱其不要向下屏气，以免胎儿娩出过快来不及消毒及保护会阴。尽快作好接产准备，协助接产人员尽可能在消毒完善或比较完善条件下娩出胎儿，避免发生母儿损伤。产后协助检查软产道并协助缝合裂伤的部位。认真观察新生儿有无外伤、颅内出血的表现，遵医嘱常规肌内注射维生素 K_1 和维生素C。

（三）病情观察

严密观察宫缩的频率及其强度，勤听胎心音；检查宫口扩张及胎先露下降的程度；注意有无破膜及羊水性状，有无胎头水肿；定时测生命体征，仔细观察产妇腹部有无病理性缩复环，子宫下段有无压痛，有无血尿，发现异常及时报告医师。

（四）医护治疗配合

（1）出现子宫收缩过强时，嘱产妇做深呼吸、不要向下屏气，并提供背部按摩，以减慢分娩过程。若不能缓解，遵医嘱给予宫缩抑制剂，如25%硫酸镁20ml加入25%葡萄糖20ml缓慢推注不少于5分钟。

（2）出现病理缩复环时，立即遵医嘱用哌替啶以缓解子宫收缩与镇痛，同时积极作好剖宫产术及新生儿窒息抢救准备工作。

（3）出现痉挛性狭窄环时，立即停止产科操作，避免刺激。协助医师查明原因，遵医嘱用镇静解痉药，如哌替啶、阿托品、0.1%肾上腺素等，使狭窄环缓解，多能自娩或阴道助产娩出。如经上述处理无效且伴胎儿窘迫，应做好剖宫产术的术前准备。

（五）心理护理

（1）向产妇耐心解释疼痛的原因，分散并转移其注意力，必要时触摸腹部或按摩腰部，缓解疼痛。

（2）介绍医院医疗设施及技术水平，说明各种处理的必要性及可靠性，消除其紧张、恐惧感，增加其安全感，使其乐意接受治疗。

（3）多与产妇沟通，详细解答产妇问题，以良好的服务态度，赢得产妇的信任。同时鼓励其家属陪伴分娩，给予关爱与体贴，增加产妇分娩时的信心。

（六）一般护理

嘱产妇疼痛时不要大声喊叫，宫缩间歇时注意休息，保证良好的体力与精力。鼓励多进食，协助产妇擦汗与喂水。产后提供产妇一个舒适、安静的休息环境。加强会阴护理，预防产褥感染。协助母乳喂养。

【护理评价】

（1）产妇能应用减轻疼痛的技巧，舒适感增加。

（2）产妇分娩经过顺利，无分娩并发症，母子平安。

第二节　产道异常

产道是胎儿经阴道娩出的通道，包括骨产道（骨盆腔）和软产道（子宫下段、宫颈、阴道、外阴及盆底）两部分。产道的异常可使胎儿娩出受阻，致使分娩发生困难。临床上以骨产道异常较为常见。

一、骨产道异常

【疾病概要】

骨产道异常又称狭窄骨盆，是指骨盆的径线过短或形态异常，致使骨盆腔小于胎儿先露部可通过的限度，阻碍胎儿先露部下降，影响产程顺利进展。狭窄骨盆多因先天性骨盆发育不良，既往患有佝偻病、结核病以及骨质软化症与外伤引起。临床上通常将狭窄骨盆分为四种类型。①骨盆入口平面狭窄：入口平面呈横扁圆形，其前后径短，骶耻外径小于18cm，对角径小于11.5cm，前后径小于10cm。常见有单纯扁平骨盆和佝偻病性扁平骨盆两种（图9－1）。②中骨盆平面及出口平面狭窄：骨盆入口平面各径线均正常，由于骨盆两侧壁自上而下向内倾斜呈漏斗状，中骨盆及出口平面明显狭窄。坐骨棘间径小于10cm，坐骨结节间径小于8cm，常见于漏斗骨盆（图9－2）。③骨盆三个平面狭窄：骨盆形态正常，各平面径线均小于正常值2cm以上，又称均小骨盆。多见于身材矮小、体型匀称的妇女。④畸形骨盆：骨盆失去正常形态及对称性，如骨质软化症骨盆及偏斜骨盆。

临床上，狭窄骨盆往往影响胎先露部入盆或胎头内旋转异常，引起继发性宫缩乏力，导致产程延长或停滞。其治疗原则是：临产后明确狭窄骨盆的类型和程度，结合产力、胎儿大小、胎位综合判断选择合理分娩方式。

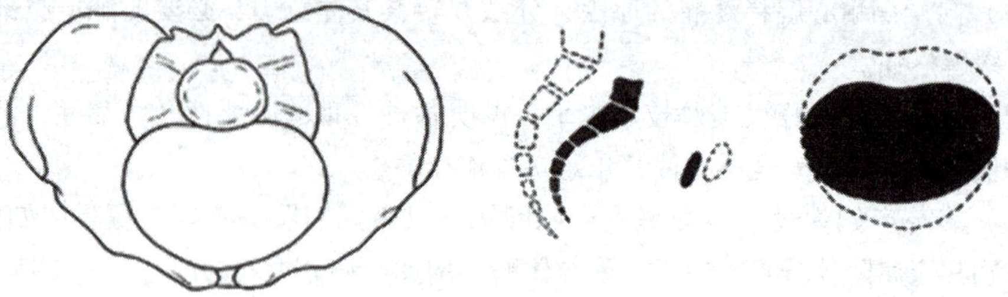

图 9－1　扁平骨盆

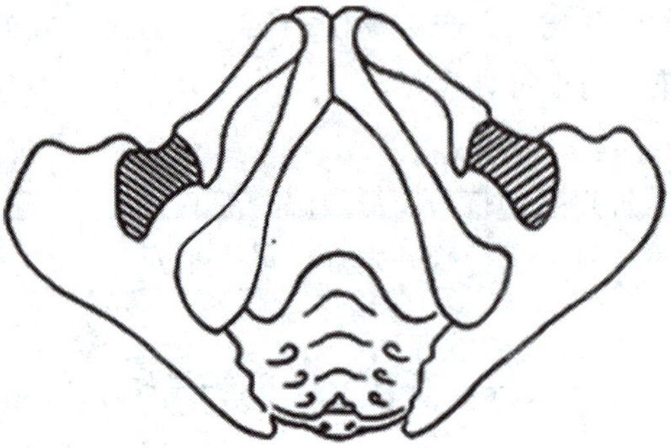

图 9－2　漏斗骨盆

【护理评估】

（一）健康史

询问产妇幼年有无佝偻病、脊髓灰质炎、脊柱和髋关节结核以及外伤史。若为经产妇，应了解既往有无难产史及其难产原因，新生儿有无产伤等。

（二）身体状况

1. 一般检查　特别注意产妇的身高、体形、步态、脊柱弯曲度、米氏菱形窝是否对称等情况。若产妇身高在 145cm 以下者，警惕均小骨盆；体形粗壮、颈部较短者，警惕男性化漏斗骨盆；跛行者，警惕偏斜形骨盆。尚应进一步检查产妇脊柱、髋关节及下肢有无异常。

2. 腹部检查

（1）腹部形态：悬垂腹或尖腹，可能是骨盆倾斜度较大，也可能是骨盆狭窄。

（2）胎儿大小及胎位：估计胎儿大小，可测量宫高和腹围。B 型超声测量胎头双顶径、胸径、股骨长度等多项指标，预测胎儿体重，以判断胎儿能否通过产道。在妊娠末期或临产后，初产妇若骨盆入口平面狭窄，常影响胎先露的衔接，容易发生胎位异常，如肩先露、臀先露等。由于胎先露部在骨盆入口之上，常引起宫缩乏力，导致产程延长或停滞。若为中骨盆平面狭窄，则影响胎头内旋转，容易发生持续性枕横位或枕后位。胎头长时间嵌顿于产道内，压迫软组织引起局部缺血、水肿、坏死、脱落，于产后形成生殖道瘘。严重梗阻性难产若不及时处理，可导致先兆子宫破裂，甚至子宫破裂，危及产妇生命。

（3）估计头盆关系：正常情况下，部分初孕妇在预产期前两周，经产妇于临产后，胎头应入盆。若已临产，胎头仍未入盆者，应充分估计头盆是否相称，可行胎头跨耻征检查。检查方法是：孕妇排空膀胱、仰卧、两腿伸直，检查者将手放在耻骨联合上方，将浮动的胎头向骨盆腔方向推压。若胎头低于耻骨联合平面，表示胎头可以入盆，头盆相称，称胎头跨耻征阴性；若胎头与耻骨联合在同一平面，表示可疑头盆不称，称胎头跨耻征可疑阳性；若胎头高于耻骨联合平面，表示明显头盆不称，称胎头跨耻征阳性。胎头跨耻征阳性者（图9－3），应让产妇取两腿屈曲半卧位，再以同法检查胎头能否入盆。倘若能入盆，表示骨盆倾斜度异常，并非头盆不称。

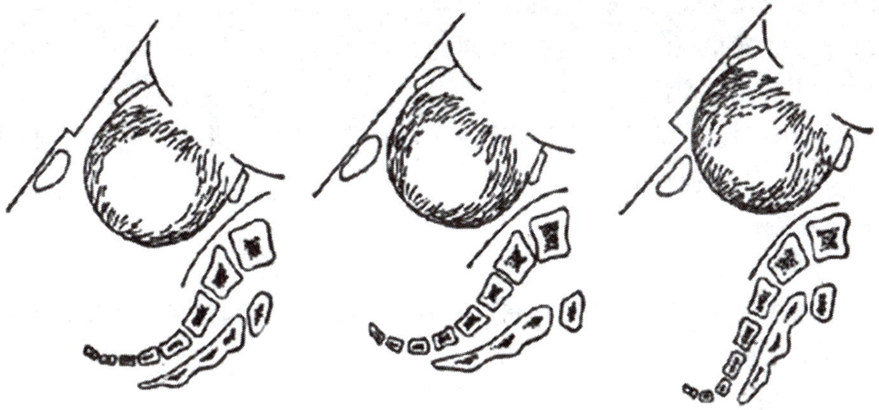

（1）头盆相称　（2）头盆可能不称　（3）头盆不称

图9－3　检查头盆相称程度

3. 骨盆测量

（1）骨盆外测量：骨盆外测量骶耻外径＜18cm为扁平骨盆；坐骨结节间径＜8cm，耻骨弓角度＜90°，为漏斗骨盆；各径线小于正常值2cm或以上为均小骨盆；骨盆两侧斜径（以一侧骨盆髂前上棘至对侧髂后上棘间的距离）与同侧直径（从骨盆髂前上棘至同侧髂后上棘间的距离）相差＞1cm为偏斜形骨盆。

（2）骨盆内测量：骨盆外测量发现异常，应进行骨盆内测量，宜于妊娠24～36周，阴道松软时进行。若对角径＜11.5cm，骶岬突出为骨盆入口平面狭窄，属扁平骨盆。中骨盆平面狭窄及骨盆出口平面狭窄往往同时存在，应测量骶骨前面弯曲度、坐骨棘间径、坐骨切迹宽度（即骶棘韧带宽度）。若坐骨棘间径＜10cm，坐骨切迹宽度＜2横指，为中骨盆平面狭窄。若坐骨结节间径＜8cm，应测量出口后矢状径及检查骶尾关节活动度，估计骨盆出口平面的狭窄程度。若坐骨结节间径与出口后矢状径之和＜15cm，为骨盆出口平面狭窄。

（三）心理社会资料

产妇与家属临产前对狭窄骨盆的危害认识不够，思想准备不充分，临产后表现为紧张、焦虑及恐惧的心理。

（四）辅助检查

B型超声检查能较准确测量胎头双顶径、股骨长度，估计胎儿大小，帮助判断胎先露与骨盆的关系。

【护理诊断】

1. 焦虑 与分娩过程的结果未知及害怕手术有关。

2. 有感染的危险 与胎膜早破、产程延长、手术助产有关。

3. 有受伤的危险 与难产、手术产有关。

4. 潜在并发症 子宫破裂。

【护理目标】

（1）产妇情绪稳定，积极配合医师处理。

（2）产妇的感染征象获得预防和控制。

（3）母儿不出现产伤。

（4）护士通过观察能及时发现难产及子宫破裂的先兆，并配合医师处理，使病情得以控制，不出现各种并发症。

【护理措施】

（一）预防措施

（1）幼年时注意多晒太阳，补充鱼肝油、钙剂，防止佝偻病的发生；加强营养，勿与结核患者接触，防止结核病的发生。

（2）避免患脊髓灰质炎、外伤等。

（3）加强产前检查，发现有骨盆狭窄者嘱适当提前来医院待产，避免在家分娩造成滞产。

（二）病情观察

对于骨盆入口平面狭窄、胎头跨耻征可疑阳性者，应在严密监护下试产。试产时应有专人守护，密切观察宫缩及胎心音变化，检查宫口扩张及胎先露下降的程度，评估产程进展。试产必须以宫口开大3～4cm，胎膜已破为试产的开始，胎膜未破者可在宫口开大3cm时行人工破膜。若破膜后宫缩加强，产程进展顺利，多数能经阴道分娩。试产过程中若出现子宫收缩乏力，可用缩宫素静脉滴注加强宫缩。试产中不宜使用止痛、镇静剂。试产时间一般为2～4小时，破膜较早者，试产时间可适当缩短。若发现有不协调性子宫收缩，胎头下降受阻，产妇腹部呈葫芦形，立即报告医师，并遵医嘱使用宫缩抑制剂，防止子宫发生破裂。

（三）医护治疗配合

1. 骨盆入口平面狭窄 明显头盆不称、胎头跨耻征阳性者，足月活胎不能经阴道分娩，应做好剖宫产术的术前准备工作。

2. 中骨盆平面狭窄 宫口开全后，若胎头双顶径仍在坐骨棘水平以上者，应做好剖宫产术前准备；若胎头双顶径已达坐骨棘水平以下，应做好会阴侧切、阴道助产术的准备，同时做好新生儿窒息抢救的准备工作。

3. 骨盆出口平面狭窄 出口平面是产道最低部位，应在临产前对胎儿大小、头盆关系作充分估计，决定分娩方式，出口平面明显狭窄者不宜试产。若出口横径与后矢状径之和大于15cm，胎儿体重<3500g者，多数可经阴道分娩；若胎儿体重>3500g，或伴胎位异常者，应作好剖宫产的术前准备。

4. 三个平面狭窄 若胎儿不大，胎位正常，头盆相称，宫缩好，可以试产；若胎儿较大，明显头盆不称，尽早做好剖宫产准备。

5. 畸形骨盆 若畸形严重，明显头盆不称，应及时做好剖宫产术前准备。

以上胎儿娩出后，应及时给产妇注射缩宫素，防止产后出血。保持外阴清洁。胎先露长时间压迫阴道或出现血尿者，应留置导尿管8～12日，且保持导尿管通畅，定时更换橡皮管及接尿瓶，遵医嘱用抗生素防治感染。

（四）心理护理

（1）提供有关资料，说明骨盆狭窄对母儿的影响，提高产妇对骨盆狭窄造成危害的认识。

（2）向产妇解释病情，详细讲解有关阴道助产术或剖宫产术的必要性及可靠性，增加其安全感，消除其恐惧心理。

（3）多与产妇接触，与产妇建立良好的护患关系。教会放松术，使产妇心情舒畅，对分娩充满信心。

（五）一般护理

（1）产道异常者往往产程延长，故在生活上多关心、体贴产妇，充分供给营养和水份，必要时静脉滴注葡萄糖液，补充电解质、维生素C，以保证良好精力与体力。

（2）产道异常容易引起胎膜早破、脐带脱垂。临产后应嘱产妇卧床休息，少做肛查，勿灌肠，避免胎膜破裂。若胎膜已破，头先露未衔接或胎位异常者应抬高床尾，防止脐带脱垂。

（3）产后加强会阴护理，并指导母乳喂养。

【护理评价】

（1）产妇心情平静，能复述狭窄骨盆对分娩的影响。

（2）产妇定期做产前检查，对阴道助产术或剖宫产术有足够的思想准备。

（3）新生儿健康，无颅内出血、产伤等。

（4）产妇生命体征正常，未出现子宫破裂、生殖道瘘等并发症。

二、软产道异常

【疾病概要】

软产道包括子宫下段、宫颈、阴道及骨盆底软组织构成的弯曲管道。软产道异常主要分为外阴异常、阴道异常及子宫颈异常三种。主要表现为会阴坚韧或水肿、阴道纵隔、横隔、阴道瘢痕及子宫颈瘢痕、水肿等。临床上软产道异常导致难产者少见，易被忽略。其处理原则是：妊娠早期常规行妇科检查，了解软产道有无异常，尽早处理。临产后根据软产道异常阻碍分娩的程度，选择适当分娩方式。

【护理评估】

（一）健康史

了解产妇年龄，分娩史，既往有无妇科手术、感染史及阴道内用药史等。

（二）身体状况

1. 产程进展慢 软产道异常主要阻碍胎儿先露部下降和影响宫口扩张，导致产程延长，多为活跃晚期及第二产程的延长。

2. 妇科检查

（1）外阴异常：①会阴坚韧：初产妇，尤其是高龄初产妇较多见。由于组织坚韧，缺乏弹性，会阴伸展性差，使阴道口狭小，在第二产程阻碍胎头娩出，致第二产程延长。②外阴水肿：多见于妊娠期高血压疾病、重度贫血、心脏病、慢性肾炎及营养不良的产妇。重度外阴水肿，分娩时妨碍胎先露下降，造成组织损伤、感染和愈合不良等情况。③外阴瘢痕：外伤、烧伤、手术或感染等遗留瘢痕挛缩，外阴失去伸展性或阴道口狭窄而影响胎先露下降。

（2）阴道异常：①先天性阴道横隔、纵隔：横隔较坚韧，多位于阴道上段。在横隔中央或稍偏一侧常有一小孔，易被误认为宫颈外口。若仔细阴道检查，在小孔上方可触及逐渐开大的宫口边缘，而该小孔的直径并不变大，阻碍胎先露下降。阴道纵隔多较薄弱，当胎先露下降时，往往使其自行断裂或被挤向一侧而不影响胎儿娩出。②阴道瘢痕性狭窄：由产伤、药物腐蚀、手术感染致使阴道瘢痕挛缩形成狭窄，影响第二产程的进展。③阴道壁囊肿和肿瘤：阴道壁囊肿较大或实质性肿瘤可妨碍胎先露下降。

（3）宫颈异常：①宫颈外口粘连：多在分娩受阻时发现。宫颈管已消失而宫口却不扩张，仍为一个很小的孔，通常用手指稍加压力分离粘合的小孔后，宫口即可在短时间内开全。②宫颈坚韧：常见于高龄初产妇，宫颈缺乏弹性或精神过度紧张使宫颈挛缩，宫颈不易扩张。③宫颈水肿：多见于滞产或枕后位，产妇过早运用腹压，子宫颈前唇长时间受压于胎头与耻骨联合之间，引起水肿。④宫颈瘢痕：宫颈锥形切除术后、宫颈裂伤修补术后等所致，使宫口扩张缓慢或停滞。⑤宫颈癌：宫颈组织硬而脆，缺乏伸展性，临产后影响宫口扩张，若经阴道分娩，有发生大出血、裂伤、感染及癌细胞扩散等危险。⑥宫颈肌瘤：位于子宫下段或子宫颈部位的较大肌瘤，阻塞产道，影响胎头入盆与下降。

（三）心理社会资料

产妇对软产道异常的原因认识不够，故而有羞耻感、忧虑感。另产程延长，害怕手术及担心自身与胎儿安危，产妇心情尤为紧张、恐惧。

【护理诊断】

1. 焦虑 与产程延长、担心难产及胎儿安全有关。

2. 有新生儿受伤的危险 与产程延长及手术产有关。

3. 组织完整性受损 与外阴、阴道、宫颈不同程度的裂伤有关。

【护理目标】

（1）产妇焦虑程度减轻。

（2）新生儿健康，未受损伤。

（3）未发生软产道的损伤或仅有轻度损伤。

【护理措施】

（一）预防措施

（1）严格掌握阴道助产术的指征，防治产褥感染。

（2）在妊娠早期常规行妇科检查，发现软产道异常及时处理，避免分娩时阻碍产程进展。

（二）病情观察

临产后密切观察胎心音、宫缩、胎先露下降及宫口扩张情况，发现异常及时报告医师。

（三）医护治疗配合

（1）胎儿窘迫时，遵医嘱吸氧、用药，增加胎儿对缺氧的耐受性及纠正酸中毒等处理。

（2）外阴水肿影响组织弹性，可用50%硫酸镁湿热敷。临产后仍有严重水肿时可在严格消毒下，用针多点穿刺放液，分娩时协助医师行会阴切开术，产后加强局部护理，严防伤口感染。

（3）外阴坚韧、阴道瘢痕较轻者，做好会阴侧切缝合术及阴道助产术的准备工作。

（4）阴道横隔较薄者，协助医师在直视下将横隔作“X”形切开，待胎儿娩出后，再用肠线将切缘间断缝合。

（5）宫颈水肿者用1%普鲁卡因或阿托品宫颈注射，或用手上推宫颈，使宫颈逐渐扩张越过胎头，常可经阴道分娩。

（6）各种严重的软产道异常，明显阻碍胎先露下降者，应做好剖宫产术的术前准备以及新生儿窒息抢救准备工作。术后保持外阴清洁卫生，遵医嘱用抗生素防治感染。

（四）心理护理

（1）向产妇及家属说明阴道分娩的可能性及优点，增强其自信心。

（2）解释有关检查及治疗的必要性与可靠性，增加其安全感。

（3）鼓励家属多关心、体贴产妇，并劝导产妇配合医师处理。

（五）一般护理

临产前后鼓励多进食、多休息，宫缩痛时不高声喊叫，以保证良好体力与精力。及时排空大小便，避免引起宫缩乏力。产后多巡视病房，随时解决产妇的生活需要。加强会阴护理，协助指导母乳喂养。

第三节　胎位及胎儿发育异常

分娩时除枕前位（约占90%）为正常胎位外，其余均为异常胎位，是造成难产的常见原因之一。临床上所见的异常胎位有：①胎先露异常（臀先露、肩先露等）。②胎头衔接不良（高直位、前不均倾位）。③胎头俯屈不良（面先露、额先露、前囟先露）。④胎头内旋转异常（持续性枕后位和枕横位）。此外还有复合先露，即除胎头或胎臀为主要先露之外，同时伴有小肢体为先露者。胎儿发育异常指胎儿发育过大及胎儿畸形。以上各种胎儿异常，若诊断不及时，处理不恰当，常给母儿造成严重危害，应予重视。以下仅介绍几种常见的异位胎位及胎儿发育异常。

一、持续性枕后位、枕横位

【疾病概要】

在分娩过程中，胎头以枕后位或枕横位衔接。在下降过程中，胎头枕部因强有力的宫缩绝大多数能向前转135°或90°自然分娩。仅有5%～10%胎头枕骨不能转向前方，直至分娩后期仍持续位于母体骨盆后方或侧方，致使分娩发生困难者，称持续性枕后位或持续性枕横位。多因骨盆异常、胎头俯屈不良、子宫收缩乏力等影响胎头内旋转所致。其处理原则应根据产程的进展，结合产力、产道、产妇精神状况进行综合分析，采用适当的分娩方式结束分娩。

【护理评估】

（一）健康史

了解产妇骨盆有无异常。既往孕产史中，有无异常胎位、难产、死产及手术产史。

（二）身体状况

1. 产程进展慢 由于枕后位、枕横位的胎先露部不易紧贴子宫颈及子宫下段，常导致协调性宫缩乏力及宫颈扩张缓慢，致产程延长。多见于活跃晚期及第二产程延长。若在阴道口虽已见胎发，历经多次宫缩时屏气，却不见胎头继续下降时，可能是持续性枕后位或枕横位。

2. 产妇过早屏气用力 枕后位者因枕骨持续位于骨盆后方压迫直肠，产妇自觉肛门坠胀及有排便感，致使子宫颈口尚未开全时，过早向下屏气用力使用腹压，容易导致宫颈前唇水肿和产妇疲劳、肠胀气、尿潴留，进一步影响产程进展。

3. 腹部检查 在宫底部触及胎臀、胎背偏向母体的后方或侧方，腹部前方可清楚触及胎儿肢体。胎心音多在脐下偏外侧听得最清楚。

4. 肛门或阴道检查 当宫口开大或开全时，若为枕后位，可触及胎头矢状缝在骨盆斜径上，大囟门在其侧前方，且盆腔后部较空虚。若为枕横位，则胎头矢状缝在骨盆横径上，大小囟门分别在其两侧。若肛门检查触不清楚，经阴道检查能清楚地触及矢状缝、囟门或耳廓的方向以确定胎位。

（三）心理社会资料

临产初期，产妇对持续性枕后位、枕横位认识有限，无明显心理负担。随着产程延长，不断向下屏气用力，已感体力衰竭却不见胎儿娩出，产妇产生高度紧张、焦虑不安的心理。倘若家属支持不够，医护人员不够负责，使产妇心情更为焦虑与恐惧。

（四）辅助检查

B 型超声检查可探查胎头枕部及颜面的位置以确定胎方位。

【护理诊断】

1. 焦虑　与担心难产、胎儿安全、害怕手术产有关。

2. 疲乏　与过早使用腹压、产程延长、进食少、睡眠不足有关。

3. 有新生儿受伤的危险　与产程延长、胎头受压过久及手术助产有关。

4. 有感染的危险　与产程延长，多次阴道检查及手术产有关。

【护理目标】

（1）产妇情绪稳定，焦虑感减轻。

（2）产妇精神饱满，积极配合医师处理。

（3）新生儿正常。

（4）产妇体温正常，伤口无红肿等感染征象。

【护理措施】

（一）预防措施

（1）加强产前检查，及早发现骨盆异常及妊娠并发症，临产后尽早处理，选择正确分娩方式，防止滞产的发生。

（2）鼓励临产后多进食、注意休息，避免子宫收缩乏力引起胎头内旋转异常而致持续性枕后位、枕横位。

（二）病情观察

严密观察宫缩、胎心音变化情况及产程进展。仔细辨别胎方位，检查有无破膜、羊水量及性质、有无胎头水肿。观察产妇全身情况及精神状况。如发现异常及时报告医师并协助处理。

（三）医护治疗配合

（1）若宫口开全，胎头双顶径已达坐骨棘平面以下，应做好阴道助产术的准备工作。

（2）若胎头位置高或胎儿窘迫，做好剖宫产术的术前准备及抢救新生儿窒息的准备工作。

（四）心理护理

向产妇解释持续性枕后位、枕横位多可从阴道顺利分娩，嘱其耐心等待，不要有急躁情绪。对不能自然分娩者，说明有关阴道助产术或剖宫产术的必要性及可靠性，增加其安全感，消除恐惧感。医护人员语言要亲切，态度要和蔼，及时正确解答产妇提出的有关问题。鼓励家属陪伴分娩，给产妇精神安慰，消除紧张、焦虑的心理。

（五）一般护理

（1）鼓励产妇进食与休息，让其朝向胎背的对侧方向侧卧，以利胎头枕部转向前方。并嘱产妇不要过早屏气用力，以免宫颈水肿。

（2）督促产妇每 2 小时排尿一次，避免膀胱充盈阻碍胎头下降。

（3）临产后不要过早干涉产程，尽量减少不必要的肛门检查及阴道检查，严格执行无菌操作。

(4) 产后注意外阴卫生，加强会阴护理，遵医嘱使用抗生素。

二、臀先露

【疾病概要】

臀先露是最常见的异常胎位，指以胎臀、足或膝为先露，以胎儿骶骨为指示点在母体骨盆的前、后、侧方，构成 6 种胎位的总称，亦称臀位，约占足月分娩总数的 3%～4%。多由骨盆狭窄、前置胎盘、胎儿在宫腔内活动范围过大或受限引起。临床上根据胎儿两下肢所取的姿势分为 3 种类型。①单臀先露（腿直臀先露）：胎儿双髋关节屈曲、双膝关节伸直，以胎臀为先露者，最多见；②混合臀先露（完全臀先露）：胎儿双髋关节及膝关节均屈曲犹如盘膝坐，以臀部与双足为先露者，较多见；③足先露（不完全臀先露）：以一足或双足，一膝或双膝或一足一膝为先露。膝先露是暂时的，分娩开始后即转为足先露，临床上少见。因胎头比胎臀大，臀位分娩时后出头无明显变形，往往娩出困难，加之脐带脱垂较多见，使围生儿死亡率增高，约为枕先露娩出的 3～8 倍。其处理原则是：妊娠期适时纠正胎位，分娩期结合产妇年龄、产次、产力、产道、胎儿情况及有无合并症等综合分析决定分娩方式。

【护理评估】

（一）健康史

了解产妇年龄、是否为经产妇、有无羊水过多、双胎、骨盆异常及前置胎盘等。

（二）身体状况

1. 症状 孕妇常感肋下有圆而硬的胎头，临产后由于胎臀不能紧贴子宫下段及宫颈，常导致宫缩乏力，宫口扩张缓慢，先露下降慢，致使产程延长。第一产程可见胎足脱出阴道，单臀者有胎粪排出。

2. 体征

(1) 腹部检查：子宫呈纵椭圆形，在子宫底部可触及圆而硬、有浮球感的胎头；在耻骨联合上方可触及宽而软、不规则的胎臀，胎心音在脐的左上方或右上方听得最清楚。

(2) 肛门及阴道检查：肛门检查时，可触及软而不规则的胎臀或触到胎足、胎肢。阴道检查时，如胎膜已破可直接触到胎臀、外生殖器及肛门。但应该注意鉴别臀与面部。若为胎面部，可触及口与两颧骨突出点呈三角形，手指放入口内可触及齿龈和弓状的下颌骨。若为胎臀，可触及肛门与两坐骨结节连在一条直线上，手指放入肛门内有环状括约肌收缩感，取出手指可见胎粪。若触及胎儿足部时，应与胎手相鉴别。

（三）心理社会资料

产妇及家属对臀先露分娩时的危险性估计不足，任其自然。产程延长时担心胎儿安全、害怕手术，从而焦虑、恐惧。

（四）辅助检查

B 型超声检查能探清臀先露类型、胎儿大小、胎心搏动情况及胎盘的位置。

【护理诊断】

1. 知识缺乏　缺乏臀先露对分娩危害的认识。

2. 焦虑　与担心胎儿安危、害怕手术有关。

3. 有新生儿受伤的危险　与胎儿脐带脱出，后出头困难及臀助产术有关。

4. 有感染的危险　与胎膜早破、产程延长及手术产有关。

【护理目标】

（1）产妇能说出臀位的危害性并在孕期积极纠正胎位。

（2）产妇焦虑、恐惧感减轻。

（3）新生儿健康。

（4）产妇恶露无臭味、无发热及血象升高等感染征象。

【护理措施】

（一）预防措施

（1）加强产前检查，尽早发现胎位异常并予矫正。若矫正失败，提前1周住院待产。

（2）临产后根据头盆关系，臀位类型等选择正确分娩方式。

（二）病情观察

（1）严密观察宫缩、胎心音情况及产程进展，注意有无破膜。若已破膜，仔细观察羊水量及性质，检查有无脐带脱垂。

（2）宫口未开全、胎足脱出者，应注意堵臀。堵臀时要注意观察有无先兆子宫破裂的征象。发现异常及时报告医师。

（三）医护治疗配合

1. 协助矫正臀位　妊娠30周前臀位多能自然转成头先露。若妊娠30周后仍为臀先露，应予矫正。矫正方法常用以下几种。

（1）胸膝卧位：让孕妇排空膀胱、松解裤带，做胸膝卧位姿势（图9－4），每日2次，每次15分钟，连做一周后复查。这种姿势可使胎臀退出盆腔，借助胎儿重心改变，使胎头与胎背所形成的弧形顺着宫底弧面滑动而完成胎位矫正。

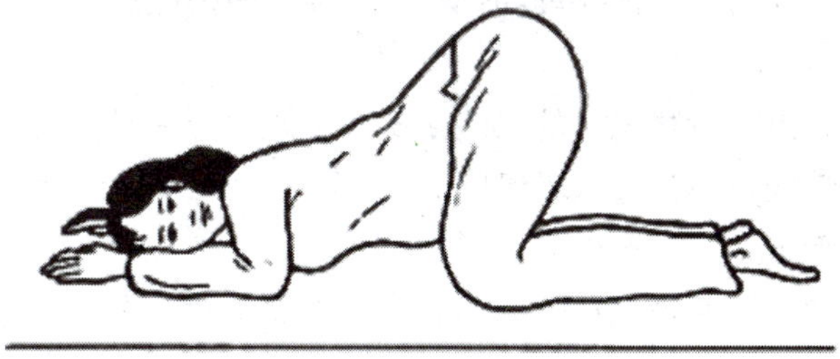

图9－4　胸膝卧位

（2）激光照射或艾灸至阴穴：近年多用激光照射两侧至阴穴（足小趾外侧趾甲角旁0.1寸），也可用艾条灸，每日1次，每次约15～20分钟，5次为一疗程。

（3）外转胎位术：应用上述方法矫正无效时，于妊娠32～34周时可行外转胎位术，应由技术熟练的医师完成。

2. 协助剖宫产术 对高龄初产、有难产史、不完全臀先露、骨盆狭窄、软产道严重异常、胎儿体重大于3500g且存活、胎儿窘迫等均应做好剖宫产术的术前准备工作。

3. 协助阴道分娩

（1）第一产程：嘱产妇左侧卧位休息，少活动、少肛查，禁止灌肠，避免胎膜早破、脐带脱垂。一旦胎膜破裂，应立即听胎心音，抬高床尾，并做肛门或阴道检查，了解宫口大小及有无脐带脱垂。发现异常立即吸氧并报告医师。若胎足脱出至阴道口，应消毒外阴，在子宫收缩时用手掌垫以无菌巾堵住阴道口，直至宫口开全。保证软产道充分扩张，防止后出头困难。

（2）第二产程：接产前导尿，做好会阴侧切及臀助产术的准备，协助接产人员行臀助产术。臀位阴道分娩方式有三种：①自然分娩：指接产人员不做任何牵拉，胎儿自然娩出。少见，仅见于经产妇、胎儿小、宫缩强、产道正常者。②臀助产术：指胎儿脐以下部分自然娩出，而脐以上部分则由接产者协助娩出。注意脐部娩出后，一般应在2~3分钟娩出胎头，最长不超过8分钟。后出头有困难者可用产钳助产。③臀牵引术：指胎儿全部由接产者牵拉娩出，此种手术对胎儿损伤大，不宜采用。

（3）第三产程：协助接产人员娩出胎盘，检查软产道有无裂伤并协助缝合，遵医嘱用缩宫素防治产后出血。

（四）心理护理

（1）宣传臀先露妊娠的保健知识，向孕妇说明臀先露发生的原因，分娩时给母儿带来的危害性，以认识加强产前检查的重要性。

（2）解释剖宫产的必要性及可靠性，增加安全感，消除恐惧感。

（3）主动与产妇沟通，以良好的态度，亲切的语言，精湛的技术赢得产妇的信任。

（五）一般护理

（1）生活上多关心、体贴产妇，补充营养，防止宫缩乏力。

（2）注意卧床休息，临产后尽量少做肛查及不必要的阴道检查。

（3）严密观察宫缩，勤听胎心音。督促每2~4小时小便一次。

（4）产后遵医嘱用药，指导母乳喂养，加强会阴护理。

【护理评价】

（1）产妇能说出有关臀先露的保健知识，有效执行医嘱。

（2）产妇心情舒畅，焦虑、恐惧感减轻。

（3）新生儿无窒息、无产伤。

（4）产妇无腹痛、恶露无臭味，体温、血常规正常，未发生感染。

三、肩先露

【疾病概要】

胎体纵轴与母体纵轴相垂直，胎儿横卧于骨盆入口之上，以肩为先露者称为肩先露，亦称横位。根据胎头及肩胛骨与母体骨盆的关系分肩左前、肩右前、肩左后及肩右后四种胎位。约占足月分娩总数的0.1%～0.25%，是对母儿最不利的胎位，发生原因与臀先露相同。其处理原则是：妊娠期适时矫正胎位，分娩期根据胎儿是否存活、宫口开大、母体情况分别采用剖宫产术或内转胎位术后经阴道结束分娩。

【护理评估】

（一）健康史

询问产妇年龄、孕产史，了解有无羊水过多、子宫畸形、骨盆异常等。

（二）身体状况

1. 产程停滞　肩先露者，胎肩不能紧贴子宫下段及宫颈内口，缺乏直接刺激，容易发生宫缩乏力；胎肩对宫颈压力不均，容易发生胎膜早破；破膜后羊水迅速外流，胎儿上肢或脐带容易脱出，导致胎儿窘迫甚至死亡。随着子宫收缩不断加强，胎肩及一部分胎儿胸廓被挤入盆腔内，胎体折叠弯曲、胎颈被拉长，上肢脱出于阴道口外，胎头和胎臀仍被阻于骨盆入口上方，形成忽略性或嵌顿性横位，致产程停滞。若宫缩继续加强，可引起病理缩复环，甚至引起子宫破裂。

2. 腹部检查　产妇腹部呈横椭圆形，子宫底高度低于妊娠周数，但横径宽。腹部触诊：子宫底部及耻骨联合上方较空虚，在母体腹部一侧可触及胎头，另一侧可触及胎臀。肩前位时，腹部一侧可触及宽而平坦的胎背；肩后位时，可扪及不规则胎儿肢体。听诊：胎心在脐周两侧最清楚。

3. 肛查或阴道检查　若胎膜未破，先露位置高，肛门检查不易触及胎先露。若胎膜已破，宫口扩张，阴道检查能触到胎儿手、肩胛骨和腋窝。并根据腋窝尖端指向母体左或右方，肩胛骨朝向母体前或后方确定胎位。

（三）心理社会资料

产妇和家属对肩先露的认识不足，致使肩先露得不到及时矫正。一旦产妇得知横位的危害，担心自身及胎儿安危，表现出异常焦虑、恐惧的心理。分娩时胎手脱出，如果家属进行迷信活动，耽误挽救时间，可造成母儿双亡。

（四）辅助检查

B型超声检查能准确探清肩先露且确定具体胎方位。

【护理诊断】

1. 知识缺乏　缺乏预防肩先露的知识。

2. 有新生儿受伤的危险　与分娩受阻、手术产有关。

3. 有感染的危险性　与胎膜早破、手术产有关。

4. 潜在并发症　子宫破裂。

【护理目标】

（1）产妇能说出肩先露的危害性并在孕期积极纠正胎位。

（2）分娩顺利，新生儿健康。

（3）产妇未发生感染。

（4）产妇未出现子宫破裂。

【护理措施】

（一）预防措施

（1）加强产前检查，及时发现胎位异常，并尽早纠正。

（2）妊娠末期或临产后，若横位仍未纠正者，应遵医嘱尽早做好剖宫产的术前准备。

（二）病情观察

严密观察宫缩、胎心音变化及生命体征，检查腹部有无病理性缩复环，阴道有无胎手脱出，发现异常及时报告医师。

（三）医护治疗配合

（1）嘱产妇左侧卧位休息，禁灌肠，避免胎膜早破。

（2）足月分娩者，临产后尽早做好剖宫产术的术前准备及抢救新生儿窒息的准备工作。

（3）若胎儿已死，无先兆子宫破裂者，待宫口开全后协助医师进行毁胎术。

（四）心理护理

介绍有关肩先露对分娩影响的知识。向产妇说明横位者足月胎儿不能从阴道分娩，是绝对难产，强行从阴道分娩，后果不堪设想。说明剖宫产术的必要性及术前、术后注意事项、安全措施，使其乐意接受手术。

（五）一般护理

临产后尽量减少不必要的阴道检查，及时做好术前准备工作，严格无菌操作。术后提供舒适安静的休养环境，把呼叫器放到随手可及的地方，为产妇擦汗、喂水，及时倾倒排泄物。加强腹部切口护理，保持外阴清洁、干燥。遵医嘱用药，指导母乳喂养。

（六）健康指导

嘱出院后注意休息，加强营养。遵医嘱继续服用抗生素，防治腹部切口感染。

四、胎儿发育异常

【疾病概要】

胎儿发育异常包括胎儿发育过大（如巨大胎儿）及胎儿畸形（如脑积水、无脑儿、联体双胎等），也可引起难产，不容忽视。

（一）巨大儿

胎儿体重达到或超过4000g者，称巨大儿。常见于妊娠合并糖尿病、父母身材高大、孕妇营养过度、过期妊娠等。因胎儿巨大，肩周径显著增大，常引起头盆不称，肩难产而致母子受伤等不良后果。其处理原则是：根据有无头盆不称施行剖宫产术或阴道助产术。

（二）胎儿畸形

常见的有脑积水和无脑儿。脑积水指胎头脑室内外有大量脑脊液（500～3000ml或更多）潴留于颅腔内，使颅腔体积增大，颅缝明显增宽，囟门显著增大者。胎儿常伴脊柱裂、足内翻等畸形，发生率为0.5‰。因头围过大，常引起相对头盆不称致分娩困难。

无脑儿指胎头缺乏颅盖骨，颅底部脑髓暴露于外面，眼球突出。常与脊椎裂畸形并存。多伴有羊水过多，易引起早产。部分无脑儿因其胎头狭小，不能紧贴子宫下段，使子宫下段缺乏应有的刺激，常引起过期妊娠，胎儿不能存活。

胎儿畸形的处理原则是：一旦确诊，以保护母体为原则，尽早终止妊娠。

【护理评估】

（一）健康史

1. 询问产妇既往有无糖尿病史、难产史、巨大胎儿分娩史，了解产妇身材是否高大、是否营养过度或过期妊娠。

2. 询问妊娠早期是否有病毒感染、药物影响或接触过放射线等，以往家族中有无同类疾患史。

（二）身体状况

1. 巨大儿　孕妇自觉腹部增大迅速，且有沉重感，有时可出现呼吸困难。触诊：宫高、腹围大于妊娠月份；胎体大，先露高浮。听诊：胎心音位置较正常稍高。

2. 胎儿畸形

（1）脑积水：腹部检查感胎头胎体比例不相称，可触及较大、软且有弹性的胎头。肛门检查感盆腔内有空虚感。阴道检查：胎头较大，颅缝囟门较宽，颅骨软而薄，触压有乒乓球样弹性感。若为臀先露，则在子宫底部可触及宽大胎头。

（2）无脑儿：腹部检查发现胎头较小，若合并羊水过多，则胎头常触不清，易误诊为臀位。阴道及肛门检查：可触及凹凸不平的颅底部，易误诊为面先露或臀先露，应加以鉴别。

（三）心理社会资料

（1）产妇因担心巨大儿难产及手术产而焦虑恐惧不安。

（2）若胎儿有畸形，又多感自卑、自责、内疚。若家属不理解，亲朋好友歧视，则更加重了产妇的忧郁、悲观情绪。

（四）辅助检查

1. 实验室检查

（1）疑糖尿病者，孕产妇应作血糖、尿糖检查。

（2）胎儿畸形者，孕妇血清或羊水中甲胎蛋白（AFP）含量明显增高。无脑儿孕妇尿E_3常呈低值。

2. B型超声检查　探查胎体及胎头双径顶均大，双顶径>10cm时，考虑巨大胎儿的可能性大，同时可与双胎、羊水过多、胎儿畸形相鉴别。胎头双顶径>11cm，侧脑室增大、对称。脑室内可见不规则液性暗区者考虑脑积水。探测胎头无双顶径及颅顶骨图像者考虑为无脑儿。

3. X线检查　无脑儿可清楚地看到颅盖骨缺损。

【护理诊断】

1. 有新生儿受伤的危险 与巨大儿产程延长、手术产有关。

2. 焦虑/预感性悲哀 与担心难产、手术产及胎儿畸形有关。

3. 组织完整性受损 与巨大儿娩出损伤软产道有关。

4. 潜在并发症 子宫破裂。

【护理目标】

(1) 新生儿健康。

(2) 产妇焦虑程度减轻。

(3) 未发生软产道的损伤或仅有轻度损伤。

【护理措施】

(一) 预防措施

(1) 加强孕期保健，注意合理饮食与休息，孕早期避免病毒感染，避免接触有害物质。

(2) 家族中有胎儿畸形分娩史者，孕早期应行产前诊断。发现畸形尽早终止妊娠。

(3) 加强产前检查，尽早发现并发症与合并症，及时处理。

(4) 胎儿巨大、头盆不称者，嘱提前入院选择适当分娩方式。

(二) 病情观察

(1) 临产后严密观察宫缩，胎心音及产程进展情况。

(2) 观察母体情绪及全身情况。

(3) 产后仔细检查软产道有无裂伤，新生儿有无产伤。

(三) 医护治疗配合

1. 巨大儿 临产前后协助医师充分估计胎儿大小，头盆关系，防止肩难产。医师决定行剖宫产术者，护士应做好剖宫产术的术前准备工作；决定行阴道助产术者，应做好阴道助产术及抢救新生儿的准备工作。操作时动作轻柔准确，避免新生儿产伤。产后协助检查软产道，有裂伤者及时缝合。术后遵医嘱使用宫缩剂及抗生素，预防产后出血及感染。

2. 胎儿畸形

(1) 因胎儿无生存价值，确诊后孕期应协助医师行羊膜腔内利凡诺注射引产术。

(2) 临产后以保护母体为原则。脑积水者，根据宫口扩张程度，协助行颅缝穿刺术并放出脑脊液，等待自然分娩。

(3) 产后协助检查软产道有无裂伤，并协助及时缝合。

(四) 心理护理

(1) 说明巨大儿对分娩的影响。介绍医院环境及医疗设施、技术力量，消除焦虑、恐惧心理。

(2) 评估产妇悲观情绪的程度，允许产妇用哭泣表达悲哀，对产妇的自责、内疚要给予同情、安慰。

(3) 向产妇解释胎儿畸形并非她的过错，帮助寻找原因，指导下次妊娠应注意的事项。

(4) 鼓励丈夫陪伴关心、体贴。劝其面对现实，学会放松术。

(五) 一般护理

临产前后鼓励产妇多进食，注意休息，保证体力与精力。鼓励产妇小便，避免膀胱充盈影响宫缩。产后提供舒适休养环境，保持外阴清洁，避免感染。

(六) 健康指导

胎儿死亡者，指导产妇回奶方法，可用己烯雌酚口服或肌注；芒硝外敷双侧乳房；穿紧身内衣等。并指导个人卫生及宣教下次妊娠时的保健知识。

(赵　雪)

第十章 | 分娩并发症妇女的护理

学习目标

1. 掌握胎膜早破、产后出血及羊水栓塞的概念。
2. 掌握产后出血与子宫破裂的护理评估及护理措施。
3. 熟悉产后出血及子宫破裂的原因与防治原则。
4. 熟悉胎膜早破的护理评估及护理措施。
5. 了解羊水栓塞的病因及评估要点和主要护理措施。

案例引导

涂某，女，29 岁，无业。因停经 38 周，阴道流液 8 小时于 2012 年 2 月 7 日急诊入院。患者平时月经规律，周期 30 天，LMP 2011 年 5 月 14 日。既往人流 1 次。本次妊娠经过顺利，定期行产前检查，未见异常。8 小时前突感阴道流液，浸湿内裤，活动时液体增加，不伴腹痛及阴道流血。入院查体：体温 36.5℃，脉搏 98 次/分，呼吸 20 次/分，血压 120/70mmHg，心肺听诊无异常。产科检查：宫高 32cm，腹围 96cm，无宫缩，头先露，LOA，未入盆，胎心率 150 次/分。消毒后阴道检查：宫颈管未消，宫口未开，头先露 S－3，上推胎头见清亮羊水流出。

1. 该患者情况是否正常，为什么？
2. 请列出其护理诊断并制定主要护理措施。

第一节 胎膜早破

【疾病概要】

胎膜早破（premature rupture of membrane，PROM）是指在临产前胎膜自然破裂。胎膜早破是分娩期常见的并发症，约占分娩总数的 2.7% ～17%，是引起早产、脐带脱垂及母儿感染的常见原因之一。

导致胎膜早破的因素很多，目前认为主要与生殖道病原微生物上行感染、羊膜腔内压力增高、胎膜受力不均、营养缺乏及宫颈内口松弛等有关。胎膜早破时孕妇多突感较多液体从阴道流出，而无腹痛等产兆。其处理取决于胎龄及是否存在宫内感染、胎儿窘迫等临床征象。

【护理评估】

（一）健康史

了解妊娠期诱发胎膜早破的病史，如是否有创伤史、妊娠后期性交史、妊娠期羊水过多的病史等。确定胎膜破裂的时间及妊娠周数、是否存在感染等征象。

（二）身体评估

1. 症状　孕妇突感有较多液体从阴道流出，不能控制，时断时续。当咳嗽、打喷嚏、负重等腹压增加时液体流量可增多。

2. 体征　行肛诊检查，触不到前羊膜囊，上推胎先露见液体流量增多，有时可见流出液中有胎脂或被胎粪污染，伴感染时则有臭味。

（三）心理状况

大多数孕妇担心羊水流尽致早产、宫内感染而危及胎儿生命。亦有少数孕妇可能认为羊水流出为正常现象而不太重视。

（四）辅助检查

1. 阴道酸碱度的检查　正常阴道液呈酸性，pH 值为 4.5～5.5，羊水的 pH 值为 7.0～7.5。用 pH 试纸检查，若流出液 pH≥6.5，视为阳性，提示胎膜早破可能性大，诊断正确率可达 90%。

2. 阴道液涂片检查　阴道液涂片干燥后，若在显微镜下见到羊齿植物叶状结晶提示为羊水。

3. 羊膜镜检查　可直视胎先露部，看不到前羊膜囊，即可确诊胎膜早破。

【护理诊断】

1. 有感染的危险　与胎膜破裂后，下生殖道内病原体上行感染有关。

2. 有胎儿受伤的危险　与脐带脱垂和早产儿肺不成熟有关。

3. 焦虑　与未知的妊娠结局有关。

【护理目标】

（1）孕妇无腹痛、无发热等感染表现。

（2）不发生脐带脱垂和早产或脐带脱垂被及时纠正，胎儿平安出生。

（3）孕妇能充分认识到胎膜早破的预后，积极配合治疗和护理。

【护理措施】

（一）预防措施

（1）孕期注意营养平衡，适量补充维生素 C 等。

（2）积极预防和治疗生殖道感染，重视孕期卫生指导。

（3）妊娠晚期禁止性生活，避免负重和腹部受外力撞击。

（4）宫颈内口松弛者应于妊娠 14～16 周行宫颈环扎术。

（二）病情观察

（1）密切监测胎心变化，若发现胎心异常应及时行阴道检查确定有无脐带脱垂，若有脐带先露或脐带脱垂应立即报告医生进行抢救。

（2）密切观察羊水性状、颜色、量及气味等。

（3）严密观察孕妇生命体征，腹痛情况，及时追踪血常规结果，了解有无感染征象。

（三）医护治疗的配合

（1）期待治疗　期待治疗适应于胎膜早破发生在妊娠28～35周，且不伴感染、胎儿宫内情况良好、羊水过少的患者。给予倍他米松12mg，静脉滴注，每日1次，共2次；或地塞米松10mg，每日1次，共2次。

（2）胎膜破裂超过12小时者应预防性使用抗生素。

（3）若妊娠已达35周或以上者，可适时终止妊娠。

（四）心理护理

注意观察孕妇的情绪变化，加强心理护理，稳定情绪。

（五）一般护理

（1）胎先露未衔接者应绝对卧床休息，抬高臀部防止脐带脱垂。

（2）保持外阴清洁，每日擦洗会阴部2次，避免不必要的肛诊及阴道检查。

（3）指导孕妇使用吸水性好的消毒会阴垫，勤换会阴垫。

（六）健康指导

（1）帮助孕妇分析目前状况，讲解胎膜早破的危害，使孕妇积极参与护理。

（2）指导孕妇自测胎动，出现胎动过频或胎动减少或消失均应及时报告医师。

【护理评价】

（1）母儿生命安全，未发生感染。

（2）无胎儿窘迫与脐带脱垂等并发症，胎儿平安出生。

（3）孕妇无焦虑，积极参与护理，对胎膜早破的处理感到满意。

附　脐带脱垂

脐带脱垂（prolapse of umbilical cord）是指胎膜破裂后，脐带脱出于子宫颈口外，降至阴道甚至外阴。

脐带脱垂容易发生在胎先露部不能衔接时，常见的原因有胎位异常，胎头高浮或头盆不称，羊水过多或羊膜腔内压力过高，脐带过长等。

脐带脱垂多表现为突然胎心率变快或变慢，胎儿循环受阻时间过长（超过7～8分钟）可导致胎儿死亡。阴道检查或肛门检查可于胎儿先露部前方触及条索状物。

一旦确诊脐带脱垂，应抬高臀部，将胎先露上推，同时用抑制宫缩药物，并尽快终止妊娠。

脐带脱垂是一种严重威胁胎儿生命的并发症，须积极预防。对胎膜破裂而先露未衔接者，应抬高臀部绝对卧床休息；对脐带脱垂高危因素者应减少不必要的肛查和阴道检查；人工破膜应选在宫缩间歇期；羊水过多宜采取高位破膜，让羊水缓慢流出。

第二节　产后出血

【疾病概要】

产后出血（postpartum hemorrhage）是指胎儿娩出后24小时内阴道流血量超过500ml。产后出血是分娩期严重的并发症，在我国居产妇四大死亡原因之首。其发病率占分娩总数的2%～3%，80%以上发生在产后2小时内。

引起产后出血的原因主要为子宫收缩乏力、胎盘因素、软产道损伤、凝血功能障碍。这些原因可共存，互为因果、互相影响。

（一）子宫收缩乏力

子宫收缩乏力是产后出血最常见的原因。胎儿娩出后，子宫肌纤维收缩，使张开的血窦受压而止血，因此任何影响子宫肌纤维收缩的因素均可致子宫收缩乏力性产后出血。

1. 全身因素　如产妇体质弱、合并慢性疾病、产程延长、滞产、产程中过多使用镇静剂和麻醉剂等药物、产妇精神过度紧张。

2. 局部因素　子宫过度膨胀，如羊水过多、多胎妊娠、巨大儿等肌纤维过度伸张影响缩复；子宫肌纤维发育不良，如子宫肌瘤、瘢痕子宫、子宫畸形等影响子宫正常收缩；多产妇，反复妊娠分娩，子宫肌纤维受损；胎盘因素如前置胎盘、胎盘早期剥离等影响子宫缩复；膀胱直肠过度充盈亦可影响子宫收缩。

（二）胎盘因素

包括胎盘剥离不全、胎盘剥离后滞留、胎盘嵌顿、胎盘粘连、胎盘植入、胎盘和（或）胎膜残留。

（三）软产道损伤

软产道损伤常与急产、产力过强、胎儿过大；阴道助产手术操作不规范；外阴阴道本身弹性及伸展性差；会阴切开缝合时止血不彻底；宫颈或阴道穹窿的损伤未及时发现等有关。

（四）凝血功能障碍

产妇凝血功能障碍见于两种情况：①与产科有关的并发症导致凝血功能障碍，如妊娠期高血压疾病、羊水栓塞、胎盘早期剥离及死胎等可影响凝血功能并发弥散性血管内凝血。②产妇合并血液系统疾病，如原发性血小板减少、再生障碍性贫血、白血病等。

产后出血主要表现为阴道流血或伴有失血过多引起的并发症如休克、贫血等。

产后出血治疗原则是针对原因迅速止血，补充血容量纠正休克，预防感染。

【护理评估】

（一）健康史

详细询问孕前是否患有慢性全身性疾病，如重症肝炎、严重贫血、血液系统疾病等；子宫是否有疾患或手术史，如子宫肌瘤、剖宫产史、人流史等；妊娠期是否有合并症，如妊娠期高血压疾病、前置胎盘、胎盘早剥、羊水过多等；分娩期是否有产程延长、急产、产妇过度紧张、使用镇静剂、麻醉剂等。

（二）身体状况

1. 阴道流血 不同原因引起的产后出血临床表现不同。

（1）宫缩乏力：在分娩过程中已有宫缩乏力表现，其特点是胎盘剥离延缓，或胎盘娩出后阴道流血呈间歇性，颜色暗红，常伴有血块。检查腹部时感子宫软，轮廓不清或子宫位置升高，按压子宫底时有大量血液及血块流出。

（2）胎盘因素：胎儿娩出后胎盘滞留，未剥离或剥离不全，阴道流血特点似宫缩乏力。

（3）软产道裂伤：胎儿娩出后立即出现阴道流血，色鲜红，呈持续性，凝固。检查腹部时感子宫硬，轮廓清。软产道可见不同程度裂伤并有活动性出血。

（4）凝血功能障碍：阴道流血呈持续性，且不凝固。检查子宫、胎盘及软产道均未见异常，而身体其他部位同时出现出血灶。

2. 休克表现 阴道流血量过多或流血时间长，产妇可出现贫血貌和休克表现，如头晕乏力、口渴、烦躁不安、面色苍白、四肢冰冷、脉搏细数、血压下降等。

阴道出血量评估方法有：①称重法：失血量（ml）=［胎儿娩出后血敷料湿重（g）-分娩前敷料干重（g）］/1.05（血液比重为1.05g/ml）；②容积法：用产后接血容器收集血液后，放入量杯测量失血量。③面积法：可按接血纱布血湿面积10cm×10cm=10ml粗略估计失血量。④休克指数法：休克指数=心率/收缩压（mmHg），0.5为正常；若为1，则为轻度休克；1.0～1.5之间，出血量约为20%～30%；1.5～2之间，为严重休克，出血量约为30%～50%；≥2.0，为重度休克，出血量约为50%以上。

（三）心理状况

由于产后阴道流血增加，产妇及其家属常出现惊慌、恐惧、无助，担心产妇的生命安全。同时，因对医院环境和医疗技术条件不熟悉，对治疗和身体康复感到忧虑。

（四）辅助检查

1. 实验室检查 检查血常规，出、凝血时间，凝血酶原时间及纤维蛋白原测定等结果，了解失血和凝血功能情况。

2. B超检查 疑胎盘残留时可行B超检查。

【护理诊断】

1. 组织灌注量不足 与大量失血相关。

2. 有感染的危险 与失血后抵抗力降低及手术操作有关。

3. 恐惧 与阴道大量出血出现生命威胁有关。

4. 活动无耐力 与失血过多、产后体质虚弱有关。

5. 潜在并发症 失血性休克。

【护理目标】

（1）产妇阴道流血被控制，生命体征正常。

（2）产妇体温、白细胞总数和中性粒细胞分类正常，恶露、伤口无异常。

（3）产妇自诉恐惧感减轻，舒适感增加。

（4）产妇精神饱满，活动增加。

（5）不出现失血性休克或失血性休克被纠正。

【护理措施】

（一）预防措施

1. 妊娠期

（1）加强孕期保健，定期接受产前检查，发现高危妊娠，积极治疗。

（2）对高危妊娠者，如妊娠期高血压疾病、病毒性肝炎、贫血、血液病、多胎妊娠、羊水过多等孕妇应提前入院。

2. 分娩期

（1）第一产程：密切观察产程进展，防止产程延长，保证产妇基本需要，避免产妇衰竭状态，必要时给予镇静剂以保证产妇的休息。

（2）第二产程：严格执行无菌技术；指导产妇正确使用腹压；适时适度做会阴侧切术；胎儿娩出不宜过快；胎肩娩出后立即肌注或静脉滴注缩宫素，以加强子宫收缩，减少出血。

（3）第三产程：正确处理胎盘娩出和测量出血量。胎盘未剥离前，不可过早牵拉脐带或按摩、挤压子宫，待胎盘剥离征象出现后，及时协助胎盘娩出，并仔细检查胎盘、胎膜是否完整。

3. 产褥期

（1）产后2小时内，产妇仍需留在产房接受监护，因为80%的产后出血是发生在这一时间。要密切观察产妇生命体征，子宫复旧及阴道出血、会阴伤口等情况。

（2）督促产妇及时排空膀胱，以免影响宫缩致产后出血。

（3）早期哺乳，可刺激子宫收缩，减少阴道出血量。

（4）对可能发生产后出血的高危产妇，注意保留静脉通道，准备并做好产妇的保暖。

（二）病情观察

严密观察产妇的生命体征、精神状态、面色；观察宫缩、宫底高度，有无压痛；观察阴道流血的量、颜色、能否自凝；观察会阴伤口有无血肿，有无肛门坠胀感；记录尿量，有无尿潴留。

（三）医护治疗配合

针对不同原因引起的出血，采取不同的治疗措施。

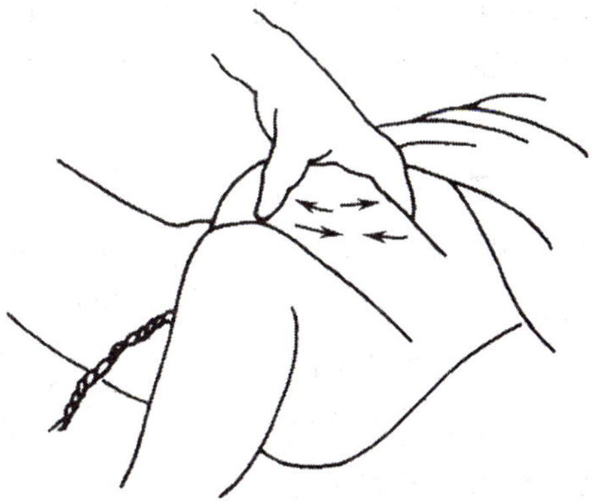

图10－1　单手按摩子宫法

1. 子宫收缩乏力性出血　加强宫缩能迅

速止血。导尿排空膀胱后可采用以下方法。

（1）按摩子宫：①单手按摩子宫法：用一手置于产妇腹部，触摸子宫底部，拇指在子宫前壁，其余4指在子宫后壁，均匀而有节律地按摩子宫，促使子宫收缩，是最常用的方法（图10－1）。②双手按摩子宫法：一手在产妇耻骨联合上缘按压下腹中部，将子宫向上托起，另一手握住宫体，使其高出盆腔，在子宫底部进行有节律地按摩子宫，同时间断地用力挤压子宫，使积存在子宫腔内的血块及时排出（图10－2）。③腹部－阴道双手压迫子宫法：一手在子宫体部按摩子宫体后壁，另一手握拳置于阴道前穹窿压挤子宫前壁，两手相对紧压子宫并做按摩，不仅可刺激子宫收缩，还可压迫子宫内血窦，减少出血（图10－3）。

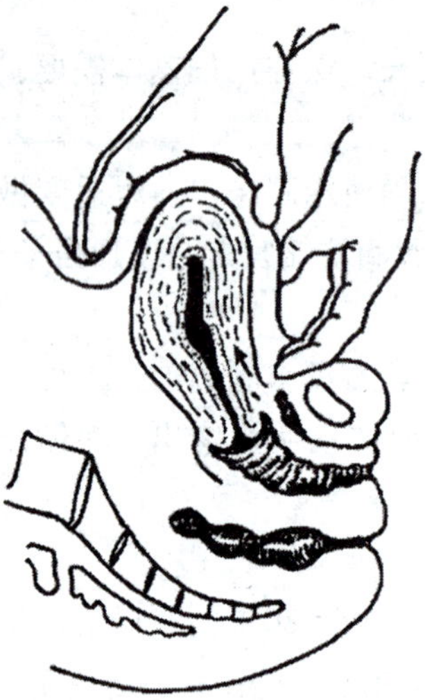

图10－2 双手按摩子宫法

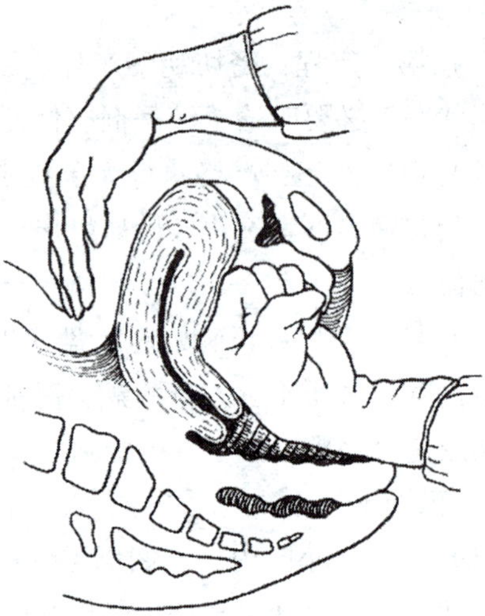

图10－3 腹部－阴道双手压迫子宫法

（2）应用宫缩剂：①缩宫素10U～20U加入5%葡萄糖注射液500ml中静脉滴注，必要时也可宫体直接注射缩宫素10U。②麦角新碱0.2～0.4mg肌内注射，或加入25%葡萄糖注射液20ml中静脉缓慢推注。心脏病、高血压患者慎用。③前列腺素类药物：可采用地诺前列酮0.5～1mg经腹或直接注入子宫肌层，使子宫肌发生强烈收缩而止血。

（3）纱布条填塞宫腔：应用无菌纱布条填塞宫腔，有明显局部止血作用。适用于子宫全部松弛无力，虽经按摩及宫缩剂等治疗仍无效，又缺乏输血条件，病情危急时考虑使用。方法为术者一手在腹部固定宫底，另一手持卵圆钳将无菌不脱脂纱布条送入宫腔内，自宫底由内向外填紧。24小时取出纱布条。取出前应先肌注宫缩剂。宫腔填塞纱布条后应密切观察生命体征及宫底高度和大小，警惕因填塞不紧致宫腔内积血而无阴道流血的假象。

（4）结扎盆腔血管止血：经上述积极处理无效时，可采用结扎子宫动脉或结扎髂内动脉的方法。

（5）髂内动脉或子宫动脉栓塞：行股动脉穿刺插入导管至髂内动脉或子宫动脉，注入明胶海绵栓塞动脉。栓塞剂可于2～3周后吸收，血管复通。适用于产妇生命体征稳定时进行。

（6）切除子宫：经积极抢救无效、危及生命时，行子宫次全切除术或子宫全切除术。

2. 软产道损伤性出血　及时准确地修复缝合裂口。若为阴道血肿所致要先切开血肿，清除血块，缝合止血，同时注意补充血容量。

3. 胎盘因素性出血　怀疑有胎盘滞留，应立即做阴道检查和宫腔检查。胎盘已剥离尚未娩出者，可协助产妇排空膀胱，然后牵拉脐带，按压宫底协助胎盘娩出；胎盘部分剥离者，可以徒手伸入宫腔，协助胎盘完全剥离后，取出胎盘；胎盘部分残留，徒手不能取出时，可用大刮匙刮取残留组织；胎盘植入者，应及时做好子宫切除术的准备；若为子宫狭窄环所致胎盘嵌顿，要配合使用麻醉，待环松解后用手取出胎盘。

4. 凝血功能障碍性出血　应针对不同病因、疾病种类进行护理，如血小板减少症、再生障碍性贫血等患者应输新鲜血或成分输血，如发生弥散性血管内凝血应配合医师全力抢救。

另外，遵医嘱补充血容量纠正休克，并使用抗生素预防感染。

（四）心理护理

主动给予产妇关爱与关心，使其增加安全感；教会产妇一些放松的方法，鼓励产妇说出内心的感受；针对产妇的具体情况，有效地纠正贫血，增加体力，逐步增加活动量，以促进身体的康复。

（五）一般护理

（1）患者取平卧位，吸氧，保暖，为其提供安静的环境，保证睡眠及休息。

（2）鼓励产妇进食营养丰富易消化饮食，多进富含铁、蛋白质、维生素的食物，如瘦肉、鸡蛋、牛奶、绿叶蔬菜、水果等，注意少量多餐。

（3）做好会阴护理，保持外阴清洁。

（六）健康指导

指导产妇母乳喂养，观察子宫复旧及恶露情况；告知产后复查的时间、目的和意义，使产妇能按时接受检查，以了解产妇的恢复情况；做好计划生育指导；同时指导产妇注意产褥期卫生，禁止盆浴，禁止性生活。

【护理评价】

（1）产妇全身状况良好，生命体征正常。

（2）产妇无感染表现。

（3）产妇能表达内心感受，无恐惧。

（4）产妇无贫血，活动能力增加。

（5）产妇未出现失血性休克或失血性休克被纠正。

第三节 子宫破裂

【疾病概要】

子宫破裂（uterine rupture）是指在妊娠晚期或分娩过程中子宫体部或子宫下段发生裂伤，是威胁母儿生命的产科严重并发症。加强产前检查和提高产科质量可使 子宫破裂的发病率明显下降，因此子宫破裂是评估产科质量的标准之一。

子宫破裂的常见原因有梗阻性难产（如头盆不称、胎位异常、胎儿畸形、骨盆狭窄等），瘢痕子宫，宫缩剂使用不当及产科手术损伤等医源性因素。

根据发生时期分为妊娠期子宫破裂和分娩期子宫破裂；按破裂部位分为子宫体部破裂和子宫下段破裂；按原因可分为自然性破裂和损伤性破裂；按程度分为完全性破裂和不完全性破裂，完全破裂是指子宫肌壁全层破裂，宫腔与腹腔相通，不完全破裂是子宫肌层部分或全部断裂，浆膜层尚未穿破，宫腔与腹腔不相通。

子宫破裂可发生在妊娠晚期和分娩期，多发生在分娩过程中。多分为先兆子宫破裂和子宫破裂两个阶段。先兆子宫破裂的典型表现为腹部压痛明显，病理性缩复环，血尿及胎心改变，当病情进展为子宫破裂时，产妇突然诉下腹部撕裂样剧痛，继而出现休克等现象，此时胎心音多已消失。

先兆子宫破裂时应立即采取措施抑制子宫收缩，备血，尽快行剖宫产术终止妊娠。一旦确诊子宫破裂，无论胎儿是否存活，均应积极纠正休克的同时尽快手术治疗，根据子宫破裂的程度、破裂时间、感染程度、是否有生育要求等决定手术方式。围术期应给予大量广谱抗生素预防感染。

【护理评估】

（一）健康史

了解既往的孕产史，子宫手术史，本次妊娠是否有胎位不正，胎儿畸形，头盆不称，是否使用宫缩剂，本次产程进展的情况，是否有阴道助产或毁胎等手术。

（二）身体状况

1. 症状

（1）先兆子宫破裂：胎先露下降受阻，子宫强烈收缩，产妇烦躁不安，呼吸急促，下腹剧痛难忍，大喊大叫，膀胱受压充血，出现排尿困难或血尿。

（2）子宫破裂：不完全性子宫破裂腹痛等症状可不明显，多见于瘢痕子宫。完全性子宫破裂常发生于瞬间，产妇突感下腹部撕裂样剧痛，随即子宫收缩停止，腹痛暂时缓解，但很快全腹持续性疼痛并出现呼吸急促、面色苍白、恶心呕吐、出冷汗、四肢冰冷等休克症状。

2. 体征

（1）先兆子宫破裂：当胎先露下降受阻，或滥用宫缩剂时，强有力的子宫收缩使子宫下段逐渐变薄而子宫体部增厚变短，两者之间形成明显的环状凹陷，称为病理性缩复环（图 10－4），此环随宫缩逐渐上升达脐平或脐上，这一特点，可区别于子宫痉挛性狭窄环。子宫外形呈葫芦状，下段压痛明显。胎心率改变或听不清。

（2）子宫破裂：①不完全性子宫破裂：体征可不明显，仅在不全破裂处有明显压痛。若累及子宫动脉，可导致急性大出血。破裂发生在子宫侧壁，可形成阔韧带血肿，宫体一侧可扪及逐渐增大且有压痛的包块。胎心音多不规则。②完全性子宫破裂：产妇休克征象明显。全腹有压痛及反跳痛，腹壁下可清楚扪及胎体，子宫缩小位于胎儿侧方，胎动和胎心音消失。阴道检查可见鲜血流出，原来扩张的宫口较前缩小，先露上升。破口位置低时，可自阴道扪及子宫裂口。

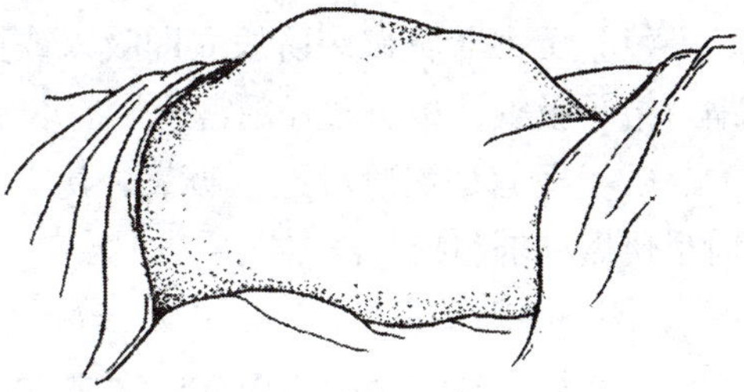

图 10－4　先兆子宫破裂时腹部外形

（三）心理社会因素

产妇及家属会担心产妇、胎儿的生命，出现焦虑甚至恐惧的心理。有的家属不能理解并接受失去孩子或产妇失去子宫等事实，做出过激行为。

（四）辅助检查

1. 血常规检查　红细胞、血红蛋白值下降，白细胞增加。

2. 尿常规检查　可见红细胞或肉眼血尿。

【护理诊断】

1. 疼痛　与强直性子宫收缩或病理性缩复环或子宫破裂后血液刺激腹膜有关。

2. 组织灌注量改变　与子宫破裂后大量出血有关。

3. 恐惧/预感性悲哀　与子宫破裂及胎儿死亡有关。

【护理目标】

（1）产妇疼痛减轻。

（2）产妇组织灌注量得到及时纠正。

（3）产妇情绪的调整，恐惧与哀伤程度降到最低。

【护理措施】

（一）预防措施

（1）建立健全孕产妇三级保健网，加强孕产妇保健知识的宣教，加强围生期保健。

（2）有子宫破裂高危因素者，应在预产期前 1～2 周入院待产。

（3）提高产科质量及加强医护人员责任心，严密监测产程并正确处理异常产程。

（4）严格掌握剖宫产指征及各种阴道手术指征。

（5）严格掌握宫缩剂的应用指征，应用缩宫素时要注意浓度、速度，并有专人护理。

（二）病情观察

观察产程时要注意宫缩强度、频率，注意胎心、胎动变化，有无病理性缩复环，重视患者自诉症状，观察尿液颜色。

（三）医护治疗的配合

（1）先兆子宫破裂阶段立即吸入或静脉全身麻醉，肌内注射哌替啶100mg缓解宫缩。给予吸氧，尽快做好剖宫产术前准备及新生儿抢救准备。

（2）子宫破裂阶段迅速吸氧，建立静脉通道输液、输血，配合医生纠正休克，同时尽快做好剖腹探查准备。

（四）心理护理

对产妇及其家属的心理反应和需求表示理解，并尽快告诉他们手术进行状况及胎儿和产妇的情况。如胎儿死亡，护理人员应提供机会让产妇表达她的感受。

（五）一般护理

（1）注意为患者提供安静、舒适的环境。

（2）鼓励产妇进食营养丰富易消化吸收的饮食，多进富含铁、蛋白质、维生素的食物。

（3）常规进行会阴护理，避免感染。

（六）健康指导

（1）保留子宫者应指导避孕，一般需严格避孕2年以上才可再次妊娠。

（2）产褥期应注意休息，加强营养。

（3）胎儿死亡者，应指导产妇退奶。

【护理评价】

（1）产妇自诉疼痛减轻。

（2）产妇生命体征正常。

（3）产妇情绪稳定，能表达内心感受，积极配合治疗。

第四节　羊水栓塞

【疾病概要】

羊水栓塞（amniotic embolism）是指羊水及其内容物进入母体血液循环引起肺栓塞、休克和发生弥散性血管内凝血等一系列严重症状的综合征。羊水栓塞发病急，病情凶险，是造成产妇死亡的重要原因之一，发生在足月分娩者死亡率可高达80%以上。也可发生在中期妊娠引产或钳刮术中，但情况较缓和，极少造成产妇死亡。

导致羊水栓塞的三个基本条件是：羊膜腔内压力过高、胎膜破裂和宫颈或子宫血窦开放。羊水进入母血的途径有裂伤的子宫内膜静脉、胎盘附着处开放的子宫血管或子宫壁异常开放的血窦。常见诱因包括：子宫收缩过强、急产、胎膜早破、前置胎盘、胎盘早剥、子宫颈裂伤、子宫破裂、剖宫产术等。

羊水中有形成分形成小栓子，经母体肺动脉进入肺循环，直接造成肺小血管的机械性阻塞，引起肺动脉高压。羊水内含有大量激活凝血系统的物质，能使肺血管反射性痉挛，加重肺动脉高压。另一个重要原因是羊水内的抗原成分引起Ⅰ型变态反应，很快使小支气管痉挛，支气管内分泌物增多，使肺通气、肺换气减少，反射性地引起肺内小血管痉挛。这种变态反应引起的肺动脉压升高有时起重要作用，肺动脉高压可引起急性右心衰竭，继而呼吸循环功能衰竭。羊水中含有丰富的凝血活酶，进入母血后可引起弥散性血管内凝血；同时，由于羊水中还含有纤溶激活酶，激活纤溶系统，使血液进入纤溶状态，血液不凝，发生严重的产后出血。

在分娩过程中，尤其是刚刚破膜不久，或在胎儿娩出后的短时间内，患者突然出现寒战、呛咳、气促、烦躁不安等症状时，应立即采取紧急抢救措施，迅速纠正呼吸循环衰竭，抗休克及防治凝血功能障碍等。产科处理原则：应待病情好转后，尽快结束分娩。发生在第一产程者，可行剖宫产结束分娩；在第二产程者，可根据情况经阴道手术助产。同时应用足量抗生素以防感染。

【护理评估】

（一）健康史

了解有无羊水栓塞的各种诱因，如是否有胎膜早破或人工破膜；前置胎盘或胎盘早剥；宫缩过强或强直性宫缩；中期妊娠引产或钳刮术，羊膜腔穿刺术等病史。

（二）身体状况

1. 症状　大多发病突然，开始出现烦躁不安、寒战、恶心、呕吐、气急等先兆症状，继而出现呛咳、呼吸困难、发绀，迅速出现循环衰竭，进入休克或昏迷状态，严重者发病急骤，可于数分钟内迅速死亡。不在短期内死亡者，可出现出血不止，血不凝，身体其他部位如皮肤、黏膜、胃肠道或肾脏出血。继之出现少尿、无尿等肾功能衰竭的表现。典型临床经过可分为急性休克期、出血期、急性肾功能衰竭期三个阶段。

2. 体征　心率增快，肺部听诊有湿啰音。全身皮肤黏膜有出血点及瘀斑，阴道出血不止，切口渗血不凝。

（三）心理状况

本病起病急、病情险恶，产妇感到痛苦和恐惧。其家属毫无心理准备，担心产妇和胎儿的安危，更感焦虑不安与恐惧无助，如抢救无效也可能对医护人员产生抱怨和不满。

（四）辅助检查

1. X 线摄片　可见肺部双侧弥漫性点状、片状浸润影，沿肺门周围分布，伴轻度肺不张及心脏扩大。

2. 心电图　提示右心房、右心室扩大。

3. 实验室检查　痰液涂片可查到羊水内容物，腔静脉取血可查出羊水中的有形物质。DIC 各项血液检查指标呈阳性。

【护理诊断】

1. 气体交换受损　与肺血管阻力增加即肺动脉高压、肺水肿有关。

2. 组织灌注量改变　与弥散性血管内凝血及失血有关。

3. 恐惧　与病情危及产妇和胎儿生命有关。

4. 潜在并发症　凝血功能障碍、胎儿窘迫。

【护理目标】

（1）产妇胸闷、呼吸困难症状得到改善。

（2）产妇休克得到纠正，并维持最基本的生理功能。

（3）患者及家属的恐惧感减轻。

（4）不出现凝血功能障碍等并发症或并发症被纠正。

【护理措施】

（一）预防措施

（1）加强产前检查，发现前置胎盘、胎盘早剥等积极治疗。

（2）严密观察产程进展，正确掌握缩宫素的使用方法，防止宫缩过强。

（3）人工破膜宜在宫缩的间歇期，破口要小并注意控制羊水的流出速度。

（4）严格掌握剖宫产指征，术中避免羊水进入血循环。

（5）中期妊娠引产者，羊膜腔穿刺针头不应过大，次数不应超过 3 次。

（6）钳刮术时应先刺破胎膜，使羊水流尽后再钳夹胎块。

（二）急救措施

一旦出现羊水栓塞的临床表现，应立即给予紧急处理。

1. 吸氧 取半卧位，加压给氧，必要时行气管插管或气管切开，保证供氧。减轻肺水肿，改善脑缺氧。

2. 抗过敏 立即静脉推注地塞米松 20～40mg，以后依病情继续静脉滴注维持；也可用氢化可的松 500mg 静脉推注，以后静脉滴注 500mg 维持。

3. 解除肺动脉高压

（1）盐酸罂粟碱：能解除支气管平滑肌及血管平滑肌痉挛，扩张肺血管、脑血管及冠状动脉。30～90mg 加于 25% 葡萄糖液 20ml 中推注，与阿托品合用扩张肺小动脉效果更佳。

（2）阿托品：心率慢时应用 1mg，每 10～20 分钟静脉注射一次，直至患者面色潮红，微循环改善。

4. 纠正心力衰竭 毛花苷丙 0.4mg 加入 50% 葡萄糖液 20ml 中静脉推注，可重复应用，一般于 6 小时后可重复一次。

5. 抗休克，纠正酸中毒

（1）补充血容量：尽快输新鲜血和血浆补充血容量，扩容可用低分子右旋糖酐，补足血容量后血压仍不回升者，可用多巴胺 20mg 加于 5% 葡萄糖液 250ml 静脉滴注，以 20 滴/分开始，以后酌情调节滴速。

（2）5% 碳酸氢钠溶液 250ml 静脉滴注，早期应用能较快纠正休克和代谢失调。

6. 防治 DIC 应用肝素、抗纤溶药物及补充凝血因子，积极防治 DIC。羊水栓塞发生 10 分钟内，DIC 高凝阶段应用肝素效果佳；在 DIC 纤溶亢进期，可给予抗纤溶药物、凝血因子合并应用防止大出血。

7. 防治急性肾功能衰竭 急性肾功能衰竭期应注意尿量。血容量补足后仍为少尿或无尿，须及时应用利尿剂，防治肾功能衰竭。

(三) 病情观察

(1) 监测产程进展，宫缩强度与胎儿情况。

(2) 观察出血量，尿量和全身皮肤和黏膜有无出血倾向。

(3) 严密监测患者的生命体征变化，定时测量并记录。

(四) 医护治疗配合

立即遵医嘱用药，配合医师进行急救；尽快做好剖宫产术或阴道助产术及新生儿窒息抢救的准备。

(五) 心理护理

如患者神志清醒，应给予鼓励，使其增强信心，相信自己的病情会得到控制。对于家属的恐惧情绪表示理解和安慰，必要时允许家属陪伴患者，向家属介绍患者病情的严重性，以取得配合，待患者病情稳定后共同制定康复计划，针对其具体情况提供出院指导。

(六) 健康指导

(1) 指导加强营养、注意休息，保持外阴清洁。

(2) 为产妇提供产褥期的休养计划，帮助产妇尽快调整情绪。

(3) 提供避孕指导。

(文金莲)

第十一章 产后并发症妇女的护理

学习目标

1. 掌握产褥感染、产褥病率、晚期产后出血的定义。
2. 熟悉产褥感染及晚期产后出血的病因。
3. 掌握产褥感染及晚期产后出血的护理评估及护理措施。

案例引导

江某，26 岁，自然分娩后 14 天，畏寒发热，腹痛 1 天入院。查体：体温 39.8℃，血压 120/80mmHg。急性痛苦面容，下腹压痛，宫底于耻骨联合上两横指扪及。妇科检查：阴道内恶露暗红色，臭，子宫增大如孕 3 月，压痛明显。

请根据上述情况列出护理诊断并制定护理措施。

第一节 产褥感染

【疾病概要】

产褥感染（puerperal infection）是指分娩时及产褥期生殖道受病原体侵袭而引起局部和全身的炎症变化。产褥病率是指分娩 24 小时以后的 10 日内，每日用口表测量体温 4 次，有 2 次体温≥38℃。产褥病率多由产褥感染引起，还包括生殖道以外的其他感染，如泌尿系感染、上呼吸道感染及乳腺感染等。

任何削弱产妇生殖道和全身防御能力的因素均可成为产褥感染的诱因。如产妇伴有贫血、产程延长、胎膜早破、胎盘残留、产道损伤、产后出血、手术分娩或器械助产等。

产褥感染的来源有两种，一是内源性感染，正常孕产妇生殖道或其他部位寄生的病原体，当出现感染诱因时可致病。二是外源性感染，由外界的病原体侵入生殖道所致，常由被污染的衣物、用具、各种手术诊疗器械等接触患者后造成感染。

产妇生殖道内有大量的病原体，以厌氧菌占优势。产褥感染常见的病原体有需氧性链球菌、大肠埃希菌、葡萄球菌、厌氧性链球菌、厌氧类杆菌、支原体、衣原体、假丝酵母菌等。许多非致病菌在特定的环境下也可以致病。

发热、疼痛、异常恶露为产褥感染的三大主要症状。由于感染部位、程度、扩散范围不同，其病理及临床表现不同。

产褥感染的治疗以抗生素治疗为主，加强支持疗法，必要时手术治疗。

【护理评估】

（一）健康史

评估产褥感染的诱发因素，了解产妇是否有贫血、营养不良或生殖道、泌尿道感染的病史；本次妊娠是否有妊娠合并症；本次分娩是否有胎膜早破、产程延长、手术助产、软产道损伤、产后出血及产妇的个人卫生习惯不良等。

（二）身体状况

1. 急性外阴、阴道、宫颈炎　多由于分娩时会阴部损伤或手术产引起感染，表现为局部的灼热、疼痛、下坠感，伤口红肿、发硬、裂开，脓性分泌物。阴道、宫颈感染表现为黏膜充血、溃疡、分泌物增多并呈脓性。产妇可有轻度发热、畏寒、脉速等全身症状。

2. 急性子宫内膜炎、子宫肌炎　轻型者表现为恶露量多，混浊有臭味；下腹疼痛、宫底压痛、质软伴低热。重型者表现高热、头痛、寒战、心率增快、白细胞增多，下腹压痛，恶露增多有臭味。有些产妇全身症状重，而局部症状和体征不明显。

3. 急性盆腔结缔组织炎、急性输卵管炎　病原体经淋巴或血液扩散到子宫周围组织而引起盆腔结缔组织炎，累及输卵管时可引起输卵管炎。患者出现持续高热，伴寒战、全身不适、子宫复旧差，出现单侧或双侧下腹部疼痛和压痛，积脓时可扪及边界不清的包块。

4. 急性盆腔腹膜炎及弥漫性腹膜炎　炎症进一步扩散至腹膜，可引起盆腔腹膜炎甚至弥漫性腹膜炎。患者出现严重全身症状及腹膜炎症状和体征，如高热、恶心、呕吐、腹胀，腹部压痛、反跳痛，因产妇腹壁松弛，腹肌紧张多不明显。如脓肿波及肛管及膀胱可有腹泻、里急后重和排尿困难。

5. 血栓性静脉炎　来自胎盘剥离处的感染性栓子，经血行播散引起盆腔血栓性静脉炎，下行而引起下肢血栓性静脉炎。盆腔血栓性静脉炎常于产后1～2周后出现弛张热，下腹疼痛或压痛。下肢血栓性静脉炎，因静脉血液回流受阻，引起下肢水肿、皮肤发白和疼痛，习称“股白肿”。

6. 脓毒血症及败血症　当感染血栓脱落进入血液循环可引起脓毒血症，出现肺、脑、肾脓肿或肺栓塞。当细菌进入血液循环并大量繁殖形成败血症，表现为寒战、高热、血压下降等感染性休克症状，可危及生命。

（三）心理社会因素

产妇往往因自身病痛及不能母乳喂养小孩感到沮丧、焦虑，甚至烦躁不安。丈夫及家庭其他成员对产妇的态度也会给产妇情绪带来较大的影响。

（四）辅助检查

1. 实验室检查

（1）血常规检查：白细胞计数增高，尤其是中性白细胞升高明显；血沉加快。

（2）确定病原体：分泌物或血培养，分泌物涂片，病原体抗原及特异抗体检测。

2. 影像学检查 B 型超声、CT 及 MRI 检查，能对产褥感染形成的炎性包块、脓肿及静脉血栓作出定位及定性诊断。

【护理诊断】

1. 疼痛 与伤口感染、子宫内膜炎、子宫肌炎等有关。

2. 体温过高 与感染有关。

3. 焦虑 与担心疾病预后及母子分离有关。

4. 知识缺乏 缺乏防治产褥感染的知识有关

【护理目标】

（1）产妇疼痛减轻。

（2）产妇感染得到控制，体温正常。

（3）产妇焦虑缓解，积极配合治疗与护理。

（4）产妇能说出防治产褥感染的知识。

【护理措施】

（一）预防措施

加强孕期卫生宣传，临产前 2 个月避免性生活及盆浴，加强营养，增强体质。及时治疗外阴阴道炎及宫颈炎等慢性疾病和并发症，避免胎膜早破，滞产、产道损伤与产后出血。产时严格无菌操作，正确掌握手术指征，保持外阴清洁。高危患者给予广谱抗生素预防感染。

（二）病情观察

观察产妇的全身情况，有无寒战、发热，是否伴有恶心、呕吐，有无腹痛、腹胀，有无下肢持续性疼痛、肿胀等症状。观察与记录生命体征，恶露的颜色、性状与气味，子宫复旧，腹部体征及会阴伤口情况。

（三）医护治疗配合

（1）遵医嘱给予广谱抗生素，注意抗生素使用间隔时间，以维持有效血药浓度。

（2）协助医生行脓肿引流术、清宫术、后穹窿穿刺术，做好术前准备及手术护理。

（3）对血栓性静脉炎患者，可遵医嘱加用肝素，并口服双香豆素，也可用活血化瘀中药及溶栓类药物。

（4）对高热患者予物理降温、疼痛患者适当给予镇痛药、呕吐时注意防止窒息，并加强口腔护理。

（5）严重病例有感染性休克或肾功能衰竭者应积极配合医生进行抢救。

（四）心理护理

做好心理护理，解除产妇及家属的疑问，提供母婴接触的机会，减轻产妇的焦虑。

（五）一般护理

（1）采取半卧位或抬高床头，促进恶露引流，炎症局限，防止感染扩散。

（2）保证产妇获得充足休息和睡眠；给予高蛋白、高热量、高维生素饮食；保证足够的液体摄入。纠正贫血和水、电解质紊乱。

（3）保持病室的安静、清洁、空气流通，保持床单及衣物清洁。

（六）健康指导

（1）教会产妇做好会阴部护理，及时更换会阴垫，保持外阴清洁。

（2）指导正确母乳喂养，正确护理乳房。

（3）教会产妇识别产褥感染复发征象，如恶露异味、腹痛、发热等。

【护理评价】

（1）通过抗感染治疗，产妇疼痛消失。

（2）通过抗感染治疗，产妇体温恢复正常。

（3）产妇能有效控制焦虑情绪，感到舒适。

（4）产妇能简述产褥期的护理知识。

第二节　晚期产后出血

【疾病概要】

晚期产后出血（late postpartum hemorrhage）是指分娩 24 小时后，在产褥期内发生的子宫大量出血。多见于产后 1 ~2 周。

胎盘、胎膜的残留是最常见的病因，多发生于产后 10 日左右，黏附在子宫腔内的小块胎盘组织发生变性、坏死、机化，形成胎盘息肉，当坏死组织脱落时，暴露基底部血管，引起大量出血。此外，蜕膜残留、子宫胎盘附着面感染或复旧不全、剖宫产子宫切口裂开、子宫黏膜下肌瘤、绒癌等均可引起晚期产后出血。

晚期产后出血的治疗在抗感染及促子宫收缩的基础上，针对原因行刮宫或剖腹探查手术。

【护理评估】

（一）健康史

了解分娩时胎盘胎膜娩出的情况，产褥早期子宫复旧、恶露等情况。

（二）身体状况

产后恶露不净且有臭味，反复阴道流血或突然大量阴道流血，同时伴有腹痛和发热，流血量多时有休克症状。妇科检查：子宫增大、软、宫口松弛，宫腔活动性出血，有时可见残留的胎盘组织。注意检查软产道有无紫蓝色结节。

（三）心理社会因素

产妇及家属担心出血而影响身体健康及留下后遗症。也担心由此影响哺乳，对孩子生长不利。

（四）辅助检查

血、尿常规检查了解感染与贫血情况，宫腔分泌物培养或涂片检查感染的病原菌，

B超检查子宫大小，宫内有无残留及剖宫产切口愈合情况。

【护理诊断】

1. 组织灌注量不足 与产后出血有关。

2. 有感染的危险 与宫内残留，出血，贫血，宫内操作有关。

3. 焦虑 与担心自身健康及婴儿哺乳有关。

【护理目标】

（1）产后出血被控制，组织灌注量得到纠正。

（2）产妇无感染症状。

（3）消除产妇焦虑情绪。

【护理措施】

（一）预防措施

剖宫产时注意切口位置的选择及缝合，避免子宫下段横切口角部撕裂；产后应仔细检查胎盘胎膜，若发现残留，及时取出；严格无菌操作，高危因素需抗生素预防感染。

（二）病情观察

观察生命体征，注意阴道流血的颜色及量，注意子宫复旧及会阴或腹部伤口情况。

（三）医护治疗的配合

（1）少量或中等量阴道流血遵医嘱规范使用抗生素及宫缩剂。

（2）疑有胎盘、胎膜、蜕膜残留或胎盘附着部位复旧不全者协助医生行刮宫术。刮宫前备血、建立静脉通道，刮出物送病检。术后继续使用抗生素及宫缩剂。

（3）疑有剖宫产切口裂开，少量流血时遵医嘱使用广谱抗生素及支持治疗，严密观察病情；若流血较多，需协助医生行剖腹探查术。

（四）心理护理

消除产妇及家属的疑问，提供母婴接触的机会，减轻产妇的焦虑。

（五）一般护理

（1）保证产妇获得充足休息和睡眠；给予高蛋白、高热量、高维生素饮食；保证足够的液体摄入。纠正贫血和水、电解质紊乱。

（2）保持病室的安静、清洁、空气流通，保持床单及衣物清洁。

（六）健康指导

养成良好的卫生习惯，便后清洁会阴，勤换会阴护垫。产褥期禁性生活。

【护理评价】

（1）产妇未出现休克表现，生命体征平稳。

（2）产妇体温正常，无感染表现。

（3）产妇心情愉悦，积极配合治疗。

（文金莲）

第十二章 异常胎儿及新生儿的护理

学习目标

1. 掌握胎儿窘迫、新生儿窒息的定义。
2. 熟悉胎儿窘迫、新生儿窒息的护理评估及护理措施

案例引导

某新生儿出生后1分钟，全身皮肤苍白、口唇青紫，心率<80次/分，弱不规则，呼吸微弱，肌张力松弛，喉反射消失。请问其评分是多少？如何进行护理？

第一节 胎儿窘迫

【疾病概要】

胎儿窘迫（fetal distress）是指胎儿在宫内有缺氧征象，危及胎儿健康和生命者。胎儿窘迫是一种综合症状。胎儿窘迫分急性和慢性两种，急性常发生在分娩期，慢性发生在妊娠晚期，但可以延续至分娩期并加重。

胎儿窘迫的病因涉及多方面，可归纳为三大类：①母体因素：母体血氧含量不足是重要原因，如妊娠期高血压疾病、慢性肾炎、糖尿病、重度贫血、心脏病等慢性疾病；各种原因引起的休克和急性感染发热；急产或子宫不协调性收缩、缩宫素使用不当、产程延长、子宫过度膨胀、胎膜早破等；或者产妇长期仰卧，镇静剂、麻醉剂使用不当等。②胎儿因素：颅内出血，胎儿畸形，如严重的先天性心血管病，母儿血型不合，胎儿宫内感染等。③脐带及胎盘因素：脐带因素有脐带脱垂、缠绕、打结、扭转、血肿、帆状附着等，胎盘因素有前置胎盘、胎盘早期剥离、胎盘功能减退等。

胎儿窘迫的基本病理生理变化是缺血缺氧引起的一系列变化。缺氧早期或者一过性缺氧，机体主要通过减少胎盘和自身耗氧量代偿，胎儿则通过自主神经反射，兴奋交感神经，肾上腺儿茶酚胺及皮质醇分泌增多，血压上升及心率加快。若缺氧继续加重，则转为兴奋迷走神经，血管扩张，有效循环血量减少，主要脏器的功能由于血流

不能保证而受损，于是胎心率减慢。缺氧继续发展，无氧糖酵解增加致代谢性酸中毒，因缺氧时肠蠕动加快，肛门括约肌松弛引起胎粪排出，羊水被污染，当胎儿吸入后易发生新生儿窒息和吸入性肺炎。

胎儿窘迫的主要表现为胎心率改变、胎动异常及羊水胎粪污染或羊水过少，严重者胎动消失。

急性胎儿窘迫者，积极寻找原因并给予及时纠正，如胎心率转为正常，可继续观察；若出现胎心率持续异常或羊水污染Ⅱ度以上，应尽快终止妊娠。慢性胎儿窘迫者，应根据孕周、胎儿成熟度和胎儿窘迫程度决定处理方案。

【护理评估】

（一）健康史

了解孕妇的年龄、生育史、月经史、内科疾病史如高血压、慢性肾炎、心脏病等；本次妊娠经过，有无妊娠期高血压疾病、胎膜早破、子宫过度膨胀（如羊水过多和多胎妊娠）；分娩经过如产程是否延长（特别是第二产程延长）、缩宫素使用不当等。了解有无胎儿畸形、胎盘功能情况。

（二）身体状况

1. 急性胎儿窘迫 多发生在分娩期。

（1）胎心率异常：缺氧早期，胎心率于无宫缩时加快，>160 次/分；严重缺氧时，则会使胎心率减慢，<120 次/分。胎心率若<100 次/分提示胎儿危险。

（2）胎动异常：缺氧初期胎动频繁，继而减弱、次数减少，最后胎动消失。

（3）羊水胎粪污染：羊水胎粪污染分为三度，Ⅰ度为浅绿色；Ⅱ度为黄绿色并浑浊；Ⅲ度为棕黄色，稠厚。缺氧越严重，羊水颜色越深。

2. 慢性胎儿窘迫 发生在妊娠晚期，多因妊娠期高血压疾病、慢性肾炎、糖尿病、严重贫血及过期妊娠等所致。

（1）胎动减少或消失：胎动<10 次/12 小时为减少。胎儿往往在胎动消失 12～24 小时后死亡。

（2）胎儿电子监护异常。

（3）羊水胎粪污染。

（4）胎盘功能低下。

（三）心理状况

孕产妇常非常担忧胎儿的预后，同时也因为害怕丧失胎儿感到恐惧，对需要手术结束分娩产生犹豫、无助感。对胎儿不幸死亡的孕产妇，感情上受到强烈的创伤，通常会经历否认、愤怒、抑郁、接受的过程。

（四）辅助检查

1. 胎盘功能检查 24 小时尿 E_3 值<10mg 或急骤减少 30%～40%，测随意尿中 E/C<10均提示胎盘功能减退。

2. 胎儿电子监护 NST 无反应型；无胎动与宫缩时，胎心率>180 次/分或<120 次/分，且持续 10 分钟以上；胎心率基线变异<5 次/分；CST 或者 OCT 试验出现频繁

的晚期减速或变异减速。

3. 胎儿头皮血血气分析　pH 值 <7.20，$PO_2<10mmHg$，$PCO_2>60mmHg$，提示为胎儿酸中毒。

【护理诊断】

1. 气体交换受损（胎儿）　与子宫胎盘的血流改变、血流中断（脐带受压）或血流速度减慢有关。

2. 焦虑　与胎儿宫内窘迫状态有关。

3. 预期性悲哀　与胎儿可能死亡有关。

【护理目标】

（1）胎儿情况改善，胎心率在 120～160 次/分之间。

（2）患者能运用有效的应对机制控制焦虑。

（3）若胎儿死亡，患者能够接受其死亡的现实。

【护理措施】

（一）预防措施

（1）加强监护，积极评价，发现高危妊娠征象及时处理。

（2）教会孕妇自我监测，一般从孕 32 周开始监测胎动计数，如有异常及时到医院检查。

（3）指导孕妇左侧卧位，间断吸氧，改善胎儿的缺氧状态。

（二）病情观察

（1）勤听胎心音，注意其频率和节律的变化，必要时行胎心电子监测。

（2）观察羊水的量、颜色、性状及气味。

（三）医护治疗配合

1. 急性胎儿窘迫

（1）取左侧卧位，立即用面罩或鼻导管间歇吸氧，每分钟 10L。给予 5% 碳酸氢钠 100～200ml 静脉滴注，纠正酸中毒。

（2）配合医生做好术前准备及抢救新生儿的准备工作。

（3）尽快终止妊娠：①对宫口开全，胎先露部已达坐骨棘平面以下 3cm 者，应协助医生尽快助产娩出胎儿。②宫口未开全，胎儿窘迫情况不严重者，给予吸氧，嘱产妇左侧卧位，观察 10 分钟，如胎心率变为正常，可继续观察，否则行剖宫产。③如因宫缩剂使子宫收缩过强导致胎心率减慢者，应立即停用宫缩剂，若胎心仍无好转应配合医生结束分娩。

2. 慢性胎儿窘迫　凡孕周小，估计胎儿娩出后存活可能性大者，需行期待疗法，加强胎儿宫内监护。遵医嘱用促进胎肺成熟的药物。妊娠近足月者如有剖宫产手术指征，需做好剖宫产术的准备。

（四）心理护理

（1）向孕产妇及家属提供相关信息，如医疗措施的目的、操作过程、预期结果等，并将真实情况告之患者及家属，并告知怎样与医护人员配合。必要时陪伴他们，对他们的疑虑给予适当的解释。

（2）对于胎儿不幸死亡的产妇，宜住单人房间，并嘱家人陪伴，鼓励产妇用哭泣、倾诉等方式宣泄悲伤情绪。必要时可允许产妇及其家人看看死婴，并同意他们为死婴做一些事情，包括沐浴、更衣、命名、拍照等。但事先应向他们描述死婴的情况，使之有心理准备。

（五）一般护理

指导孕产妇休息，保证充足睡眠；对因失去胎儿而痛苦、悲伤不能入眠的孕产妇可用交谈减轻压力或建议服用镇静剂促其睡眠；饮食要多样化，以增加营养；保持外阴清洁，每日擦洗外阴 2 次，有伤口者，应在大小便后及时清洗。

（六）健康指导

（1）护士应指导孕产妇注意休息，加强营养。预防感染，预防产后出血。

（2）对失去胎儿者，护士应给予同情和理解，帮助孕产妇及家属接受现实，让其顺利渡过悲伤期。

【护理评价】

（1）胎儿情况改善，胎心率正常。

（2）孕产妇能表达内心感受，舒适感有所增加。

（3）孕产妇能够述说胎儿死亡的原因，并接受胎儿死亡的现实。

第二节　新生儿窒息

【疾病概要】

新生儿窒息（neonatal asphyxia）是指胎儿娩出后 1 分钟，仅有心跳而无呼吸或未建立规律呼吸的缺氧状态，为新生儿死亡及伤残的主要原因之一，也是出生后常见的一种紧急情况，必须积极抢救，精心护理，以降低新生儿死亡率，预防远期后遗症。

新生儿窒息的原因有：①胎儿窘迫的缺氧状态未改善，胎儿娩出后可发展为新生儿窒息；②呼吸道阻塞造成气体交换受阻，如吸入羊水、黏液等；③呼吸中枢受抑制或损害，如药物、缺氧、滞产、产钳术等使脑部受损致胎儿颅内出血；④胎儿本身原因，如早产、肺发育不良、呼吸道畸形等都可引起新生儿窒息。

根据窒息程度分轻度窒息和重度窒息，以 Apgar 评分为其指标。

处理原则以预防为主，估计胎儿娩出后有窒息危险者，应做好复苏准备，如人员、药品、器械、氧气等。一旦新生儿窒息，要及时按 A（清理呼吸道）、B（建立呼吸，增加通气）、C（维持正常循环）、D（药物治疗）、E（评价）等步骤进行复苏。

【护理评估】

（一）健康史

了解产前检查结果，评估是否合并有妊娠期并发症或合并症，分娩过程中是否使用大量镇静剂或麻醉剂，是否使用产钳或吸引器助产，并了解羊水、脐带及胎盘情况等。

（二）身体状况

新生儿出生后1分钟、5分钟进行Apgar评分（评分标准详见第五章），重点评估窒息的严重程度。

1. 轻度（青紫）窒息　Apgar评分4~7分。新生儿面部与全身皮肤呈青紫色；呼吸表浅或不规律；心跳规则且有力，心率减慢，80~120次/分；对外界刺激有反应，喉反射存在；肌张力好，四肢稍屈。如果抢救治疗不及时，可转为重度窒息。

2. 重度（苍白）窒息　Apgar评分0~3分。新生儿皮肤苍白，口唇暗紫；无呼吸或仅有喘息样微弱呼吸；心跳不规则，心率<80次/分且弱；对外界刺激无反应，喉反射消失；肌张力松弛。如果不及时抢救可致死亡。

出生后5分钟Apgar评分对估计预后很有意义。评分越低，酸中毒和低氧血症越严重，如5分钟的评分<3分，则新生儿死亡率及日后发生脑部后遗症的机会明显增加。

（三）心理状况

产妇可产生焦虑、悲伤心理，害怕失去自己的孩子，表现为分娩疼痛、切口疼痛感暂时消失，急切询问新生儿情况，神情不安。

【护理诊断】

（一）新生儿

1. 气体交换受损　与呼吸道内存在羊水、黏液有关。

2. 有受伤的危险　与抢救操作、脑缺氧有关。

（二）母亲

1. 功能障碍性悲伤　与现实或预感的失去孩子及孩子可能留有后遗症有关。

2. 恐惧　与新生儿的生命受到威胁有关。

【护理目标】

（1）新生儿呼吸道通畅，建立自主规则呼吸。

（2）新生儿并发症降低至最小。

（3）母亲情绪稳定，心态平和。

【护理措施】

（一）预防措施

妊娠期应积极治疗并发症和合并症，分娩期严密监测胎动、胎心音变化，积极处理胎儿窘迫。胎儿娩出前4小时避免使用麻醉剂、镇静剂。胎头娩出后应及时清除口鼻内黏液和羊水，新生儿娩出后立即清理呼吸道。正确处理产程，避免产伤。

（二）急救护理

分娩前做好抢救新生儿的准备工作，包括人员、氧气、保暖，远红外辐射抢救台或棉被，急救药品及器械（气管插管、吸氧管、面罩）等。抢救必须及时、轻巧、迅速，避免发生损伤，同时注意保暖。

（三）病情观察

严密观察新生儿的皮肤颜色、呼吸、心率、喉反射、肌张力。及时行Apgar评分，了解新生儿窒息严重程度、复苏效果，以判断新生儿预后。一般在出生后1分钟、5分钟及10分钟进行Apgar评分，并做好记录。

（四）医护治疗配合

协助医护人员按 ABCDE 程序进行复苏。

A（airway）：清理呼吸道。胎头娩出后清除口鼻咽部黏液及羊水，吸引器的压力不应超过 13.3kPa，避免长时间吸引某处黏膜以免损伤。羊水Ⅲ污染，必要时可用气管插管吸取，但动作要轻柔，避免负压过大而损伤气道黏膜。

B（breathing）：建立正常呼吸。确认呼吸道通畅后进行触觉刺激促其啼哭，一般轻度窒息者可建立自主呼吸，若仍无自主呼吸立即进行人工呼吸，其方法有：①托背法：新生儿平卧，用一手托稳新生儿背部，徐徐抬起，使胸部向上挺，脊柱极度伸展，然后慢慢放平，每 5～10 秒钟重复 1 次。②口对口人工呼吸：将纱布置于新生儿口鼻上，一手托起新生儿颈部，另一手轻压上腹部以防气体进入胃内，然后对准新生儿口鼻部轻轻吹气，吹气时见到胸部微微隆起时将口移开，放在腹部的手轻压腹部，协助排气，如此一吹一压，每分钟 30 次，直至呼吸恢复为止。③人工正压给氧：给予持续正压呼吸，频率为 40 次/分。④气管插管：经上述处理无效时使用。

C（circulation）：维持正常循环。可行胸外心脏按压。使新生儿仰卧，用食中指有节奏地按压胸骨中段，每分钟按压 100 次，按压深度为胸廓按下 1～2cm 。每次按压后随即放松。按压时间与放松时间大致相等。按压有效者可摸到颈动脉和股动脉搏动。

D（drug）：药物治疗。①刺激心跳用肾上腺素 0.2ml/kg 静脉注射。②纠正酸中毒用 5% 碳酸氢钠 3～5ml/kg，溶于 25% 葡萄糖 20ml，5 分钟内自脐静脉缓慢注入。③扩容可用全血、生理盐水、白蛋白等。用药时一定要建立有效静脉通道，保证药物的应用。

E（evaluation）：评价。在复苏过程中要随时评价新生儿的皮肤颜色、自主呼吸、心率、反射、肌张力，为制定进一步的抢救措施提供依据。

（五）一般护理

1. 保暖 在整个抢救过程中必须注意保暖，应在 30～32℃抢救床上进行抢救，维持肛温 36.5～37℃。胎儿出生后立即揩干体表的羊水及血迹，减少散热，以减少新陈代谢及耗氧量，有利于患儿复苏。

2. 氧气吸入 在人工呼吸的同时给予氧气吸入。①鼻内插管给氧：流量 <2L/分，5～10 个气泡/秒，避免气胸发生。②气管插管加压给氧：一般维持呼吸 30 次/分，压力不可过大，以防肺泡破裂，开始瞬间压力为 15～22mmHg，逐渐减到 11～15mmHg。待新生儿皮肤逐渐转红，建立自主呼吸后拔出气管内插管，给予一般吸氧，避免持续给氧，以防晶体后纤维增生症的发生。

3. 复苏后护理 复苏后还需加强新生儿护理，保持呼吸道通畅，密切观察面色、呼吸、心率、体温。预防感染，做好重症记录。

【护理评价】

（1）新生儿呼吸恢复正常。

（2）新生儿没有受伤及感染的征象。

（3）母亲能理解新生儿的抢救措施，正确面对现实。

（文金莲）

第十三章 妇科病史及检查的配合

学习目标

1. 掌握妇科检查的方法、步骤、注意事项和护理配合。
2. 掌握妇科护理病史采集方法、内容。
3. 熟悉妇科常用特殊检查的护理配合。
4. 了解妇科门诊及病区的护理管理要求，具备良好的职业素质。

案例引导

张某，25岁，已婚，因近5日白带增多、带血，并觉尿频、尿痛来院就诊。一般查体无特殊，医师告知她需要做妇科检查，张某焦急地问：“妇科检查要做些什么？痛不痛？”如果今天你当班，针对该患者现在的情况，你该怎样做好解释工作？

第一节 妇科护理病史的特点

妇科护理病史是护理评估的主要依据，妇科病史与盆腔检查是妇科所特有，具有不同于其他各科的特点。在书写妇科护理病历时，护理人员要应用护理程序，采集病史、进行体格检查、评估和分析患者的心理社会状态，根据不同服务对象的需要，制定相应的护理计划并实施。

【妇科病史采集方法】

病史采集是指收集患者的全面资料，并加以整理、综合、分析判断的过程，是护理评估的重要内容之一。妇科病史采集可以通过询问、观察、听取、交谈等方式进行。由于妇科病史采集时会涉及患者的婚姻、妊娠、性生活等隐私问题，她们会感到害羞、难以启齿，所以在采集病史的过程中，要关心体贴和尊重患者，态度和蔼诚恳、语言亲切，耐心细致地询问，并为患者保密，这样才能收集到患者真实的病史、生理和心理社会资料。若患者不愿说出真情时，不能勉为其难，反复追问与性生活有关的病史，更不能责怪患者。书写的护理病历不能随意涂改，电子病历必须及时签字。

【病史内容】

妇科护理病史的主要内容包括八个方面。

（一）一般内容

一般内容包括患者姓名、年龄、婚姻、籍贯、职业、民族、文化程度、宗教信仰、联系地址、联系方式、入院日期、入院方式、入院诊断、病史陈述者、可靠程度。

（二）主诉

主诉指患者入院的主要问题、主要症状、出现的时间和患者的应对方式。主诉力求简单、明了，通过主诉可以初步估计疾病的大致范围。妇科常见的症状有外阴瘙痒、阴道流血、白带异常、闭经、下腹痛、下腹部包块、不孕等。也有无任何自觉症状，妇科检查时才发现妇科问题的患者。主诉应按其发生时间的顺序书写，例如：停经 50 天，阴道流血 2 天，腹痛 4 小时。

（三）现病史

现病史是病史的主要部分，围绕主诉详细了解发病的时间、原因及可能的诱因、病情发展过程、就医经过、采取的护理措施及效果，健康教育的效果。可按时间顺序进行询问。还要了解有无其他伴随症状及其出现的时间、特点和演变过程，特别是与主要症状的关系。了解患者其他健康状况及心理反应，如工作、学习、睡眠、食欲、性生活、夫妻关系、自我感觉、角色关系、应激能力等。妇科疾病常见临床表现询问要点如下：

1. 阴道流血 阴道流血的时间、血量、颜色、性状，有无血块，有无组织排出及排出组织的性状，有无出血诱因，有无伴随症状，出血与月经的关系，末次月经及前次月经的日期等。

2. 白带异常 发生时间、量、颜色及性状和有无气味，是否伴有外阴瘙痒以及和月经的关系。

3. 腹部包块 包块发生的时间、部位、大小、活动度、硬度、增长速度，有无疼痛及伴随症状。

4. 腹痛 发生时间及持续时间、部位、性质、程度，与月经的关系，有无诱因、全身反应及伴随症状等。

（四）月经史

了解初潮年龄、月经周期、经期。了解月经量的多少，经前期有无不适（如乳房胀痛、水肿、精神抑郁或容易激动等），有无伴随症状（如痛经，疼痛的时间、部位、性质、程度等）。有停经史者常规询问末次月经时间（LMP）、经量、持续时间等；月经异常者需了解前次行经日期（PMP）。绝经者应询问绝经年龄、绝经后有无不适、有无阴道流血和白带增多。如 13 岁初潮，周期为 28 ~ 30 日，经期持续 4 ~ 6 日，可简写为：$13\frac{4\sim6}{28\sim30}$。

（五）婚育史

了解初婚年龄、婚次、男方健康情况、是否近亲结婚（直系血亲及三代旁系血亲）、同居情况、双方性功能、性病史。生育情况包括足月产、早产及流产次数以及现存子女数，以4个阿拉伯数字顺序表示。如足月产2次，无早产，流产1次，现存子女2人，可记为2－0－1－2，或用孕3产2（G_3P_2）表示。记录分娩方式，有无难产史，新生儿出生情况，产后或流产后有无出血、感染史，末次分娩或流产的时间，目前采用的避孕措施及效果。

（六）既往史

询问以往健康状况，曾患何种疾病，特别是妇科疾病及与妇科疾病密切相关的病史，如心血管疾病、肝炎、结核、肿瘤、损伤、畸形、肥胖等。同时询问腹部手术史、外伤史、药物过敏史、食物过敏史、有无输血史等。

（七）个人史

包括生活和居住情况、出生地、曾居住地区、个人特殊嗜好、生活状况及自理程度等。了解与疾病有关的职业、工种、劳动条件及与他人、家人、同事的关系，对待职业、工作、退休的满意度，有无烟、酒嗜好。

（八）家族史

了解患者的家族成员如丈夫、父母、兄弟、姐妹及子女健康状况，询问家庭成员中有无遗传性疾病（如血友病、白化病等）、可能与遗传有关的疾病（如糖尿病、高血压、癌肿等）及其他传染病（如结核等）。

第二节　妇科检查及护理配合

妇科检查又称为盆腔检查，为妇科所特有的检查，主要检查女性内、外生殖器官，包括外阴、阴道、宫颈、宫体及双侧附件。在检查前护士应做好一系列准备工作，以提高检查的准确性。

【检查前准备】

检查器械包括无菌手套，阴道窥器，长镊子，探针，消毒液，石蜡油或肥皂水，生理盐水，玻片，刮板，棉签等。

检查前向患者做好解释工作，解除其思想顾虑，取得患者信任和配合，做好屏风遮挡以保护患者隐私。

【检查注意事项】

（1）检查者要关心患者，态度严肃认真，语言亲切，动作轻柔，检查仔细，部位准确。

（2）检查前嘱患者排空膀胱，必要时先导尿。大便充盈者也应在排便或灌肠后进行。

（3）每人使用一套检查器械及用物，如窥阴器、镊子、手套，臀下垫单一人一换。

（4）除尿瘘患者有时取膝胸卧位外，一般妇科检查取膀胱截石位，患者臀部置于台缘，头部略抬高，两手平放于身旁，使腹肌放松，便于检查。检查者面向患者，站在患者两腿之间，危重患者不能上检查台时可在病床上进行检查。

（5）月经期及阴道流血时一般不做妇科检查，如为异常阴道流血必须检查时，检查前应先消毒外阴，使用无菌手套和检查器械，防止感染。

（6）对未婚女性一般只做直肠－腹部诊，禁做双合诊和阴道窥器检查。如确需检查，应在征得患者及家属同意后方可用示指放入阴道扪诊。

（7）如患者腹壁肥厚、腹肌紧张不合作或未婚妇女，可采取与患者交流，使其张口呼吸，放松腹肌。对疑有盆腔病变，盆腔检查不满意时，可行 B 超检查，必要时在麻醉下进行检查。

（8）男医师对患者进行检查时，应有其他医护人员在场，以减少患者紧张心理和避免发生不必要的纠纷。

【检查方法及步骤】

（一）外阴检查

观察外阴发育、阴毛分布及疏密情况。注意有无畸形、损伤、充血、水肿、溃疡、炎症、赘生物或肿块。注意皮肤和黏膜色泽，有无萎缩、增厚或变薄。左手拇、示指分开小阴唇，暴露阴道前庭，观察尿道口和阴道口。注意处女膜的完整性，有无瘢痕。查看尿道口周围黏膜色泽及有无赘生物。让患者用力向下屏气，观察有无阴道前壁或后壁膨出、直肠膨出、子宫脱垂及尿失禁等。

（二）阴道窥器检查

根据患者阴道大小和阴道壁松紧情况，选用适当大小的阴道窥器。

1. 放置与取出 放置窥阴器时，先将其前后两叶前端合拢，表面涂润滑剂，避免损伤。若拟作宫颈刮片细胞学检查或取阴道分泌物作涂片检查时，不宜用润滑剂，以免影响涂片质量，可改用生理盐水润滑。放置窥阴器时，检查者左手示指和拇指将两侧小阴唇分开，暴露阴道口，右手持阴道窥器避开敏感的尿道周围，斜行沿阴道后壁缓慢插入阴道内（图 13－1），边推进边将窥阴器两叶转正并逐渐张开两叶，暴露宫颈、阴道壁及穹窿部，然后旋转窥阴器，充分暴露阴道各壁（图 13－2）。冬天气温较低时，可以将窥阴器置于 40～45℃肥皂水中加温，以免影响检查结果，取出窥器时应将两叶合拢后退出。

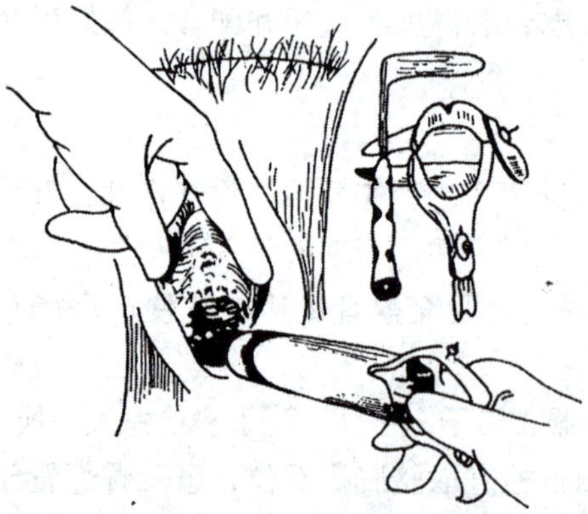

图 13－1 分开两侧小阴唇，准备放入阴道窥器

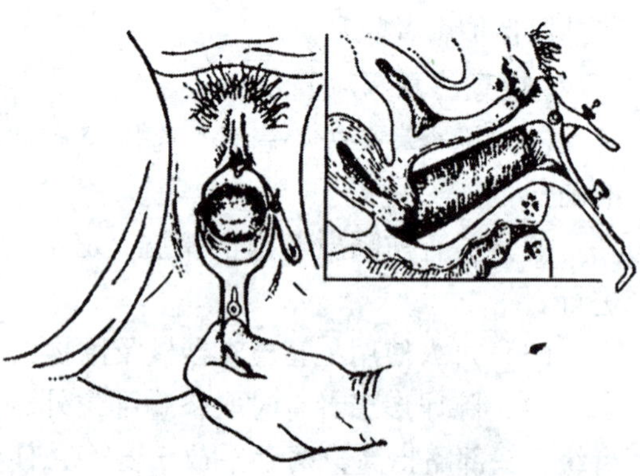

图 13－2 阴道窥器检查（暴露宫颈及阴道侧壁）

2. 视诊

(1) 检查阴道：观察阴道前后壁、侧壁及穹窿黏膜的颜色，皱襞多少，是否有阴道隔或双阴道等先天畸形，有无溃疡、赘生物或囊肿等。并注意阴道分泌物的量、性状、色泽，有无臭味。白带异常者应进行涂片或培养找滴虫、假丝酵母菌、淋菌及线索细胞等。

(2) 检查宫颈：观察宫颈的大小、颜色、外口形状，有无出血、糜烂、撕裂、外翻、腺囊肿、息肉、赘生物，宫颈管内有无出血或分泌物。同时可在宫颈外口鳞－柱上皮交接处刮片行细胞学检查或采集宫颈分泌物标本。

(三) 双合诊检查

双合诊检查是盆腔检查中最重要的项目。检查者带无菌手套，右手（或左手）示指和中指涂擦润滑剂后放入阴道内，另一手在腹部配合检查，此为双合诊。可逐步检查阴道、宫颈、子宫体、输卵管、卵巢及宫旁结缔组织，以及盆腔内壁情况。双合诊可检查阴道是否通畅、深度和弹性，有无畸形、疤痕、肿块及阴道穹窿情况；触诊宫颈大小、形状、质地及外口情况，有无接触性出血和宫颈举痛；扪诊子宫体位置、大小、形状、质地、活动度以及有无压痛（图 13－3）；触摸子宫附件区有无肿块、增厚或压痛（图 13－4）。如有肿块，注意肿块的位置、大小、形状、质地、活动度及与子宫的关系，有无压痛等。

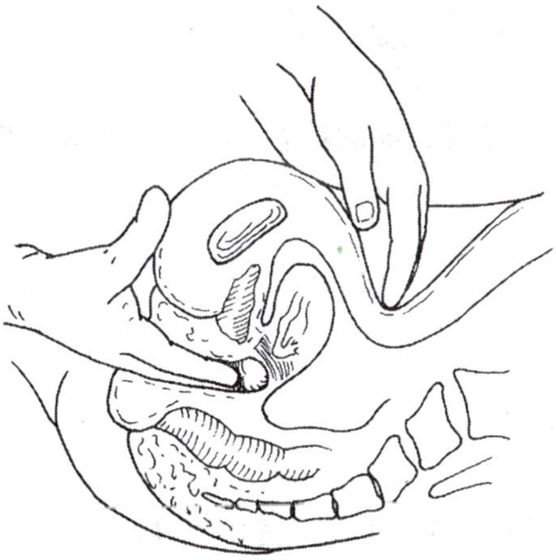

图 13－3 双合诊（检查子宫）

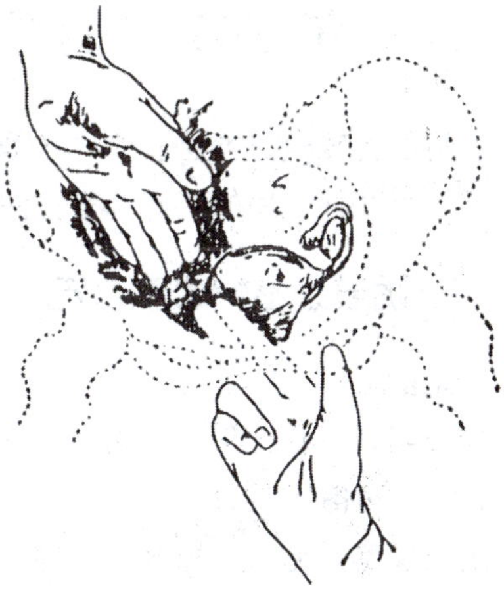

图 13－4 双合诊（检查子宫附件）

(四) 三合诊检查

经直肠、阴道、腹部联合检查，称为三合诊。方法：一手示指放入阴道，中指插入直肠以替代双合诊时的两指，其余检查步骤与双合诊相同（图 13－5），是对双合诊检查不足的重要弥补。通过三合诊能扪清后倾或后屈子宫大小，清楚地了解盆腔后部的情况，可发现子宫后壁、宫颈旁、直肠子宫陷凹和宫骶韧带有无病变，估计病变范围，尤其是癌肿的浸润范围以及阴道直肠隔、骶骨前方或直肠内有无病变等。三合诊在生殖器官肿瘤、结核、子宫内膜异位症、炎症的检查时尤为重要。

（五）直肠－腹部诊

一手示指伸入直肠，另一手置于腹部配合检查的方法称为直肠－腹部诊。适用于未婚、阴道闭锁或其他原因不宜行双合诊的患者。

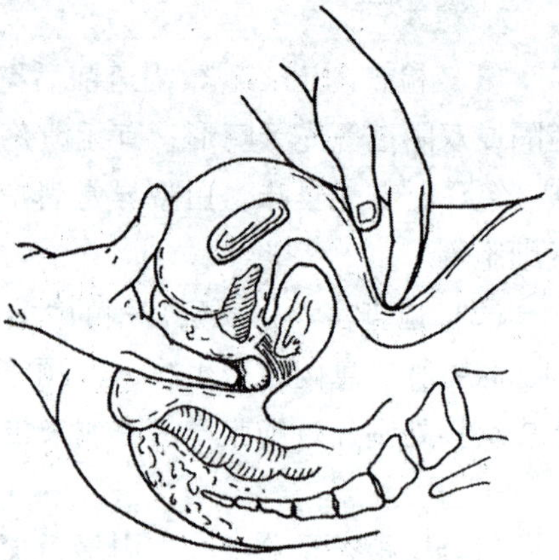

图 13－5 三合诊

【记录】

盆腔检查结果按生殖器解剖部位顺序记录。

外阴：发育情况及婚产式（未婚、已婚未产或经产），异常情况。

阴道：是否通畅，黏膜情况，分泌物量、色、性状以及有无臭味。

宫颈：大小，质地，有无柱状上皮异位、撕裂、息肉、囊肿、接触性出血、举痛及摇摆痛等。

宫体：位置、大小、质地、活动度、形态，有无压痛等异常情况。

附件：有无块物、增厚或压痛。若扪及块物，应记录其位置、大小、质地，表面光滑与否，活动度，有无压痛以及与子宫及盆腔的关系。左右两侧要分别记录。

第三节 妇科常用特殊检查及护理配合

妇科的特殊检查方法很多，随着科学技术的发展，新的检查方法不断出现。以下仅介绍妇科几种常用的特殊检查方法。

一、阴道分泌物悬滴检查

【适应证】

检查阴道内有无阴道毛滴虫、假丝酵母菌感染。

【用物准备】

阴道窥器，无菌长棉签，生理盐水，10% 氢氧化钾，玻片，显微镜等。

【操作方法】

首先，取溶液（查阴道毛滴虫用生理盐水，查假丝酵母菌用 10% 氢氧化钾）1 滴于玻片上，然后，嘱患者取膀胱截石位，用阴道窥器扩张阴道，用无菌长棉签在阴道后穹窿处取少许分泌物混于溶液中制成混悬液，立即在低倍显微镜下做以下特殊检查。

1. 阴道毛滴虫检查 混悬液于镜下检查，找到活动的阴道毛滴虫即为阳性。

2. 假丝酵母菌检查 混悬液于镜下检查，找到假丝酵母菌的菌丝与孢子即可诊断。

【护理要点】

准备用物，协助检查，收集结果，交代注意事项。

二、阴道脱落细胞检查

阴道脱落上皮细胞包括来自阴道、宫颈管、子宫及输卵管的上皮细胞，以阴道上段、宫颈阴道部的上皮细胞为主。由于阴道脱落细胞受卵巢激素的影响呈周期性变化，所以阴道上皮细胞检查既可以反映体内激素水平，又可以作为生殖道恶性肿瘤的初筛。是一种经济、简便、实用的辅助检查方法。

【适应证】

（1）卵巢功能检查。

（2）生殖道炎症。

（3）宫颈癌筛选。

（4）怀疑宫颈管、宫颈内恶性病变者。

【禁忌证】

（1）月经期。

（2）生殖器官急性炎症期。

【用物准备】

阴道窥器 1 个，宫颈刮片 2 个，宫颈吸管 1 根，宫颈钳 1 把，子宫探针 1 根，装有固定液的小瓶 1 个，玻片 2 张，长棉签数根，干棉球数个等。

【操作方法】

1. 阴道侧壁涂片　患者取膀胱截石位，用阴道窥器扩开阴道（阴道窥器上不涂润滑剂），用刮片在阴道侧壁上 1/3 处轻轻刮取细胞涂片，然后放入装有固定液的小瓶内。对未婚女性，可将卷紧的消毒棉签蘸生理盐水浸湿，然后伸入阴道，在其侧壁上 1/3 段轻卷后取出棉签，在玻片上涂片。

2. 宫颈刮片　宫颈刮片为筛查早期宫颈癌的重要方法，具有简便易行、结果可靠的优点。在宫颈外口鳞－柱上皮交界处，以宫颈外口为中心，用刮片轻轻刮取一周（图 13－6），涂于玻片上。该法获取细胞数目不全面，制片也较粗劣，目前应用已减少，多推荐涂片法。

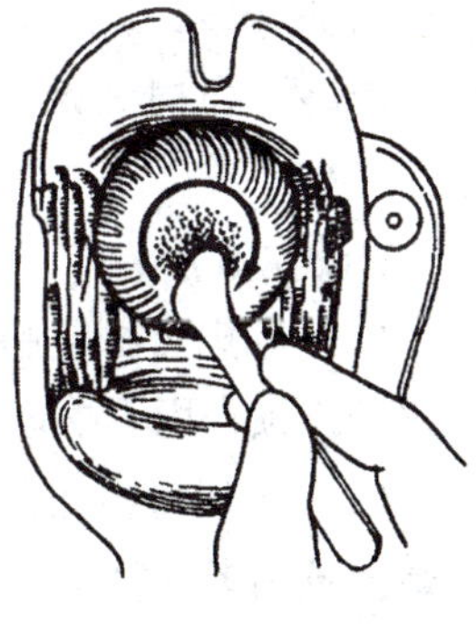

图 13－6　宫颈刮片取材方法

3. 宫颈管涂片　为了解宫颈管情况，可行此检查。先将宫颈表面分泌物拭净，用小型刮板进入宫颈管内，轻轻刮取一周作涂片。目前，最好采用薄层液基细胞学制片法，利用特制的“宫颈取样刷”在宫颈管内旋转 360°刷取宫颈管上皮后取出，立即将宫颈取样刷放置在特制细胞保存液内，通过离心或滤过膜、分离血液与黏液，使上皮细胞均匀分布在玻片上，提高了识别宫颈鳞状上皮病变的灵敏度。

4. 宫腔吸片　疑宫腔内有恶性病变时，可采用此法。严格消毒后，用探针探查宫腔，将吸管放入宫腔，上下左右移动吸取分泌物。取出吸管，将吸出的标本均匀涂于玻片上，然后放入装有固定液的小瓶中。

【护理要点】

(1) 向患者讲解检查的意义及步骤，取得患者的配合。告诉患者采集标本前2天内禁止性生活、阴道检查、阴道灌洗及用药。

(2) 将用物准备齐全，并协助患者摆好体位。

(3) 刮片、阴道窥器必须消毒、干燥，未吸附任何化学药品或润滑剂，必要时可用生理盐水润湿阴道窥器。另外，所用的载玻片应行脱脂处理。

(4) 取标本时，动作应轻、稳、准，以免损伤组织，引起出血。如白带较多，可先用无菌干棉球轻轻拭去，再行标本刮取。

(5) 涂片应均匀，不可来回涂抹，以免破坏细胞。

(6) 载玻片应作好标记，避免混淆患者姓名和取材部位。

(7) 嘱患者及时将病理报告反馈给医生，以免延误治疗。

三、宫颈或颈管活体组织检查

取宫颈病变处或可疑部位小部分组织进行病理学检查，以确定宫颈病变性质，临床上较为常用。

【适应证】

(1) 宫颈脱落细胞学涂片检查巴氏Ⅲ级或Ⅲ级以上；宫颈脱落细胞学涂片检查巴氏Ⅱ级经抗炎治疗后仍为Ⅱ级。

(2) 阴道镜检查反复可疑阳性或阳性者。

(3) 疑有宫颈癌或慢性特异性炎症，需进一步明确诊断者。

(4) 肉眼见宫颈有溃疡或赘生物需明确诊断者。

【用物准备】

阴道窥器1个，卵圆钳1把，宫颈钳1把，宫颈活检钳1把，小刮匙1把，纱布数块，带尾线的棉球及干棉球数个，棉签数根，装有固定液的标本瓶4~6个，消毒液等。

【操作方法】

(1) 嘱患者排空膀胱，取膀胱截石位，常规消毒外阴、阴道后铺孔巾。阴道窥器暴露子宫颈，用干棉球拭净宫颈黏液及分泌物，局部再次消毒。

(2) 用活检钳在宫颈外口鳞-柱上皮交接处、肉眼糜烂较深或特殊病变处取材。可疑宫颈癌者在宫颈3、6、9、12点四处用活检钳各取下一小块组织。为提高取材准确性，可在阴道镜检下行定位活检，或在宫颈阴道部涂以碘溶液，在不着色区取材。

(3) 将所取组织立即分装于标本瓶内，并作好标记送检。

(4) 用带尾棉球压迫钳取部位止血，并将尾线留在阴道口外，嘱患者24小时后自行取出。

【护理要点】

1. 术前准备 向患者介绍宫颈活组织检查的目的、基本操作过程，作组织病理学检查的临床意义及对疾病诊断的重要性，以取得患者的配合；近月经期或月经期不宜行活检术，以防感染和出血过多；患生殖器急性炎症者，需待治愈后进行活检，以免炎症扩散。

2. 术中配合 为医生提供活检所需物品；标本瓶应注明患者姓名、取材部位，封好瓶口送检；护理人员应陪伴在患者身边，给患者提供心理支持。

3. 术后护理 嘱患者于24小时后自行取出阴道内带尾线棉球及纱布；如带尾线棉球未取出或出血较多者，必须立即就诊；保持外阴清洁；1个月内禁止盆浴及性生活。

四、诊断性刮宫术

诊断性刮宫简称诊刮，是诊断宫腔疾病最常用的方法。其目的是刮取子宫内膜和内膜病灶行病理检查以明确诊断并指导治疗。对疑有子宫颈管病变者，需对宫颈管及宫腔分别进行诊断性刮宫，简称分段诊刮。

【适应证】

（1）子宫异常出血或阴道排液，需证实或排除子宫内膜癌、宫颈管癌或其他病变如流产、子宫内膜炎等。

（2）月经失调，如功能失调性子宫出血、闭经，需了解子宫内膜的变化及其对性激素的反应。

（3）不孕症者需了解有无排卵，或疑有子宫内膜结核者。

（4）宫腔内有组织残留或功能失调性子宫出血，流血时间过长时，刮宫既有助于诊断，又有止血效果。

【禁忌证】

（1）急性或亚急性盆腔炎。

（2）滴虫、假丝酵母菌感染或细菌感染所致的急性阴道炎或宫颈炎。

【用物准备】

人工流产包1个，内有：阴道窥器2个，长持物钳1把，宫颈钳1把，子宫探针1根，宫颈扩张器1套，有齿卵圆钳1把，子宫刮匙1个，弯盘1个，孔巾1块，纱布1块，棉球数个，装有固定液的标本瓶1~2个。

【操作方法】

（1）嘱患者排尿后取膀胱截石位，常规消毒后铺巾，双合诊查清子宫的位置、大小及附件情况。

（2）暴露宫颈，清除阴道分泌物，并消毒宫颈及颈管，然后钳夹宫颈。

（3）探测宫腔后，用宫颈扩张器逐号扩张宫颈管至8号扩张器能放入，送入中型刮匙。

（4）用刮匙自子宫前壁、侧壁、后壁、子宫底部刮取组织。如需分段刮宫者，先不探查宫腔深度，用小刮匙先刮取宫颈内组织，然后再刮取宫腔内组织。

（5）将刮出组织分别放入标本瓶内送病理检查。

【护理要点】

1. 术前准备 热情接待患者，向患者讲解诊断性刮宫的目的、手术过程，解除患者的恐惧心理，使患者主动配合手术。准备好刮宫所需物品。

2. 术中配合 填写好病理检查单，并准备好固定标本的小瓶。陪伴在患者身边，教患者放松技巧。将刮出的组织放入已作好标记并装有固定液的小瓶内，立即送病理科检查，并作好记录。

3. 术后护理 保持外阴部清洁，禁止性生活和盆浴2周。1周后到门诊复查恢复情况及了解病理检查结果。

五、基础体温测定

基础体温（basal body temperature，BBT）是指机体经过较长时间（6～8小时）睡眠，醒后未进行任何活动所测得的体温。它反映机体在静息状态下的基础能量代谢。

正常育龄妇女的基础体温受卵巢性激素的影响而呈周期性变化。月经前半周期（卵泡期）体温较低，排卵时最低，排卵后（黄体期）由于孕激素的作用，体温上升0.3～0.5℃，持续12～14日，于下次月经来潮前1～2日下降。这种具有低温和高温相的体温曲线称双相体温曲线，表示有排卵。无排卵的月经周期缺乏孕激素的作用，基础体温呈单相型，表示无排卵。

临床上常用来了解卵巢功能，包括月经周期的长短、有无排卵、排卵时间、黄体功能，有助于诊断功能失调性子宫出血、闭经、不孕，指导避孕和受孕。

测量方法：每日于清晨醒后（夜班工作后，可在睡眠6～8小时后）立即取体温表放于舌下，测口腔温度5分钟，并记录于基础体温单上，按日记录，连成曲线，注意测量前不讲话，不活动，并将可能影响体温的情况如月经期、性生活、失眠、感冒等随时记在体温单上，以便诊疗参考。一般应连续测量3个月经周期。

六、经阴道后穹窿穿刺

在无菌条件下，以长穿刺针从阴道后穹窿刺入盆腔，抽取直肠子宫陷凹处标本的穿刺方法。因直肠子宫陷凹是盆腔最低部位，与阴道后穹窿接近，腹腔中游离血液、渗出液、脓液、肿瘤破碎物或腹水等常积聚于此。由此穿刺，用于诊断腹腔内液体的性质，具有重要的临床意义。

【适应证】

（1）怀疑有腹腔内出血时，如输卵管妊娠流产或破裂、卵巢黄体破裂等。

（2）怀疑盆腔内有积液、积脓时，可做穿刺抽液检查，若为盆腔脓肿，行穿刺引流及局部注入广谱抗生素。

（3）B型超声引导下行卵巢子宫内膜异位囊肿或输卵管妊娠部位注药治疗。

（4）B型超声引导下经后穹窿穿刺取卵，用于各种助孕技术。

【禁忌证】

（1）盆腔严重粘连，直肠子宫陷凹被较大肿块完全占据，并凸向直肠。

（2）疑有肠管与子宫后壁粘连。

（3）临床高度怀疑恶性肿瘤。

（4）异位妊娠准备采用非手术治疗时，避免穿刺，以免引起感染，影响疗效。

【用物准备】

阴道窥器1个，卵圆钳1把，宫颈钳1把，7～9号腰穿针头1枚，10ml注射器1个，孔巾1块，纱布2块，无菌试管1支。

【操作方法】

（1）患者排尿后取膀胱截石位，常规消毒外阴及阴道后铺无菌孔巾。

（2）双合诊检查了解子宫、附件情况。

（3）用阴道窥器充分暴露宫颈，再用宫颈钳夹持宫颈后唇，向前上方提拉，充分暴露阴道后穹窿，再次消毒。

（4）将穿刺针与10ml注射器连接后，选取后穹窿中央或偏向患侧进针，在距宫颈阴道黏膜交界下方1cm处与宫颈平行方向刺入，有落空感时（进针约2～3cm）立即抽吸，必要时改变方向或深浅度，如无液体抽出，可边退针边抽吸。

（5）抽吸完毕后拔针，局部以无菌纱布压迫片刻，止血后取出宫颈钳和阴道窥器。

【护理要点】

（1）穿刺前向患者介绍后穹窿穿刺的目的、方法、对诊断疾病的意义，减轻患者的心理压力，取得患者的配合。

（2）穿刺过程中注意观察患者面色、生命体征的变化，了解患者的感受，陪伴在身边提供心理支持。为医生提供所需物品，协助医生作好记录。

（3）穿刺术后安置患者回病房休息，观察患者有无脏器损伤或内出血等征象。即时将抽出物送涂片检查、病理检查、细菌培养及药物敏感试验等检查。

七、输卵管通畅检查

输卵管通畅检查是检测输卵管是否通畅的方法，以了解子宫腔和输卵管腔形态及输卵管阻塞部位。常用方法有输卵管通液术、子宫输卵管造影术。近年随着内镜的应用，已普遍采用腹腔镜直视下输卵管通液检查、宫腔镜下经输卵管口插管通液检查和腹腔镜联合检查等方法。

【输卵管通液术】

（一）适应证

（1）不孕症，男方精液正常，疑有输卵管阻塞者。

（2）评价输卵管绝育术、输卵管再通术或输卵管成形术的效果。

（3）对输卵管黏膜轻度粘连有疏通作用。

（二）禁忌证

（1）生殖器官急性炎症或慢性炎症急性或亚急性发作。

（2）月经期或有异常阴道出血。

（3）严重的全身性疾病，不能耐受手术。

（4）可疑妊娠。

（5）体温高于37.5℃者。

（三）用物准备

子宫导管 1 根，阴道窥器 1 个，弯盘 1 个，卵圆钳 1 把，宫颈钳 1 把，子宫探针 1 根，长镊子 1 把，宫颈扩张条 2～4 号各 1 根，孔巾 1 块，纱布 6 块，棉签、棉球数个，20ml 注射器 1 付，生理盐水 20ml，庆大霉素 8 万 U，地塞米松 5mg，透明质酸酶 1500U，氧气，抢救用品等。

（四）操作方法

（1）患者排尿后取膀胱截石位，双合诊检查子宫位置及大小，外阴、阴道常规消毒后铺无菌孔巾。

（2）放置阴道窥器充分暴露宫颈，再次消毒阴道及宫颈，用宫颈钳钳夹宫颈前唇。

（3）用 Y 形管将宫颈导管与压力表、注射器相连，压力表应高于 Y 形管水平，以免液体进入压力表。

（4）将注射器与宫颈导管相连，并使宫颈导管内充满 0.9% 氯化钠注射液或抗生素溶液。排出空气后沿宫腔方向将其置入宫颈管内，缓慢推注液体，观察有无阻力及有无液体反流、患者有无下腹痛等。

（五）护理要点

（1）术前向患者讲解手术的目的、步骤，以取得患者的合作。检查用物是否完备，各种管道是否通畅。

（2）注入液体过程中随时了解患者的感受，观察患者下腹部疼痛的性质、程度，如有不适应立即配合医生处理。为手术医生提供手术所需物品。所有无菌 0.9% 氯化钠注射液温度应接近体温，以免过冷刺激造成输卵管痉挛。

（3）注入液体时必须使宫颈导管紧贴宫颈外口，防止液体外漏。

（4）术后 2 周禁盆浴及性生活，遵医嘱给抗生素预防感染。

【子宫输卵管造影】

（一）适应证

（1）了解输卵管是否通畅及其形态、阻塞部位。

（2）了解宫腔形态，确定有无子宫畸形及类型，有无宫腔粘连、子宫黏膜下肌瘤、子宫内膜息肉及异物等。

（3）内生殖器结核非活动期。

（4）不明原因的习惯性流产，了解宫颈内口是否松弛，宫颈及子宫有无畸形。

（二）禁忌证

（1）生殖器急性或亚急性炎症。

（2）严重的全身性疾病，不能耐受手术。

（3）妊娠期、月经期。

（4）产后、流产、刮宫术后 6 周内。

（5）碘过敏者。

（三）用物准备

X 线放射诊断仪，子宫导管 1 根，阴道窥器 1 个，宫颈钳 1 把，子宫探针 1 根，长弯钳1把，宫颈扩张条2～4号各1根，孔巾1块，纱布6块，棉签、棉球数个，20ml注射器1付，40%碘化油或76%泛影葡胺20～40ml，氧气，抢救用品等。

（四）操作方法

（1）患者取膀胱截石位，常规消毒外阴、阴道，铺无菌孔巾，检查子宫位置及大小。

（2）放置阴道窥阴器充分暴露宫颈，再次消毒阴道及宫颈，用宫颈钳钳夹宫颈前唇，探查宫腔。

（3）将40%碘化油充满宫颈导管，排出空气，沿宫腔方向将其置入宫颈管内，徐徐注入，在X线透视下观察碘化油流经输卵管及宫腔情况并摄片。24小时后再摄盆腔平片，以观察腹腔内有无碘化油。如用泛影葡胺造影，应在注射后立即摄片，10～20分钟后第二次摄片。

（五）护理要点

（1）术前询问患者有无过敏史，并进行皮试。在造影过程中注意观察患者有无过敏症状。

（2）手术后安置患者休息，观察1小时无异常方可让患者离院。遵医嘱用抗生素，造影后2周禁性生活和盆浴。

八、妇产科内镜检查

内镜检查是妇产科疾病诊断及治疗的常用手段，常用的内窥镜有阴道镜、宫腔镜、腹腔镜，而羊膜镜临床已极少应用。目前胎儿镜、输卵管镜也开始应用于临床。

【阴道镜检查】

阴道镜检查是利用阴道镜在强光源照射下将宫颈阴道部上皮放大10～40倍，以观察宫颈异常上皮细胞、异型血管及早期癌变，以便准确地选择可疑部位作定位活检。对宫颈癌及癌前病变的早期发现、早期诊断有一定的临床意义。

（一）适应证

（1）有接触性出血，肉眼观察宫颈无明显病变者。

（2）宫颈刮片细胞学检查结果巴氏Ⅱ级以上，或持续阴道分泌物异常者。

（3）肉眼可疑宫颈癌变、阴道癌变者。

（二）禁忌证

（1）月经期或检查部位有出血。

（2）阴道、宫颈急性炎症期。

（三）用物准备

弯盘1个，阴道窥器1个，宫颈钳1把，卵圆钳1把，活检钳1把，尖手术刀及刀柄各1个，标本瓶4～6个，纱布4块，棉球数个及棉签数根。

（四）操作方法

（1）患者排空膀胱，取膀胱截石位，用阴道窥器充分暴露宫颈、阴道穹窿。

（2）用棉球拭净宫颈分泌物或黏液。

（3）肉眼观察宫颈大小、形态、色泽，有无糜烂、赘生物、裂伤、外翻等。

（4）将阴道接物镜放至距病灶20～30cm处，目镜与两眼水平一致，调好阴道镜光源，调整焦距，使图像清晰达到最佳状态。

（5）先在白光下将物镜扩大10倍观察，然后再增大倍数循视野观察。

（6）宫颈先涂3%～5%的醋酸，使上皮净化并肿胀，确定病变范围，便于观察病变。对血管作精密观察时加上绿色滤光镜片，并放大20倍。

（7）再涂复方碘液，在碘试验不着色区或可疑病变部位取组织，并放入装有固定液的标本瓶内送病理检查。

（五）护理要点

（1）阴道镜检查前应行妇科检查，除外阴道毛滴虫、假丝酵母菌、淋病奈瑟菌等感染。

（2）检查前24小时避免阴道冲洗、检查、性交等，月经期禁止检查。

（3）向患者讲解阴道镜检查的目的及方法，以消除患者的顾虑。

（4）阴道窥器上不涂润滑剂，以免影响观察结果。

（5）术中配合医生调整光源，及时传递所需用物。

（6）若取活体组织，应填好申请单，标本瓶上注明标记后及时送检。

【宫腔镜检查】

宫腔镜检查是应用膨宫介质扩张宫腔，通过纤维导光束和透镜将冷光源经宫腔镜导入子宫腔内，直视下观察宫颈管、宫颈内口、宫内膜及输卵管开口，以便针对病变组织直观准确取材并送病理检查。也可在直视下行宫腔内手术治疗。宫腔镜分全景宫腔镜、接触性宫腔镜和显微宫腔镜三种。

（一）适应证

（1）异常子宫出血，如月经过多、功能失调性子宫出血、绝经前后异常子宫出血等。

（2）原发或继发不孕的子宫原因的诊断。

（3）宫腔粘连的诊断及分离。

（4）子宫内异物取出、节育器的定位与取出等。

（5）子宫内膜息肉、子宫黏膜下肌瘤摘除等。

（二）禁忌证

（1）急性盆腔炎。

（2）月经期、妊娠期、子宫出血较多者。

（3）严重内科疾病不能耐受手术者。

（4）近期有子宫手术或损伤史。

（5）宫颈过硬难以扩张或宫腔过度狭小者。

（6）疑有宫颈癌或子宫内膜癌者。

（三）用物准备

阴道窥器1个，宫颈钳1把，敷料钳1把，卵圆钳1把，子宫腔探针1根，宫腔刮匙1把，宫颈扩张器4～8号各1根，小药杯1个，弯盘1个，纱球2个，中号纱布2块，棉签数根，5%葡萄糖500ml，庆大霉素8万U，地塞米松5mg等。

（四）护理要点

（1）术前评估，排除有无禁忌证。

（2）一般于月经干净后1周内检查为宜，此期子宫内膜处于增生早期，内膜薄，黏液少，不易出血，宫腔病变易暴露。

（3）术中陪伴在患者身旁，消除其紧张、恐惧心理。

（4）术中、术后应注意观察患者的面色、生命体征、有无腹痛等，及时发现有无类似人工流产术时可能引起的“心脑综合征”发生，如有异常应及时处理。

（5）术后卧床观察1小时，按医嘱使用抗生素，告知患者经子宫镜检查后1周阴道可能有少量血性分泌物，需保持会阴部清洁，术后2周内禁性生活及盆浴。

【腹腔镜检查】

腹腔镜检查是将腹腔镜自腹壁插入盆、腹腔内，观察病变的部位、形态，必要时取有关组织行病理学检查，用以明确诊断的方法。近年来腹腔镜已普遍用于盆、腹腔疾病的治疗。

（一）适应证

（1）怀疑子宫内膜异位，腹腔镜检查是确诊的最可靠方法。

（2）了解盆腹腔肿块的部位、性质或取组织活检。

（3）不明原因的急慢性腹痛和盆腔疼痛。

（4）了解不孕、不育症者盆腔疾病，判断输卵管通畅度，观察卵巢有无排卵等。

（5）恶性肿瘤手术或化疗后效果评价，可代替二次探查术。

（6）生殖道发育异常的诊断。

（二）禁忌证

（1）严重心肺功能不全者。

（2）膈疝。

（3）腹腔有广泛粘连者。

（4）腹腔内大出血或有弥漫性腹膜炎者。

（5）盆腔肿瘤过大超过脐水平者。

（6）脐部皮肤感染者。

（7）有血液病者。

（8）过度肥胖者。

（三）用物准备

阴道窥器1个，宫颈钳1把，子宫腔探针1根，举宫器1个，巾钳5把，直血管钳2把，弯血管钳5把，组织钳4把，持针钳1把，线剪1把，有齿镊1把，弯盘1个，7号刀柄1把，11号刀片1片，小药杯2个，无菌巾6块，缝线，缝针，棉球，棉签，纱布，内镜，CO_2气体，2ml空针1付，局麻药等。

（四）护理要点

1. 术前准备

（1）在全面评估患者身心状况的基础上，向患者讲解腹腔镜检查的目的、操作步骤、术中配合及注意事项等，使患者消除疑虑，配合手术。

（2）排空膀胱，取膀胱截石位，进行检查时需使患者臀部抬高15°。

2. 术中配合

（1）体位：随着 CO_2 气体进入腹腔，将患者改为头低臀高位，并遵医嘱及时变换所需体位。

（2）注意观察患者生命体征的变化，如有异常及时处理。

（3）陪伴在患者身旁，了解患者的感受，并指导患者与医生配合的技巧。

3. 术后护理

（1）卧床休息半小时，询问患者的感受，并密切观察患者生命体征、有无并发症的出现，如发现异常，及时汇报医生处理。

（2）向患者讲解可能因腹腔残留气体而有肩痛及上肢不适的症状，并告知这些症状会逐渐缓解；2 周内禁止性生活；如有发热、出血、腹痛等应及时到医院就诊。

（3）观察脐部伤口情况。

（4）鼓励患者每天下床活动，尽快排除腹腔气体，促进舒适。

九、超声检查

妇产科常用的超声诊断仪有 A 型示波仪、B 型显像仪和多普勒超声仪三种。此检查简便安全，其中以 B 超应用最为广泛。

妇科常用于子宫肌瘤、卵巢肿瘤、输卵管积水及盆腔包块的鉴别；葡萄胎诊断；探查有无宫内节育器。检查前应充盈膀胱，以便于显示盆腔内器官。可嘱受检查者在检查前 2 小时饮适量温开水，直至有尿意感。检查时取仰卧位，暴露下腹部进行探查。

第四节　妇科门诊及病区的护理管理

【妇科门诊的布局、设备及管理】

（一）布局和设备

门诊是医疗服务的第一线。妇科门诊最好设在门诊部的一端，包括候诊室、问诊室和检查室，附近应有厕所。在候诊室应设宣传报与图片等，里面有盆腔检查须知、妇女健康保健、优生优育、计划生育等卫生知识小报与图片等内容。妇科检查室是妇科检查、治疗及术前准备的场所。要求空气流通，光线充足，温度适宜（保持在 16 ~ 25℃）。窗户宜用磨砂玻璃，检查床边应有屏风遮挡。室内除备体温表、血压计、听诊器、注射器等器具外，还需安装紫外线吊灯，备有检查床、立灯、灌洗筒架及妇科常用物品和敷料等。

（二）护理管理

1. 保持室内整洁　妇科检查室应每日定时通风，进行清洁整理和消毒（空气每日用紫外线消毒 1 次，每周彻底清洁消毒 1 次）。室内物品要求四固定（定物、定量、定位、定人管理），每日清点，及时补充备齐。

2. 用物清洁消毒　对每位患者进行检查均需要用消毒或清洁的物品，更换臀下垫单。用过的物品器具先用清水冲洗后浸泡于消毒液中 30 分钟，再经流水冲洗干净行高压（或煮沸）消毒后备用。检查传染病及癌肿患者的器具应另行处理。检查床上的床单要每日更换，橡胶单可在消毒液中浸泡消毒，清洗晾干后使用。患者臀下的垫单应1人1换。器械盘上的无菌巾每日更换1次，每周消毒药瓶并更新药品。

3. 做好诊前的组织和准备工作　门诊患者多，流动性大，加之初诊患者对门诊设置不熟悉，护理人员应主动、热情、耐心地组织引导患者就诊。并提醒每位就诊患者，检查前先解小便，并告知厕所位置。

4. 减轻患者的心理压力　妇科患者多数有害怕、羞涩、畏惧、紧张等心理，护理人员要热情地接待每位患者，解释诊疗的程序和目的，工作中要严肃认真。检查室避免非工作人员及其他候诊者随意进入，以保护患者的隐私。

5. 复诊及用药指导　对需要多次诊治的患者，护理人员应在第一次就诊时加以说明，使其懂得坚持就诊的必要性，以免半途而废致使失去最佳的治疗时机；比较复杂的诊疗措施（如人工周期疗法），护理人员要详细向患者介绍。

6. 健康指导　利用候诊室墙壁做宣传栏、发宣传资料、设咨询台等，宣传计划生育的各种措施及其优缺点，宣传防癌普查的重要性、阴道炎的传播途径等有关妇女保健及妇科病防治知识。

【妇科病区的布局、设备及管理】

（一）布局和设备

妇科病区设有妇科病房、妇科检查室、治疗室、污物处理室等。妇科病房一般有普通病房和危重病房（内设有常备的护理器具及抢救用物）的区别。

（二）护理管理

1. 环境管理　病房环境应清洁、安静、舒适和安全。病室应定时通风，空气和地面及时消毒，床头和桌子以湿法清扫和消毒，被褥定时更换。护理人员必须走路轻、说话轻、关门轻、操作轻，保持病室安静。患者休息时尽量减少检查和治疗，以保证患者充足的睡眠。

2. 组织管理　病房护理人员应热情接待患者入院，介绍医院的规章制度，使患者尽量熟悉环境，陪送到病房，安排好床位及用物。对急危重患者，要做到抢救及时、准确，密切配合，忙而不乱。

3. 消毒制度　医护人员要衣帽整洁，诊疗、护理、换药处置前后均应洗手；药杯、餐具必须消毒后再用；便器每次用后清洗消毒，避免交叉感染。

4. 技术管理　护理人员要严格执行各项技术操作规程、疾病护理常规。为防止差错事故，必须严格执行查对制度。对各种医疗文件要求清洁、整齐，记录完整、准确。建立物品使用和维修保养制度。

5. 出院指导　针对出院患者对疾病的认识、心理特征、治疗效果及生活习惯给予必要的指导。

（庄臻丽）

第十四章 女性生殖系统炎症患者的护理

学习目标

1. 掌握外阴及阴道炎、宫颈炎、盆腔炎的护理评估内容、主要护理诊断及护理措施。

2. 熟悉女性生殖器官的自然防御功能。

3. 了解外阴及阴道炎、宫颈炎、盆腔炎的治疗要点。

4. 了解女性生殖系统炎症常见病原体及传染途径。做好妇女卫生保健。

案例引导

36岁已婚妇女，自诉：1周来白带增多，外阴瘙痒伴灼热感。妇科检查：外阴潮红，阴道黏膜充血，有散在的出血点，后穹窿处见大量灰黄色、泡沫状分泌物，有腥臭味，宫颈充血。阴道分泌物悬滴法检查见阴道毛滴虫，医生诊断为滴虫阴道炎。作为护士应从哪些方面对其进行评估和护理？

女性生殖器官炎症是妇科常见疾病，炎症可局限于一个部位，也可同时累及几个部位。主要有外阴炎、阴道炎、子宫颈炎及盆腔炎。

【女性生殖器官自然防御功能】

（1）两侧大阴唇自然合拢，遮盖阴道口及尿道口。

（2）由于盆底肌肉的作用，阴道口自然闭合，阴道前后壁紧贴，可以防止外界的污染。经产妇因为阴道松弛，防御能力减弱。

（3）阴道具有自净作用。阴道上皮在雌激素的作用下增生变厚，其抵御病原体入侵的能力增强。同时上皮细胞中含有丰富的糖原，在阴道杆菌的作用下，分解成乳酸，使阴道内的环境成酸性（pH值4~5），使嗜碱性病原体的活动和繁殖受到抑制，称为阴道的自净作用。

（4）宫颈阴道部表面覆以复层鳞状上皮，具有较强的抗感染能力。

（5）宫颈内口平时关闭，子宫颈分泌的黏液形成“黏液栓”，阻止病原体入侵。

（6）育龄妇女子宫内膜呈周期性剥脱，可及时清除宫腔内的异物。

（7）输卵管黏膜上皮细胞的纤毛向宫腔方向摆动，以及输卵管向子宫腔单向性蠕动，有利于阻止病原体的侵入。

但由于外阴前与尿道毗邻，后与肛门邻近，易受污染；外阴与阴道又是性交、分娩及各种宫腔手术操作的必经之道，容易受到损伤及外界病原体的感染。此外，妇女在特殊生理时期如月经期、妊娠期、分娩期和产褥期，防御功能下降，病原体容易侵入生殖道造成感染。

【病原体】

1. 细菌 化脓菌为主，常见的为葡萄球菌、链球菌、大肠埃希菌、厌氧菌、变形杆菌、淋病奈瑟菌、结核杆菌等。

2. 真菌 以假丝酵母菌（念珠菌）多见。

3. 原虫 以阴道毛滴虫最多见，其次是阿米巴原虫。

4. 病毒 以疱疹病毒、人乳头瘤病毒为多见。

5. 螺旋体 多为梅毒螺旋体。

6. 衣原体 常见为沙眼衣原体，感染症状不明显，但常导致严重的输卵管黏膜结构及功能破坏，并可引起盆腔广泛粘连。

7. 支原体 为正常阴道菌群的一种，在一定条件下可引起生殖道炎症。

【传染途径】

1. 经黏膜上行蔓延 病原体侵入外阴、阴道后，沿黏膜面经宫颈、子宫内膜、输卵管黏膜至卵巢及腹腔。淋病奈瑟菌、沙眼衣原体及葡萄球菌沿此途径扩散（图14－1）。

2. 经血液循环播散 病原体先侵入人体的其他器官组织，再经血液循环侵入生殖器官。结核杆菌常以此种方式感染生殖系统（图14－2）。

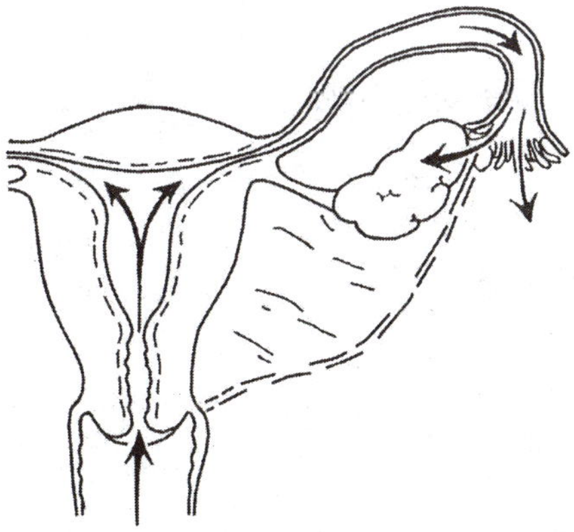

图14－1 炎症经黏膜上行蔓延

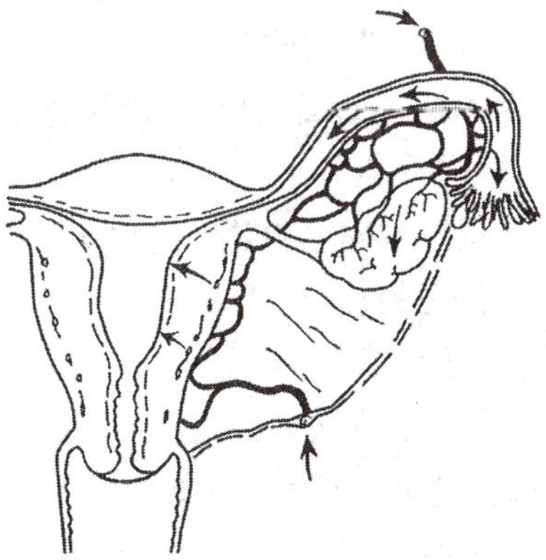

图14－2 炎症经血行蔓延

3. 经淋巴系统蔓延 病原体先由外阴、阴道、宫颈及宫体的创伤处侵入，通过这些部位丰富的淋巴管而侵入盆腔结缔组织、输卵管及卵巢或腹膜，是产褥感染、流产后感染及放置宫内节育器后感染的主要传播途径，多见于链球菌、大肠埃希菌、厌氧菌感染（图 14－3）。

4. 直接蔓延 腹腔其他脏器感染后，直接蔓延到内生殖器。如阑尾炎可引起右侧输卵管炎。

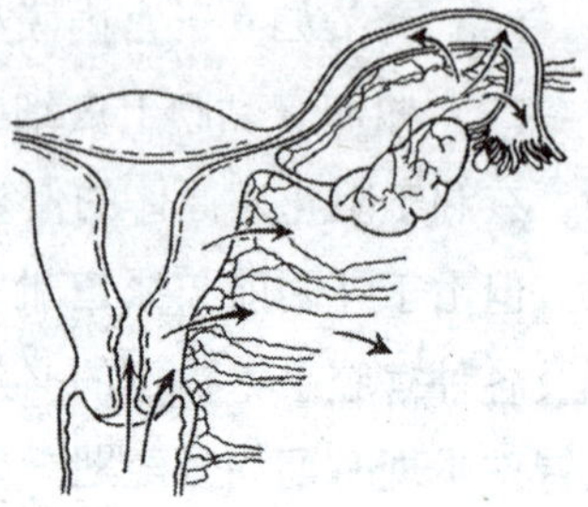

图 14－3 炎症经淋巴系统蔓延

第一节 外阴炎及阴道炎

一、外阴炎

【疾病概要】

外阴炎（vulvitis）主要指外阴部的皮肤与黏膜的炎症。外阴与尿道、肛门、阴道邻近，阴道分泌物增多或炎症分泌物刺激外阴皮肤；尿液或粪便污染；糖尿刺激；穿紧身化纤内裤；月经垫透气差；局部经常潮湿；外阴不洁致细菌感染等易引起外阴炎。临床主要症状为外阴瘙痒、疼痛，处理原则以消除病因及局部治疗为主。

【护理评估】

（一）健康史

询问病因及可能的诱因。了解外阴部不适的开始时间及持续时间，是否呈间断性，以便确定病因。

（二）身体状况

1. 症状 主要为外阴皮肤瘙痒、疼痛或烧灼感等。

2. 体征 外阴部皮肤充血、肿胀，常有抓痕，有时可见皮肤破溃、渗血。病程较长的患者可见局部皮肤增厚、粗糙，呈棕色改变。

（三）心理社会资料

了解病程，了解患者对症状的反应，有无烦躁不安等心理。

【护理诊断】

1. 皮肤或黏膜完整性受损 与外阴皮肤黏膜炎症有关。

2. 舒适的改变 与外阴瘙痒、疼痛、分泌物增多有关。

【护理目标】

（1）患者皮肤完整性受到保护。

（2）患者自诉舒适感增加。

【护理措施】

（一）预防措施

加强卫生知识宣教，使患者了解外阴部炎症的发病特点，消除发病原因，积极治疗阴道炎、糖尿病、尿瘘等导致外阴感染的疾病。指导患者注意保持月经期、产褥期、妇科手术后外阴部的清洁卫生。

（二）治疗指导

局部用1∶5000高锰酸钾溶液或其他外阴消毒洗液坐浴。用高锰酸钾结晶加温开水配成浓度为1∶5000、水温约40℃、肉眼观测为淡玫瑰红色的溶液。坐浴时间约20分钟，每日2次。药液的浓度、温度均按要求配制，以免灼伤皮肤。坐浴时要使会阴部浸没于溶液中，月经期禁止坐浴。也可选用止痒、消炎、抗过敏软膏外涂，若有破溃涂抗生素软膏。

（三）健康指导

指导患者注意个人卫生，勤换内裤，保持外阴清洁、干燥，做好经期、孕期、分娩期及产褥期卫生。不穿化纤及过紧内裤，穿棉织内衣裤。勿饮酒，禁食辛辣食品。局部严禁搔抓，禁用刺激性药物或肥皂擦洗。外阴破溃者要预防继发性感染。

【护理评价】

（1）患者受损的外阴皮肤经治疗愈合。

（2）患者睡眠良好，生活恢复正常。

二、前庭大腺炎

【疾病概要】

前庭大腺炎（bartholinitis）是病原体侵入前庭大腺引起的炎症，在性交、分娩等情况污染外阴部时易发生炎症。如炎性渗出物堵塞腺管开口，脓液积聚不能外流则形成前庭大腺脓肿（abscess of bartholin gland）。如急性炎症消退后腺管堵塞，分泌物不能排出，脓液转为清液而形成前庭大腺囊肿（bartholin cyst）。主要病原体为葡萄球菌、链球菌、大肠埃希菌、肠球菌、淋病奈瑟菌及沙眼衣原体等。此病育龄妇女多见，幼女及绝经后妇女少见。临床主要症状为局部疼痛、肿胀。处理原则是休息、抗炎及对症治疗，脓肿形成后或囊肿较大时可切开引流，并行造口术。

【护理评估】

（一）健康史

了解有无流产、分娩、外阴阴道手术后感染史；是否患有糖尿病、尿瘘、粪瘘等疾病；有无性生活、经期卫生习惯不良等病史。

（二）身体状况

1. 症状 急性炎症期可有发热，大阴唇后1/3处疼痛、肿胀，甚至影响走路。

2. 体征 妇科检查可见外阴局部皮肤红肿、发热，前庭大腺区有囊状隆起、压痛，当脓肿形成时可触及波动感，可自行破溃流出脓液，脓肿多为单侧，大小不等，可伴腹股沟淋巴结肿大。急性炎症消退后形成前庭大腺囊肿，囊肿多为单侧，也可为双侧。

（三）辅助检查

（1）患部分泌物检查，寻找病原体。

（2）血、尿常规检查，了解感染程度，有无糖尿病等。

（四）心理社会状况

多因羞于就医，使炎症发展或转为慢性。因炎症局部痒痛难忍或影响正常生活而产生焦虑情绪。

【护理诊断】

1. 疼痛 与局部炎性刺激有关。

2. 有皮肤完整性受损的危险 与手术或脓肿破溃有关。

3. 焦虑 与疾病影响正常生活及治疗效果不佳有关。

【护理目标】

（1）患者疼痛减轻或消失。

（2）患者皮肤完整性受保护。

（3）患者焦虑缓解。

【护理措施】

（一）预防措施

保持局部清洁卫生，纠正不良卫生习惯，发现异常及时就诊。

（二）医护治疗配合

急性期嘱患者卧床休息，对外阴局部进行清洁护理，可选用清热解毒中药热敷或坐浴；按医嘱给予抗生素及止痛剂；协助医生进行脓肿引流或开窗术，外阴部用1:5000氯已定（洗必泰）棉球擦洗，每日2次。

（三）健康指导

对妇女进行疾病预防知识的指导，在经期、产褥期禁止性交，每天清洗外阴。

【护理评价】

（1）皮肤、黏膜完整性恢复正常。

（2）患者恢复正常生活。

三、滴虫阴道炎

【疾病概要】

滴虫阴道炎（trichomonal vaginitis）是最常见的阴道炎，由阴道毛滴虫引起。滴虫呈梨形，体积约为多核白细胞的2～3倍，其顶端有4根鞭毛，体侧有波动膜，后端尖并有轴柱凸出，无色透明如水滴状（图14－4）。最适宜滴虫生长的温度为25～40℃、pH为5.2～6.6的潮湿环境，它能在3～5℃低温中生存21日，在46℃生存20～60分钟，脱离人体后仍能生存数小时，因此极易传播。月经前后阴道酸度降低，隐藏在腺体及阴道皱襞中的滴虫易繁殖，引起炎症复发。滴虫不仅寄生于阴道，还可侵入尿道或尿道旁腺，甚至膀胱、肾盂以及男方的包皮皱褶、尿道或前列腺中。

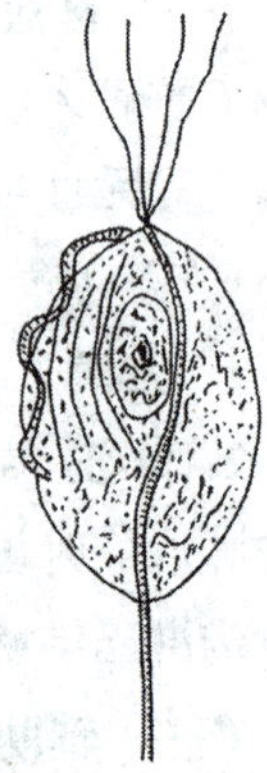

图14－4 阴道毛滴虫

滴虫阴道炎的传播方式有：①经性交直接传播；②间接传播：经公共浴池、浴盆、浴巾、游泳池、坐式便器、衣物、污染的器械及敷料等传播。临床主要症状为阴道分泌物增多及外阴瘙痒。处理原则为切断传播途径，杀灭阴道毛滴虫，用弱酸性溶液冲洗阴道，保持阴道的自净功能。

【护理评估】

（一）健康史

询问出现白带增多、外阴瘙痒的时间，了解既往阴道炎病史，月经周期与发病的关系等。详细了解并记录治疗的经过，了解个人卫生习惯，分析可能的感染途径。

（二）身体状况

1. 症状　主要症状是白带增多伴外阴瘙痒，典型的阴道分泌物呈稀薄、泡沫状、有臭味，若有其他细菌混合感染可呈黄绿色、血性、脓性。外阴瘙痒部位主要为阴道口及外阴，局部灼热及疼痛感。少数滴虫感染者无临床症状，称为带虫者。阴道毛滴虫能吞噬精子，并能阻碍乳酸生成，影响精子在阴道内存活，可致不孕。合并尿道感染，可有尿频、尿痛，有时可见血尿。

2. 体征　妇科检查可见阴道黏膜充血，严重时有散在的出血点，后穹窿有多量白带，呈灰黄色、黄白色稀薄液体或黄绿色脓性分泌物，常呈泡沫状。

（三）心理社会资料

患者常因疾病的反复发作而烦躁、焦虑，出现无助感。

（四）辅助检查

悬滴法：于玻片上放 1 滴温生理盐水，从阴道后穹窿取少许分泌物混于生理盐水中，立即在低倍显微镜下寻找滴虫。阳性率可达 60% ~70%。注意在取分泌物前不做双合诊检查，窥阴器不涂润滑剂。培养法：对可疑患者，多次悬滴法未能发现滴虫时，可送培养，准确性达 98%。检查前 24 ~48 小时避免性交、阴道灌洗、局部用药。分泌物取出后及时检查并注意保暖，否则影响检查效果。

【护理诊断】

1. 组织完整性受损　与炎性分泌物刺激引起搔抓致皮肤破损有关。

2. 舒适的改变　与外阴、阴道瘙痒、疼痛、分泌物增多有关。

3. 焦虑　与治疗效果不佳有关。

4. 知识缺乏　缺乏预防、治疗滴虫阴道炎的知识。

【护理目标】

（1）患者接受治疗措施后，瘙痒症状减轻，不搔抓外阴。

（2）患者阴道分泌物转为正常性状，瘙痒、疼痛症状减轻。

（3）患者能叙述该病的有关知识并积极治疗，改变不良卫生习惯。

【护理措施】

（一）预防措施

积极开展普查普治，消灭传染源。加强防病知识宣传，切断传染途径。

（二）医护治疗配合

1. 全身用药 常用甲硝唑400mg，每日2~3次，7日为一疗程；对初患者单次口服甲硝唑2g，可收到同样效果。性伴侣应同时治疗。

2. 局部用药 甲硝唑阴道泡腾片200mg每晚塞入阴道1次，7天为一疗程。局部用药前，可先用1%乳酸液或0.1%~0.5%醋酸液冲洗阴道，改善阴道内环境，以提高疗效。

3. 阴道用药方法 告知患者各种剂型药物的阴道用药方法，及在药液冲洗阴道后再塞药的原则。在月经期间暂停坐浴、阴道冲洗及阴道用药。

4. 观察药物不良反应 甲硝唑口服后可出现胃肠道反应，如食欲减退、恶心、呕吐。此外，偶见头痛、皮疹、白细胞减少等，一旦发现应报告医师并停药。

5. 用药注意事项 甲硝唑可透过胎盘到达胎儿体内，亦可从乳汁中排泄，故孕20周前或哺乳期禁用。

（三）健康指导

1. 指导自我护理 指导患者注意个人卫生，保持外阴部清洁、干燥，尽量避免搔抓外阴部致皮肤破损。治疗期间禁止性生活、勤换内裤。内裤、坐浴及洗涤用物应煮沸消毒5~10分钟以消灭病原体，避免交叉和重复感染。

2. 坚持正规治疗 向患者解释坚持治疗的重要性，告知治疗后滴虫检查为阴性时，仍应于下次月经干净后继续治疗一个疗程，以巩固疗效。

3. 强调治愈标准 滴虫阴道炎常于月经后复发，故治疗后检查滴虫阴性时，仍应每次月经后复查白带，连续3次检查均为阴性，方为治愈。

【护理评价】

（1）患者自诉外阴瘙痒症状减轻。

（2）患者接受医务人员指导，焦虑缓解或消失。

（3）患者主动实施促进健康的行为。

四、外阴阴道假丝酵母菌病

【疾病概要】

外阴阴道假丝酵母菌病（vulvovaginal candidiasis，VVC）是由假丝酵母菌引起的常见外阴阴道炎症。病原体主要为白假丝酵母菌，其对热的抵抗力不强，加热至60℃1小时即可死亡，但对于干燥、日光、紫外线及化学制剂等抵抗力较强。假丝酵母菌为条件致病菌，可存在于人的口腔、肠道、阴道黏膜而不引起发病，当阴道内糖原增加、酸度增高、局部细胞免疫力下降时，适合此菌繁殖而引起感染，故常见发病诱因有：长期应用广谱抗生素、妊娠、糖尿病、大量应用免疫抑制剂，其他诱因有胃肠道假丝酵母菌、接受大量雌激素治疗、穿紧身化纤内裤及肥胖。

传播方式主要为内源性传染，寄生于人的阴道、口腔、肠道的白假丝酵母菌一旦条件适宜可引起感染。这三个部位的假丝酵母菌可相互传染。此外，少部分患者可通过性交直接传染或接触污染的衣物间接传染。

临床主要症状为外阴奇痒、白带增多。治疗可消除诱因，改变阴道酸碱度，杀灭致病菌及切断传染途径。

【护理评估】

（一）健康史

询问是否为妊娠期，有无糖尿病，是否长期使用抗生素、雌激素。

（二）身体状况

1. 症状　主要症状是外阴、阴道奇痒，灼热感，坐卧不宁，并可伴有尿频、尿痛及性交痛，白带增多，典型的阴道分泌物呈白色稠厚、凝乳块或豆渣样。

2. 体征　妇科检查可见外阴皮肤抓痕，小阴唇内侧及阴道黏膜附有白色膜状物，擦除后露出红肿黏膜面，可见糜烂及浅表溃疡。

（三）心理社会资料

外阴阴道瘙痒致患者痛苦不堪，严重影响休息和睡眠。有些患者因害羞延误治疗，担心自身疾病被公开而感到忧心忡忡，害怕被人歧视。

（四）辅助检查

悬滴法：放1滴10%氢氧化钾于玻片上，再取少量阴道分泌物与之混合，在低倍镜下找到假丝酵母菌的芽孢及假菌丝即可确诊，必要时可采用培养法。

【护理诊断】

1. 黏膜完整性受损　与阴道炎症出现湿疹或溃疡有关。

2. 自我形象紊乱　与怕被人歧视、感羞愧和内疚有关。

3. 知识缺乏　与缺乏预防、治疗假丝酵母菌病的知识有关。

【护理目标】

（1）患者阴道分泌物检查转为正常性状，瘙痒、疼痛症状减轻。

（2）患者能正确认识自我形象，积极配合治疗。

（3）患者能说出感染的途径及防治措施。

【护理措施】

（一）预防措施

注意对患者做好健康及卫生知识的宣传教育。积极治疗糖尿病，长期使用抗生素、雌激素者应停药。

（二）医护治疗配合

1. 恢复阴道自净作用　用2%～4%碳酸氢钠溶液冲洗阴道。降低阴道酸度，抑制假丝酵母菌生长。

2. 局部用药　选用咪康唑栓剂1粒（200mg），或克霉唑栓剂1粒（150mg），或制霉菌素栓剂1粒（10万u）等药物放于阴道内，连用7～10日。

3. 全身用药　氟康唑150mg，顿服。或伊曲康唑每次200mg，每日1次，连用3～5日。

4. 用药注意事项　注意药液浓度和治疗时间，灌洗液药物要充分溶化，温度一般在40～41℃，切忌温度过高烫伤皮肤。

5. 阴道分泌物检查 告知患者在取分泌物前24～48小时避免性生活、阴道灌洗或局部用药。及时送检取出的分泌物。

（三）健康指导

鼓励患者坚持用药，不随意中断疗程，每天洗外阴、换内裤，切忌搔抓。如妊娠期合并感染者应坚持局部治疗，甚至到妊娠8个月，禁用口服唑类药物。假丝酵母菌阴道炎患者常并发滴虫感染，需同时检查排除滴虫感染，提高疗效。

【护理评价】

（1）患者诉说外阴瘙痒症状减轻，不再搔抓外阴。

（2）患者焦虑缓解或消失。

（3）患者舒适感增加，恢复正常生活。

五、萎缩性阴道炎

【疾病概要】

萎缩性阴道炎（atrophic vaginitis）又称老年性阴道炎（senile vaginitis），常见于绝经后的老年妇女，也可见于手术切除双侧卵巢、卵巢功能早衰、盆腔放射治疗后、长期闭经、长期哺乳者。因其卵巢功能衰退，雌激素水平降低，阴道壁萎缩，黏膜变薄，上皮细胞糖原减少，阴道自净作用减弱，局部抵抗力降低，致病菌容易侵入、繁殖引起阴道炎。

临床主要症状为阴道分泌物增多及外阴瘙痒、灼热感。处理原则为抑制细菌生长，增加阴道局部抵抗力。

【护理评估】

（一）健康史

询问月经情况、绝经时间，有无手术切除卵巢或盆腔治疗史，阴道分泌物性状。

（二）身体状况

1. 症状 主要症状是白带增多，分泌物稀薄、呈黄水状，严重感染者呈血性或脓性，有臭味。外阴伴有瘙痒、灼热、尿频、尿急等症状。

2. 体征 妇科检查见阴道皱襞消失，上皮菲薄，黏膜有散在出血点，严重者可出现表浅溃疡、狭窄、粘连，阴道弹性消失。

（三）心理社会资料

由于白带增多、有臭味，甚至出现阴道血性分泌物致患者心情不愉快，但又不愿意诊治。久治不愈可产生无助感。

【护理诊断】

1. 舒适改变 与外阴阴道瘙痒、灼热及白带增多有关。

2. 知识缺乏 缺乏对萎缩性阴道炎疾病的认识和有效的保健知识。

3. 有感染的危险 与局部分泌物增多、破溃有关。

【护理目标】

（1）患者的外阴阴道瘙痒减轻，灼热消失，白带减少。

（2）患者能讲述萎缩性阴道炎的发病原因，预防措施。

（3）破损皮肤及黏膜溃疡逐渐好转。

【护理措施】

（一）预防措施

对围绝经期、老年妇女进行健康教育，使其掌握预防萎缩性阴道炎的知识和方法。

（二）医护治疗配合

（1）增加阴道酸度及杀菌：用1%乳酸液或0.1%～0.5%醋酸液冲洗阴道，增加阴道酸度，每日1次。冲洗后，将甲硝唑200mg或氧氟沙星100mg，放入阴道深部，每日1次，7～10日为一疗程。

（2）增加阴道抵抗力：炎症严重者，雌激素局部给药，已烯雌酚0.125～0.25mg，每晚放入阴道内1次，7日为一疗程。排除生殖器肿瘤患者可口服尼尔雌醇，首次4mg，以后每2～4周1次，每次2mg，维持2～3个月。

（3）指导患者或家属阴道灌洗、上药的方法。

（三）健康指导

培养良好的卫生习惯，穿棉质内裤，减少刺激。对卵巢切除、放疗患者给予激素替代治疗的指导。

【护理评价】

（1）患者诉说症状减轻。

（2）患者接受治疗后，舒适感增加。

（3）患者养成了良好的卫生习惯。

第二节　慢性子宫颈炎及盆腔炎

一、慢性子宫颈炎

【疾病概要】

子宫颈炎症（cervicitis）是妇科常见的疾病，有急性和慢性两种。慢性子宫颈炎（chronic cervicitis）多见于分娩、流产或手术损伤宫颈后，病原菌侵入而引起感染。病原体主要为葡萄球菌、链球菌、大肠埃希菌及厌氧菌。其次为性传播疾病的病原体，如淋病奈瑟菌、沙眼衣原体。病原体可侵入并隐藏于宫颈黏膜内，由于宫颈黏膜皱襞多，感染不易彻底清除。根据病理组织形态结合临床可有以下几种类型。

（一）宫颈糜烂

宫颈糜烂是宫颈外口处的宫颈阴道部呈细颗粒状的红色区，是慢性子宫颈炎最常见的一种病理改变。由于宫颈外口处鳞状上皮因炎症而坏死脱落，由宫颈管柱状上皮增生覆盖，外观呈鲜红色。根据糜烂的程度分为三型：炎症初期，糜烂面仅为单层柱状上皮覆盖，表面平坦，称单纯性糜烂；随后由于腺上皮过度增生，伴有间质增生，糜烂面凹凸不平，呈颗粒状，称颗粒型糜烂；当间质增生显著，表面不平现象更加明显呈乳突状，称为乳头型糜烂。

根据糜烂面积大小可分为3度（图14－5）：

（1）糜烂面积小于整个宫颈面积的1/3为轻度。

（2）糜烂面积占整个宫颈面积的1/3～2/3为中度。

（3）糜烂面积占整个宫颈面积的2/3以上为重度。

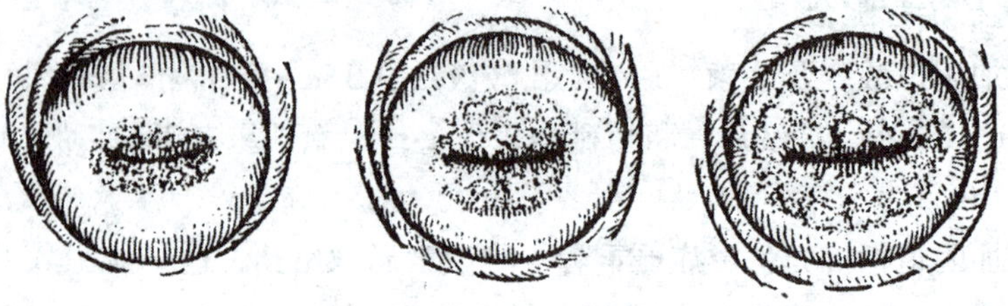

图14－5　宫颈糜烂分度

（二）宫颈肥大

由于慢性炎症的长期刺激，宫颈组织充血、水肿，腺体和间质增生，使宫颈肥大，但表面光滑。由于纤维结缔组织增生，使宫颈硬度增加。

（三）宫颈息肉

慢性炎症长期刺激，使宫颈管局部黏膜增生形成赘生物，逐渐自基底部向宫颈外口突出而形成息肉（图14－6），一个或多个大小不等，直径约1cm，色红、呈舌形、质软而脆，易出血，蒂细长。由于炎症存在，息肉摘除后仍会复发。

（四）宫颈腺体囊肿

宫颈糜烂愈合过程中，新生的鳞状上皮覆盖子宫颈腺管口或伸入腺管，将腺管口阻塞。也可因为腺管周围结缔组织增生形成压迫腺管，使腺管变窄甚至阻塞，腺体分泌物引流受阻，潴留形成囊肿（图14－7）。囊肿表面光滑，呈白色或淡黄色。

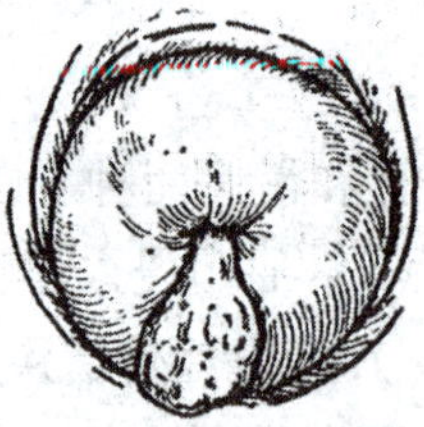

图14－6　宫颈息肉

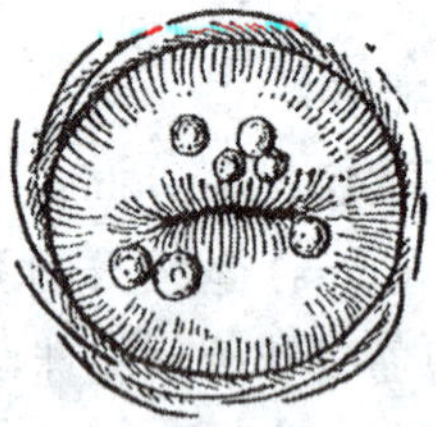

图14－7　宫颈腺体囊肿

（五）宫颈黏膜炎（宫颈管炎）

病变局限于宫颈管内的黏膜及黏膜下组织，宫颈外口可见脓性分泌物，有时宫颈管黏膜增生向外口突出，可见宫颈口充血发红而宫颈阴道部光滑。

临床主要症状为白带增多。治疗原则是以局部治疗为主，可采用物理治疗、药物治疗及手术治疗。

【护理评估】

（一）健康史

询问分娩、手术史，了解有无宫颈损伤、有无阴道分泌物增多等。了解发病的时间、治疗经过、治疗方法及效果。

（二）身体状况

1. 症状 主要症状为白带增多，呈乳白色黏液状，有时呈淡黄色脓性、血性白带，偶有性交后出血。可伴有腰骶部疼痛、盆腔部下坠痛及不孕。

2. 体征 妇科检查可见宫颈有不同程度糜烂、肥大、充血、水肿，有时质地较硬，有时可见息肉、裂伤、外翻及宫颈腺体囊肿等不同改变。

（三）心理社会资料

患者往往因为害羞而不及时就医，遇有白带带血或性交后出血时可出现害怕、紧张及烦躁情绪，并因担心癌变而焦虑。

（四）辅助检查

1. 宫颈刮片 在治疗前须常规行宫颈刮片检查，以排除癌变可能。

2. 宫颈活组织检查 必要时选择宫颈活检以明确诊断。

【护理诊断】

1. 组织完整性受损 与宫颈糜烂有关。

2. 舒适改变 与宫颈炎引起的白带增多伴有腰骶部疼痛有关。

3. 焦虑 与担心宫颈癌有关。

【护理目标】

（1）积患者宫颈糜烂治愈，原有症状消失，舒适感增加。

（2）患者焦虑感消失，积极面对生活。

【护理措施】

（一）预防措施

（1）避免分娩、手术时损伤宫颈，发现宫颈裂伤应及时修补。

（2）定期开展妇女病普查，发现宫颈糜烂应积极治疗。保持外阴清洁，避免感染。

（二）医护治疗配合

1. 指导患者及时检查 协助医生做宫颈刮片细胞学检查，排除早期宫颈癌。并将检查结果及时反馈给医生。

2. 物理治疗 是目前治疗慢性子宫颈炎效果较好、疗程最短的方法，是最常用的方法。其原理是使糜烂面的柱状上皮坏死、脱落，由鳞状上皮重新覆盖创面。为期3～4周，炎症深者需6～8周，宫颈转为光滑，有激光治疗、冷冻治疗、红外线凝结治疗及微波疗法等。

3. 药物治疗 适用于糜烂面积小和炎症浸润较浅的病例。常用康妇特栓剂，阴道上药，每日1次，每次1枚，连续7～10日。对宫颈管有脓性分泌物的患者，局部用药效果差，需全身治疗。

4. 手术治疗 宫颈息肉行手术摘除。宫颈肥大、糜烂面较深广且累及宫颈管或疑癌变者，可行宫颈锥形切除术。

（三）心理护理

耐心向患者讲解宫颈炎的有关知识，允许患者表达心理感受，并给予心理支持。鼓励提问并给予解释，消除焦虑心理。告知治疗前宫颈刮片检查的必要性，使其接受和配合治疗。

（四）健康指导

（1）接受物理治疗的患者，治疗时间应选择在月经干净后3～7日内进行，有急性生殖器炎症者待炎症控制后方可治疗。

（2）告知患者接受物理疗法的注意事项：术后会有阴道分泌物增多，甚至有大量水样排液。在术后1～2周脱痂时可有少量阴道出血，因此需保持外阴清洁干燥，每日清洗外阴2次，2个月内禁止盆浴、性交及阴道冲洗。2个月后于月经干净后3～7日到医院复查，未痊愈者可择期行第二次治疗。

【护理评价】

（1）患者白带恢复正常，腰骶疼痛消失，舒适感增加。

（2）患者焦虑感消失，对宫颈炎的防治内容有所了解。

二、盆腔炎症

【疾病概要】

女性内生殖器及其周围的结缔组织、盆腔腹膜发生炎症时称为盆腔炎。盆腔炎大多发生于生育期妇女。多为需氧菌和厌氧菌混合感染，炎症可局限于一个部位，也可同时累及几个部位，最常见的是输卵管炎及输卵管卵巢炎，单纯的子宫内膜炎和卵巢炎较少见。盆腔炎根据病程分为急性和慢性两类。

（一）急性盆腔炎

急性盆腔炎（acute pelvic inflammatory disease，APID）主要是由于①分娩后或流产后产道损伤、组织残留于宫腔内合并感染。②宫腔内手术操作（刮宫术、输卵管通液术、子宫输卵管造影术、宫腔镜检查、放置和取出宫内节育器等）消毒不严格引起感染或术前适应证选择不当引起炎症发作并扩散。③经期卫生不良，使用不洁的月经垫、经期性交等。④不洁性生活史、早年性交、多个性伴侣、性交过频者易导致性传播疾病的病原体入侵。⑤邻近器官炎症如阑尾炎、腹膜炎等的蔓延。⑥慢性盆腔炎急性发作。其主要病理表现为急性子宫内膜炎、急性输卵管炎、输卵管积脓、输卵管卵巢脓肿、急性盆腔结缔组织炎、急性盆腔腹膜炎、败血症及脓毒血症。

急性盆腔炎临床表现可因炎症轻重及范围大小而不同。治疗原则以控制感染为主，辅以支持疗法。

（二）慢性盆腔炎

慢性盆腔炎（chronic pelvic inflammatory disease，CPID）常为急性盆腔炎未能彻底治疗，或患者体质较差、病程迁延所致。有的无明显急性炎症阶段，病情顽固者，当机体抵抗力下降时，症状加重或急性发作。其主要病理改变为结缔组织增生、粘连和瘢痕形成，可表现为①慢性子宫内膜炎：可发生于产后、流产后或剖宫产后，因胎盘、胎膜残留或子宫复旧不良，极易感染。也见于绝经后雌激素低下的老年妇女，由于内膜菲薄，易受细菌感染。严重者宫颈管粘连形成宫腔积脓。②慢性输卵管炎与输卵管积水：多为双侧性，输卵管呈轻度或中度肿大，伞端部分或完全闭锁，并与周围组织粘连。炎症较轻时，伞端及峡部粘连闭锁，浆液性渗出物积聚形成输卵管积水，表面光滑、管壁薄，形似腊肠状，可游离或与周围组织有膜样粘连（图14－8）。③输卵管卵巢炎及输卵管卵巢囊肿：输卵管发炎时波及卵巢，相互粘连形成炎性肿块，或输卵管伞端与卵巢粘连贯通，液体渗出形成输卵管卵巢囊肿（图14－8）。④慢性盆腔结缔组织炎：炎症蔓延至宫骶韧带处，使纤维组织增生、变硬。若蔓延范围广泛，可使子宫固定，宫颈旁组织也增厚，形成“冰冻骨盆”。

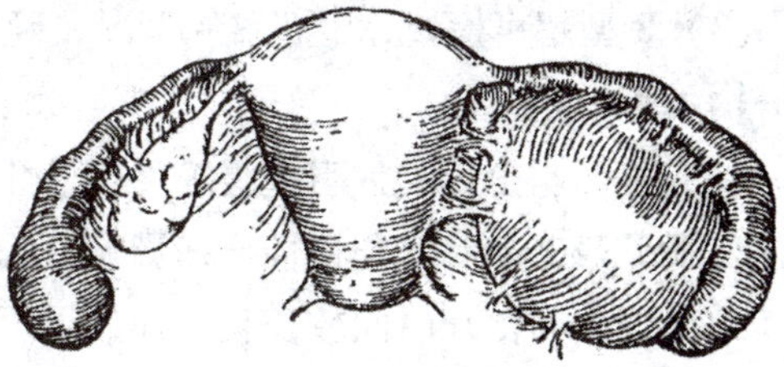
图14－8　输卵管积水（左）、输卵管卵巢囊肿（右）

临床表现为全身症状多不明显，有时可有低热、易感疲倦。处理原则多采用综合方案控制炎症，包括中药治疗、物理治疗、药物治疗和手术治疗。

【护理评估】

（一）健康史

询问年龄，孕产史，宫内手术史，急性盆腔炎史，了解治疗经过，使用药物及效果，是否彻底治愈，有无慢性腹痛、腰骶部疼痛等现象。

（二）身体状况

1. 症状　急性盆腔炎发病时有明显下腹疼痛伴发热，重者可有寒战、高热、头痛、食欲不振。月经期发病可出现经量增多、经期延长，非月经期发病可有白带增多等。

慢性盆腔炎全身症状多不明显，有时出现低热、乏力，病程长者可出现神经衰弱症状，如失眠、精神不振、周身不适。局部表现主要为下腹坠胀、隐痛及腰骶部酸痛，常在劳累、性交后及月经前后加重；亦可有经量增多、月经失调、不孕及异位妊娠等症状。

2. 体征　急性盆腔炎可有体温升高、腹胀、下腹部压痛、反跳痛及肌紧张。妇科检查见阴道、宫颈充血水肿，大量脓性分泌物，宫体增大压痛，子宫两侧压痛，有脓肿形成则可触及压痛明显的包块。

慢性盆腔炎妇科检查子宫常呈后位，活动受限或粘连固定；一侧或双侧附件呈条索状增厚或有包块，并有压痛；在子宫的一侧可扪及活动受限的囊性包块；子宫的一侧或两侧也可有片状增厚并有压痛；子宫骶骨韧带增粗、变硬，有压痛等。

（三）心理社会资料

（1）患者常因病情反复，担心疾病预后，产生烦躁、焦虑、失望、无助感。

（2）因病程较长、治疗效果不明显，患者常出现精神萎靡、失眠等神经衰弱症状，严重者可影响生活和工作，甚至影响夫妻关系。

（四）辅助检查

（1）血、尿常规检查，了解患者一般身体状况，提示炎症反应程度。

（2）宫颈分泌物、盆腔脓液培养及药敏试验，寻找病原体，为合理选用抗生素提供依据。

（3）B 型超声检查，了解盆腔情况，确定炎性包块、脓肿、囊肿的部位和大小。

【护理诊断】

1. 疼痛 与急性炎症引起腹膜炎，慢性炎症导致的盆腔瘀血及粘连有关。

2. 睡眠形态紊乱 与慢性疼痛影响睡眠有关。

3. 焦虑 与治疗时间较长且治疗效果不显著或不孕有关。

4. 知识缺乏 与缺乏个人卫生知识和有效的保健措施有关。

【护理目标】

（1）患者疼痛症状减轻或消失。

（2）患者能保证足够的睡眠。

（3）患者的焦虑缓解并正确对待治疗。

（4）患者能叙述有关保健方面的知识。

【护理措施】

（一）预防措施

（1）做好经期、孕期、产褥期的卫生宣教。注意性生活卫生，经期禁止性交。及时、彻底治愈生殖器炎症，防止迁延转为慢性盆腔炎。

（2）严格掌握妇产科手术指征，做好术前准备，术中严格无菌操作。宫腔手术后注意外阴清洁卫生，加强营养，增强体质。

（二）医护治疗配合

（1）正确采集各种血、尿、分泌物、穿刺抽吸物等检验标本，及时送检并收集结果。

（2）急性期按医嘱合理给予足量有效抗生素，根据药敏试验结果与临床治疗反应，随时予以调整，注意纠正电解质和酸碱平衡紊乱。

（3）慢性期可使用物理疗法，改善局部血液循环，以利于炎症吸收和消退。也可采用中药清热利湿、活血化瘀，常用桂枝茯苓汤加减。对于慢性盆腔炎粘连明显者，可在抗炎治疗的同时采用 α - 糜蛋白酶 5mg 或透明质酸酶 1500U，肌内注射，隔日 1 次，7～10 日为 1 疗程，以利粘连的松解和炎症的吸收。

（4）对于盆腔脓肿、输卵管积水或输卵管卵巢囊肿需手术治疗者，做好术前准备、术中配合、术后护理。

（三）心理护理

关心患者的疾苦，倾听患者诉说其思想顾虑的问题并耐心解答疑问，尽量满足患者的需求，和患者及其家属共同探讨适合个人的最佳治疗方案，取得家人的理解和帮助，减轻患者的焦虑和心理压力，增强战胜疾病的信心。

（四）一般护理

（1）提供良好的环境，嘱患者在急性期卧床休息，取半坐卧位，有利于脓液积聚盆腔而使炎症局限。

（2）可给予高热量、高蛋白、高维生素流质或半流质饮食，及时补充丢失的液体。疼痛明显者按照医嘱给予镇静止痛药物缓解患者的不适。高热时采用物理降温。

（3）做好床边消毒隔离，保持会阴清洁干燥，出院患者做好终末消毒。

（五）健康指导

（1）养成良好的个人卫生习惯，加强营养，积极锻炼身体，不断提高机体抵抗力。

（2）宣传定期妇科检查的重要性，妇科炎症性疾病应做到早期治疗、及时治愈。

【护理评价】

（1）患者自诉舒适感增加、疼痛减轻。

（2）患者精神良好，没有疲倦感。

（3）患者能积极配合治疗，并对治疗有信心。

（庄臻丽）

第十五章 女性生殖系统肿瘤患者的护理

学习目标

1. 掌握常见妇科肿瘤的种类及其主要临床表现和处理原则。
2. 熟悉生殖系统肿瘤的护理评估、护理诊断及护理措施。
3. 了解常见生殖系统肿瘤的高危因素。

案例引导

某妇，40岁，孕2产1，月经多5年，周期正常。查体：贫血貌，心肺听诊无异常，腹部肝脾未扪及，耻骨联合上两横指处可摸及一质硬的包块，无移动性浊音。妇科检查：子宫如孕3月大小，表面凹凸不平，其左侧可及6cm×6cm×6cm大小包块，质硬与子宫分不开，无压痛。Hb 60g/L。请问此妇女最可能患有何种疾病？如何护理？

女性生殖器肿瘤是妇科常见病，可发生于生殖器的各个部位，但以子宫、卵巢肿瘤最常见。肿瘤有良性及恶性之分。在良性肿瘤中，以子宫肌瘤最常见，其次是卵巢的良性肿瘤；在恶性肿瘤中，以宫颈癌最常见，其次为子宫内膜癌与卵巢癌。外阴癌及阴道癌少见，输卵管癌最少见。本章仅介绍宫颈癌、子宫肌瘤、子宫内膜癌及卵巢肿瘤。

第一节 宫颈癌

【疾病概要】

宫颈癌（cervical cancer）是生殖器最常见的恶性肿瘤。多见于40~60岁妇女。其确切病因不明。据资料统计，认为宫颈癌的发病与早婚、早育、孕产频多、宫颈糜烂、病毒感染、性生活紊乱及卫生不良等有关。

宫颈癌好发于宫颈外口的原始鳞-柱上皮交接部与生理鳞-柱上皮交接部间所形成的移形带区。以鳞状细胞癌多见，约占80%~85%，其次为腺癌占15%~20%，腺鳞癌极少见。宫颈癌的发生和发展是一个缓慢的过程，按癌组织的发生发展过程可分：

不典型增生（癌前病变）、原位癌、浸润癌三个阶段。其中不典型增生及原位癌合称为宫颈上皮内瘤变（cervical intraepithelial neoplasia，CIN）。按病灶的形态特点又可见以下四种类型（图 15－1）。

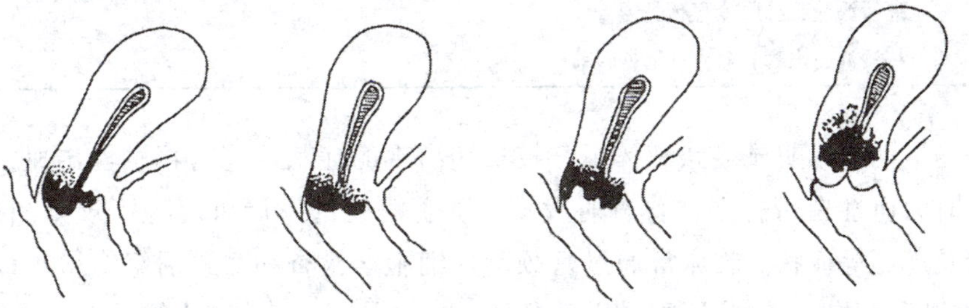

图 15－1　宫颈癌类型（巨检）

1. 外生型　又称菜花型，最常见。病灶向外生长，呈乳头状或菜花状突起，组织脆，易出血，常累及阴道，合并感染时表面见灰白色渗出物。

2. 内生型　又称浸润型，癌灶向宫颈深部组织浸润，见宫颈表面光滑或呈浅溃疡，宫颈肥大变硬，宫颈管膨大如桶状，常累及宫旁组织。

3. 溃疡型　上述两型癌组织继续发展合并感染坏死，脱落后形成凹陷性溃疡或空洞样，形如火山口，表面见灰褐色坏死组织，恶臭。

4. 颈管型　病灶隐蔽在宫颈管内，常侵入宫颈及子宫峡部供血层或转移至盆腔淋巴结。不同于内生型，该型是由特殊的浸润性生长扩散到宫颈管。

宫颈癌主要通过直接蔓延和淋巴转移，极少数晚期癌可经血行转移。

临床分期采用国际妇产科联盟（FIGO，2000）的分期（表 15－1），分期在治疗前进行。

表 15－1　宫颈癌的临床分期（FIGO，2000）

0 期	原位癌（浸润前癌）
Ⅰ期	癌灶局限于宫颈
Ⅰa	肉眼未见癌灶，仅在显微镜下可见浸润癌
Ⅰa1	间质浸润深度≤3mm，宽度≤7mm
Ⅰa2	间质浸润深度＞3mm 至≤5mm，宽度≤7mm
Ⅰb	肉眼可见癌灶局限于宫颈，或显微镜下可见病变＞Ⅰa2 期
Ⅰb1	肉眼可见癌灶最大直径≤4cm
Ⅰb2	肉眼可见癌灶最大直径＞4cm
Ⅱ期	癌灶已超出宫颈，但未达盆壁；累及阴道，但未达下 1/3
Ⅱa	癌累及阴道为主，无明显宫旁浸润
Ⅱb	癌累及宫旁为主，无明显阴道浸润
Ⅲ期	癌扩展到骨盆壁和（或）累及阴道下 1/3 和（或）引起肾盂积水或肾无功能
Ⅲa	癌累及阴道下 1/3，但未达骨盆壁

续表

Ⅲb	癌扩展达骨盆壁和（或）有肾盂积水或肾无功能
Ⅳ期	癌播散超出真骨盆，或浸润膀胱黏膜或直肠黏膜
Ⅳa	癌浸润膀胱黏膜或直肠黏膜
Ⅳb	癌浸润超出真骨盆，有远处转移

宫颈癌早期常无明显症状和体征，较早期出现的症状可能有接触性出血，或白带增多，有时为血性白带，多在普查时发现。随着病变的发展可出现不规则阴道流血、阴道排液及疼痛等症状。临床常通过宫颈刮片细胞学检查和宫颈活组织检查以早期发现、早期诊断宫颈癌。治疗原则采用手术及放射治疗为主，化疗为辅的综合治疗方案。

【护理评估】

（一）健康史

了解患者的一般情况（年龄、职业、文化程度、饮食、家庭经济状况等）、月经史、婚育史、性生活史、既往史、家族史等，特别注意与宫颈癌发病有关的高危因素。重视年轻女性的接触性阴道出血病史，年老患者的绝经后阴道不规则流血史或异常排液情况。

（二）身体状况

1. 症状

（1）阴道流血：最初表现为性交后或妇科检查时有少量出血，称为接触性出血，随后有经间期或绝经后间断性出血，晚期癌可因大血管被侵蚀发生大量出血。一般外生型癌出血较早、量较多，内生型癌出血较晚。

（2）阴道排液：多数患者的阴道排液增多，呈白色或血性，稀薄如水样或米泔状，有腥臭味。晚期因癌组织坏死和继发感染，可有大量米汤样或恶臭脓性白带。

（3）晚期症状：晚期癌因病灶浸润宫旁组织或压迫神经，引起下腹及腰骶部疼痛。由于静脉和淋巴回流受阻，出现下肢肿胀、疼痛。病灶浸润膀胱或直肠，表现有大小便的异常，常有尿频、尿急、肛门坠胀、便秘、里急后重等，严重时导致输尿管梗阻、肾盂积水甚至尿毒症。晚期患者有贫血、恶病质等全身衰竭症状。

2. 体征 原位癌及早期浸润癌宫颈表面光滑或仅为宫颈糜烂；外生型癌宫颈可见息肉状、菜花样赘生物；内生型表现为宫颈肥大、质硬、宫颈管膨大；晚期癌组织坏死脱落，可形成溃疡或空洞。阴道壁受累时阴道壁变硬或可见赘生物；宫旁组织受累时，通过双合诊和三合诊检查可扪及两侧宫旁组织增厚、结节状、质硬，浸润达盆壁时则形成“冰冻骨盆”。

（三）心理社会资料

疑诊或确诊早期宫颈癌时，患者往往表现出自我否认；症状明显时，患者会震惊且充满疑虑而四处求医，希望否定癌的诊断；直至诊断被证实，患者会感到恐惧和绝望，迫切希望能采取一切可能的方法，减轻痛苦，延长生命。

（四）辅助检查

1. 宫颈刮片细胞学检查　是目前筛查和早期发现宫颈癌最常用的方法。应在宫颈鳞状上皮细胞和柱状上皮细胞的移行带区取材，并行染色和镜检。巴氏Ⅲ级及以上者，应重复刮片检查并行阴道镜下宫颈活组织检查，以明确诊断。

2. 液基薄层细胞学检测（TCT 检测）　可克服传统巴氏涂片漏诊或误诊之缺点。它是将进入保存液中的细胞经程序化处理，随机取样制成均匀清晰的薄层涂片，更有利于鉴别诊断病情，使宫颈癌和癌前病变检出率提高了 70% ~200%。但因为 TCT 检查设备昂贵，耗材成本高，目前尚未广泛开展。

3. 碘试验　正常宫颈阴道部鳞状上皮富含糖原，涂碘溶液后呈棕色或深褐色。宫颈管柱状上皮、瘢痕、宫颈糜烂及异常鳞状上皮无糖原，故不着色。将碘溶液涂在宫颈和阴道壁上，观察其着色情况。本试验对癌无特异性，但在不着色区进行活组织检查，可提高宫颈癌前病变及宫颈癌的诊断率。

4. 阴道镜检查　利用阴道镜将子宫颈及阴道部黏膜放大 10 ~40 倍，可协助诊断，提高诊断准确率。宫颈刮片细胞学检查巴氏Ⅲ级及以上者或 TBS 分类中有上皮细胞异常，均应在阴道镜下观察宫颈表面病变情况，选择可疑病变区行活组织检查，提高诊断准确率。

5. 宫颈及宫颈管活组织检查　是确诊宫颈癌及癌前病变最可靠的方法。宫颈无明显癌变可疑区时，可在移行带区的 3、6、9、12 点 4 处取材，或先用碘试验、阴道镜下宫颈病变的可疑部位，取活组织作病理检查。宫颈刮片阳性、宫颈光滑或活检阴性，应用小刮匙搔刮宫颈管，刮出物送病理检查。

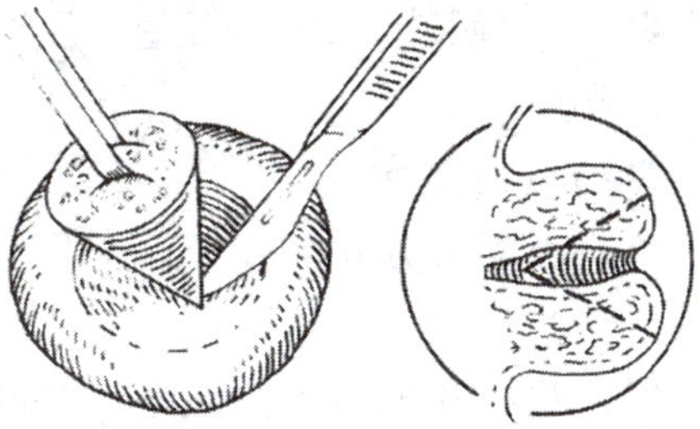

图 15 –2　宫颈锥切术

6. 宫颈锥切术　适用于宫颈刮片检查多次阳性，而宫颈活检阴性者；或活检为原位癌需确诊者。宫颈锥切（图 15 –2）可采用冷刀切除、环形电切除（LEEP）或冷凝电刀切除，将切除组织作连续病理切片（24 ~36 张）检查。

【护理诊断】

1. 焦虑/恐惧　与担心宫颈癌的不良预后有关。

2. 营养失调（低于机体需要量）　与长期阴道流血造成贫血及肿瘤的慢性消耗有关。

3. 疼痛　与晚期病变浸润或广泛子宫切除术后的创伤有关。

4. 排尿异常　与宫颈癌根治术后影响膀胱正常张力有关。

5. 有感染的危险　与阴道排液增多、机体抵抗力降低有关。

6. 自理能力缺陷　与手术创伤、全身衰竭有关。

【护理目标】

（1）患者焦虑、恐惧程度减轻，情绪稳定，能正确面对疾病，配合医护人员进行治疗。

（2）患者营养状况改善。

（3）患者疼痛减轻，能适应术后的生活方式。

（4）患者排尿功能恢复良好。

（5）患者不发生感染。

（6）自理活动能力增强。

【护理措施】

（一）预防措施

（1）开展防癌知识宣教及性卫生教育，提倡晚婚、晚育、少育。

（2）重视高危因素（主要为 HPV 阳性）及高危人群（性生活过早、有多个性伴侣、HPV 感染、性保健知识缺乏等），有异常症状者及时就医。

（3）积极治疗性传播疾病及宫颈疾病，早期发现及诊治 CIN，阻止宫颈浸润癌的发生。

（4）加强妇女保健工作，定期开展宫颈癌普查普治，做到早期发现、早期诊断、早期治疗。尤其对 30 岁以上就诊的妇女，应常规作宫颈刮片检查，至少每年检查 1 次。

（二）急救护理

晚期癌灶侵蚀较大血管，患者出现阴道大出血时，应嘱其平卧，给予吸氧。暂时用窥阴器扩开阴道，用纱布填塞、压迫宫颈止血，并迅速准备好急救物品，配合医生进行抢救。

（三）病情观察

（1）观察阴道流血情况，血压、脉搏、面色等有无改变，将病情变化及时报告医师。

（2）观察阴道排液量、颜色、性状、气味，协助患者取半坐卧位。

（3）对宫颈癌手术后患者，除按常规护理外，尤其注意观察阴道残端有无渗血，腹腔或盆腔引流管及导尿管是否畅通，密切观察腹痛情况，有无淋巴囊肿形成，发现异常及时报告医师并配合处理。

（4）晚期宫颈癌患者注意观察下腹、腰骶部的疼痛程度，必要时遵医嘱给镇痛剂。

（5）密切观察放疗、化疗后患者的副反应，按医嘱给予对症处理。

（四）医护治疗配合

1. 手术治疗患者的护理 宫颈癌Ⅰa～Ⅱa 患者宜早期手术治疗，应做好有关手术前准备及手术后护理工作。详见第十九章第二节。

2. 放射治疗患者的护理 放射治疗（简称放疗）是指用放射线消除病灶。放疗适用于宫颈癌各期，但主要用于中、晚期宫颈癌的治疗。包括腔内照射和体外照射。早期病例以腔内照射为主，体外照射为辅。晚期病例则以体外照射为主，腔内照射为辅。

（1）腔内照射的护理：腔内照射多采用腔内后装放疗。后装放疗是指先把不带放射源的容器置入治疗部位，再与后装机传送管道接通，然后在防护良好的控制室内，远距离操作，将放射源送入治疗容器，治疗结束时放射源亦自动返回。常用放射源为^{137}铯（^{137}Cs），^{192}铱（^{192}Ir）等。因放射线在抑制和杀死癌细胞的同时，对周围正常组织也有一些影响，故应加强护理。

上药前：查阅有关检查资料，包括病理报告、血常规、肝肾功能等；制定详细的治疗计划；有阴道炎、盆腔感染者，控制感染后再考虑上药；上药前1日用肥皂水灌肠清洁肠道，剃去阴毛，冲洗阴道；上药日起停止一切口服药。

上药时：核对患者床号、姓名、上药计划；测体温、脉搏、呼吸；准备好用物，协助患者取膀胱截石位，冲洗外阴，铺消毒巾，并配合医生操作；记录放置时间，注明取出时间，留置导尿管。

上药后：患者应仰卧位休息，不宜多翻身防止放射源移位；加强巡视，满足患者的生活需求；给高热量少渣饮食，多饮水；密切观察病情，注意腹痛、腹泻、呕吐，有异常及时报告医生；每日冲洗阴道2次，防止阴道炎症和粘连。

并发症的护理：易并发放射性直肠炎与膀胱炎。对放射性直肠炎，出现腹泻、黏液便时，应先取大便检查，治疗可用10%复方樟脑酊或次碳酸铋等保护直肠黏膜，用强的松、地塞米松等激素防止纤维组织增生，便血多时静脉注射对羧基苄胺止血。对放射性膀胱炎，可让患者多饮水，服用抗生素、维生素C、维生素K、止血药，预防尿路感染。

（2）体外照射的护理：体外照射用^{60}钴远距离治疗机或加速器进行盆腔外垂直照射。易引起放射性皮炎。应保持局部皮肤清洁干燥，不能擦洗放射标记部位，不能晒太阳，勿用刺激性药物，不宜热敷和做其他理疗。如皮肤瘙痒出现放射性皮肤反应，不可搔抓摩擦，可涂鱼肝油软膏，或冰片、滑石粉。

3. 化疗患者的护理　宫颈癌的化疗主要用于晚期或复发转移的患者。详见第十六章第四节。

（五）心理护理

关心体贴患者，经常与之沟通，建立良好的护患关系。介绍有关宫颈癌的医学常识，强调早发现、早治疗的好处；介绍各种诊疗过程中可能出现的不适及有效的应对措施，如向患者讲解较长时间留置尿管的重要性，待膀胱功能恢复后尽早拔除尿管，消除由尿管带来的不良心理反应。告知患者放射治疗时可能出现的全身、局部反应，引导患者说出内心感受，减轻顾虑，增强战胜疾病的信心，以积极的心态接受各种检查和治疗。

（六）一般护理

（1）给患者提供安静舒适的休息环境，保证充足的睡眠，加强营养，提高机体抵抗力。

（2）指导卧床患者进行床上肢体活动，适当延迟下床活动时间，协助翻身，防止褥疮。

（3）保持会阴清洁干燥，每日擦洗会阴2次，指导患者使用会阴垫。

（4）密切观察患者体温、腹痛、手术切口及血象变化，发现感染征象及时报告医师，并遵医嘱使用抗生素和其他药物。

（七）健康指导

（1）加强防癌知识宣教，提供预防保健知识。

（2）指导患者制定出院后的康复计划，保持生活规律，乐观情绪，适当参加社交活动，逐步恢复正常工作。鼓励患者康复后逐步增加活动强度，嘱患者手术后3~6个月内避免体力劳动和性生活。

（3）向患者说明随访的重要性，嘱其遵医嘱定期复查。出院后第1年内第1个月1次，以后每2~3月1次；出院后第2年每3~6个月1次；出院后第3~5年，每6个月1次；第6年开始每年1次。告知患者随访内容除全面体检外，应定期进行胸透和血常规检查。随访期间出现症状应及时到医院检查。

【护理评价】

（1）患者心态平和，积极配合医护人员诊治工作。

（2）患者合理膳食，维持正常体重。

（3）患者疼痛减轻，能适应术后的生活方式。

（4）患者出院时排尿功能恢复良好。

（5）患者出院时未出现感染表现。

（6）患者出院时能料理日常生活。

第二节 子宫肌瘤

【疾病概要】

子宫肌瘤（myoma of uterus）是女性生殖器最常见的良性肿瘤，由子宫平滑肌细胞增生形成，其间夹有少量纤维结缔组织。多见于30~50岁妇女。目前确切病因尚不清楚，其发生可能与体内雌激素水平过高或长期刺激有关。

肌瘤多生长于子宫体部，约占90%，少数生长于子宫颈，约占10%。肌瘤原发于子宫肌层内，根据肌瘤发展过程中与子宫肌壁的关系可分三类（图15-3）。各种类型的肌瘤可发生在同一子宫，称为多发性子宫肌瘤。

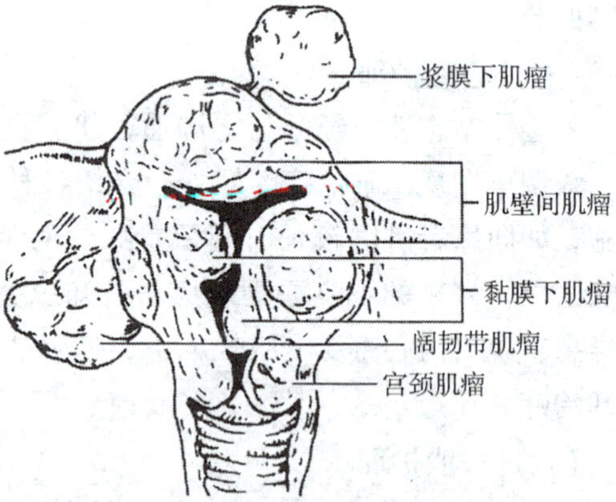

图15-3 各型子宫肌瘤示意图

1. 肌壁间肌瘤 占60%~70%，肌瘤位于子宫肌壁内，周围均被肌层包围。

2. 浆膜下肌瘤 占20%，肌瘤向子宫浆膜面生长，突起于子宫表面，肌瘤表面仅由子宫浆膜覆盖。若瘤体继续向浆膜面生长，仅有一蒂与子宫相连，形成带蒂的浆膜下肌瘤，营养由蒂部血管供应。若血供不足肌瘤可变性坏死。若蒂扭转断裂，肌瘤脱落形成游离性肌瘤。若肌瘤生长在子宫体侧壁，并突入阔韧带内，称阔韧带肌瘤。

3. 黏膜下肌瘤　占10%～15%，肌瘤向宫腔方向生长，突出于宫腔，表面仅由黏膜层覆盖。黏膜下肌瘤易形成蒂，可突入阴道内。

肌瘤大体观为实质性球形结节，表面光滑，质地较子宫肌层硬，压迫周围肌壁纤维形成假包膜，与肌瘤间连接较疏松，手术时易剥出。肌瘤切面呈灰白色，漩涡状结构。镜下见皱纹状排列的平滑肌纤维相互交叉，细胞大小均匀，核染色较深。其间掺有不等量的纤维结缔组织。肌瘤的血运来自肿瘤的假包膜，当肿瘤生长加快，血管受压，引起循环障碍，使肌瘤发生各种退行性病变。常见的变性有玻璃样变、囊性变、红色样变、肉瘤样变、钙化。

肌瘤的主要症状为月经增多，经期延长。其症状的出现与肌瘤生长的部位关系密切，而与肌瘤大小、数目关系不明显。治疗原则可根据患者年龄、有无生育要求，症状及肌瘤的部位、大小、数目等情况全面考虑，确定治疗方案，包括随访观察、药物治疗和手术治疗。

【护理评估】

（一）健康史

了解患者年龄，注意询问患者既往的月经史、生育史，是否有不孕、流产史，是否有长期使用雌激素的病史。还应了解患者发病后的月经变化情况，是否接受过治疗，治疗的方法，所用药物名称、剂量、用法及用药后的反应等。

（二）身体状况

1. 症状

（1）月经改变：多见于黏膜下肌瘤及较大的肌壁间肌瘤。肌瘤使宫腔增大，子宫内膜面积增加，子宫收缩也受到影响，或子宫内膜增生过长，而致月经量增多、经期延长或不规则阴道流血。浆膜下肌瘤因内膜面积无改变，故没有月经改变。

（2）下腹包块：当肌瘤逐渐增大使子宫超过3个月妊娠大小时，患者可从腹部触及包块，尤其于清晨时更易扪及。浆膜下肌瘤主要表现为腹部包块。

（3）白带增多：肌壁间肌瘤使宫腔面积增大，内膜腺体分泌增多，伴有盆腔充血导致白带增多。黏膜下肌瘤发生坏死、感染时，产生大量脓血性白带伴臭味。

（4）腰酸、下腹坠胀及腹痛：肌瘤增大压迫盆腔器官、血管及神经时，可引起盆腔充血，出现下腹坠胀、腰酸背痛，经期加重。患者一般无腹痛，但浆膜下肌瘤蒂扭转时可有急性腹痛；另肌瘤红色变性及黏膜下肌瘤蒂扭转时也可出现腹痛。

（5）压迫症状：子宫前壁肌瘤压迫膀胱可出现尿频、排尿困难、尿潴留；阔韧带肌瘤可压迫输尿管致肾盂积水；子宫后壁肌瘤压迫直肠可致排便困难。

（6）不孕或流产：肌瘤压迫输卵管妨碍受精，肌瘤占居宫腔影响孕卵着床，造成不孕或流产。

（7）继发性贫血：长期月经过多导致不同程度的贫血，出现乏力、心悸、气急等症状。

2. 体征

（1）全身检查：肌瘤红色变性或黏膜下肌瘤继发感染时可伴发热。继发性贫血时，可有贫血貌。

（2）局部体征：肌瘤较大时可在下腹部扪及实质性不规则包块。妇科检查子宫增大，表面不规则，呈单个或多个结节状突起。浆膜下肌瘤子宫表面有球状物，与子宫以蒂相连，可活动。黏膜下肌瘤子宫多为均匀性增大，有时可在子宫颈口或阴道内见到肿块，红色，表面光滑。若伴有感染，可见坏死、出血及脓性分泌物。

（三）心理社会资料

子宫肌瘤患者无症状时，易被忽视；当得知患有子宫肌瘤或出现明显症状时，患者焦虑、恐惧，害怕患了恶性肿瘤；需手术治疗时，患者又害怕手术影响身体健康和夫妻生活。

（四）辅助检查

可借助B型超声检查明确肌瘤类型、有无变性。用探针探测宫腔深度和方向，或采用宫腔镜、腹腔镜、子宫输卵管造影等协助确诊。

【护理诊断】

1. 有感染的危险 与阴道反复流血、手术、机体抵抗力下降有关。

2. 知识缺乏 缺乏有关手术及药物治疗的知识。

3. 焦虑 与担心肌瘤恶变、手术切除子宫有关。

4. 潜在并发症 贫血。

【护理目标】

（1）患者不出现发热、腹痛等感染表现。

（2）患者能陈述子宫肌瘤的有关知识。

（3）患者情绪稳定，焦虑减轻。主动配合医护人员治疗。

（4）患者贫血能被及时纠正。

【护理措施】

（一）预防措施

（1）定期进行妇科普查，及早发现子宫肌瘤。

（2）在医生指导下使用性激素类药物。

（二）急救护理

（1）阴道大出血时，立即置患者于平卧位、吸氧、保暖，迅速建立静脉通道，做好输血前准备。遵医嘱输液、输血维持循环血量，并应用止血药或宫缩剂止血。

（2）子宫肌瘤蒂扭转需剖腹探查时，迅速做好术前准备。

（三）病情观察

（1）对月经改变的患者观察其阴道流血的量、颜色、持续时间，并记录。对出血多者应了解有无头晕、乏力、眼花等症状，同时监测患者的生命体征、面色等。

（2）黏膜下肌瘤脱出者，应注意观察阴道分泌物的量、性质、颜色；浆膜下肌瘤应注意观察患者有无腹痛及腹痛的部位、性质、程度，如有腹痛提示肌瘤蒂扭转；妊娠期或产褥期肌瘤患者注意有无腹痛、发热、恶心、呕吐等症状，如有提示红色变性。

(3) 监护激素使用的剂量、使用后的效果、副反应，将用药情况及时提供给医生。

(4) 告知患者定期妇科检查及行 B 超检查，监测肌瘤的生长情况，根据变化情况调整处理方案。

(四) 医护治疗配合

1. 随访观察 对肌瘤小且无症状，尤其近绝经年龄患者，肌瘤可自然萎缩或消失。护士应告知并督促患者每 3 ~6 个月随访一次，随访期间注意监测肌瘤情况，询问患者症状的变化，若发现肌瘤增大或症状明显，积极配合医生作相应处理。

2. 药物治疗 适用于肌瘤不超过 2 个月妊娠子宫大小、症状较轻、近绝经或全身情况不能手术者。对药物治疗的患者，应向其讲解药物的使用方法、剂量、可能出现的副反应，嘱患者严格遵医嘱用药，切不可擅自增减剂量或停药。

(1) 雄激素：可对抗雌激素，使子宫内膜萎缩，直接作用于平滑肌使其收缩而减少出血，并使近绝经期患者提早绝经。丙酸睾丸酮 25mg，肌内注射，出血期每日 1 次，连用 3 日，以后每 5 日 1 次，或用甲睾酮 10mg，舌下含化，每日 1 次 。每月雄激素总量不超过 300mg，以免引起男性化的副作用。

(2) 促性腺激素释放激素类似物（GnRHa）：可抑制垂体、卵巢功能，降低雌激素水平，使肌瘤缩小。常用亮丙瑞林 3. 75mg，或戈舍瑞林 3. 6mg，每月皮下注射 1 次，连用 3 ~6 个月。用药 6 个月以上可产生绝经综合征、骨质疏松等副作用，不能长期用药。

(3) 米非司酮：每日口服 12. 5mg，作为术前用药或提前绝经。不宜长期使用，以防其拮抗糖皮质激素的副作用。

3. 手术治疗 对症状明显继发贫血者，或肌瘤超过 10 周妊娠子宫大小，或经保守治疗无效者，需手术治疗。35 岁以下，希望保留生育能力的患者，术前排除子宫及子宫颈的恶性病变后，可考虑经腹或经腹腔镜下肌瘤切除，部分黏膜下肌瘤可经阴道或宫腔镜下摘除；无需保留生育功能或疑有恶变者，可行子宫切除术。遵医嘱做好术前准备和术后护理（详见第十九章）。

(五) 心理护理

向患者及家属宣讲子宫肌瘤的有关知识，指出子宫肌瘤是良性病变，极少恶变，预后好。让患者了解治疗方法，以消除顾虑，增强信心，配合治疗。

(六) 一般护理

(1) 给患者提供安静、舒适的休息环境，保持充足的睡眠；加强营养，给予高热量、高蛋白、高维生素、富含铁的饮食。

(2) 鼓励手术后患者早期下床活动，术后 2 天在床边活动，术后 3 天下床活动。

(3) 保持会阴清洁干燥，每日擦洗会阴 2 次，指导患者使用消毒会阴垫。密切观察患者体温、腹痛、手术切口及血象变化，发现感染征象及时报告医生，并遵医嘱使用抗生素和其他药物。

（七）健康指导

（1）宣讲月经的有关知识，指导患者正确使用性激素。增强妇女自我保健意识，促使妇女定期接受妇科检查，做到预防为主，有病早治。

（2）指导肌瘤小、无症状者，每隔3～6个月到医院复查1次，接受妇科检查及B超检查，以防恶变。

（3）手术治疗患者嘱其于术后1个月后到门诊复查，以了解术后康复情况，决定恢复性生活时间。术后3个月内禁止性生活，不能从事重体力劳动。

（4）嘱患者出现不适或异常症状需及时就诊。

【护理评价】

（1）患者体温正常，阴道分泌物无臭味，无感染发生。

（2）患者能叙述子宫肌瘤保守治疗的注意事项或手术后的自我护理措施。

（3）患者能说出疾病的症状、治疗方法及预后，心情平稳。

（4）患者面色红润，血红蛋白值在正常范围。

第三节　子宫内膜癌

【疾病概要】

子宫内膜癌（endometrial carcinoma）又称子宫体癌，是发生在子宫内膜的一组上皮性癌，以腺癌为主。多见于绝经后妇女，此类患者常伴有肥胖、高血压、糖尿病。临床观察表明：初潮早、不孕、不育、少育、绝经延迟者发生内膜癌的机会增多。其确切病因不十分清楚，发病可能与子宫内膜长期受雌激素刺激有关。

子宫内膜癌生长缓慢，转移晚，主要转移途经为直接蔓延和淋巴转移，晚期有血行转移。

子宫内膜癌多发生于子宫底部的内膜，以双侧子宫角附近为多见，其次为后壁。大体可分为两种类型：①弥漫型：子宫内膜大部或全部被癌组织侵犯，病灶呈菜花样从内膜表层突向宫腔，甚至脱出于宫口外。癌组织灰白或淡黄色，表面有出血、坏死，或形成溃疡。早期较少浸润肌层，晚期可侵犯肌壁全层并扩展至宫颈管，甚至阻塞宫颈管导致宫腔积脓。②局限型：癌灶局限于宫腔，多见于宫底部或宫角部，癌灶小，呈息肉或菜花状，表面有溃疡，易出血。此型易侵犯肌层，有时病变虽小，却已浸润深肌层。

镜下病理类型有四种：内膜样腺癌、腺癌伴鳞状上皮分化、透明细胞癌、浆液性腺癌。

子宫内膜癌临床分期广泛采用国际妇产科联盟（FIGO，2000）制定的手术－病理分期（表15－2）。

表 15－2　子宫内膜癌手术－病理分期（FIGO，2000）

0 期	原位癌（浸润前癌）
Ⅰ期	癌局限于宫体
Ⅰa	癌局限于子宫内膜
Ⅰb	癌浸润深度≤1/2 肌层
Ⅰc	癌浸润深度＞1/2 肌层
Ⅱ期	癌侵犯宫颈，但未超越子宫
Ⅱa	仅宫颈黏膜腺体受累
Ⅱb	宫颈间质浸润
Ⅲ期	癌播散于子宫外的盆腔内，但未累及膀胱、直肠
Ⅲa	癌侵犯浆膜层和（或）附件，和（或）腹腔细胞学检查阳性
Ⅲb	阴道浸润
Ⅲc	盆腔和（或）腹主动脉旁淋巴结转移
Ⅳ期	癌浸润膀胱黏膜及直肠黏膜，或有盆腔外远处转移
Ⅳa	癌浸润膀胱黏膜和（或）或直肠黏膜
Ⅳb	远处转移，包括腹腔内转移和（或）腹股沟淋巴结转移

临床极早期无明显症状，仅在普查或其他疾病检查时偶尔发现。一旦有症状多表现为绝经后不规则阴道流血，少数患者有阴道排液增多。妇科检查早期无明显异常，随病情发展，子宫增大、稍软；晚期可见癌组织自宫口脱出，质脆，触之易出血。经分段刮取子宫内膜送病理检查可确诊。治疗以手术为主，辅以放疗、化疗及大剂量孕激素治疗等。

【护理评估】

（一）健康史

了解患者的年龄，有无绝经后阴道出血或阴道排液病史。有无无排卵性功血、多囊卵巢综合征、颗粒细胞瘤、卵泡膜细胞瘤、肥胖、高血压、糖尿病等病史。有无长期服用雌激素的病史。有无子宫内膜癌家族史。月经史、婚育史、绝经年龄是否延迟等。

（二）身体状况

1. 症状

（1）不规则阴道流血：早期无明显症状。最典型的症状为绝经后不规则阴道流血。若发生在绝经前的妇女，则表现为月经量增多、经期延长或经间期出血。

（2）白带增多：早期可有水样或血性白带增多，晚期癌灶坏死感染时则出现脓性或脓血性白带，伴恶臭。

（3）疼痛：病灶扩散至周围组织或压迫神经时，可出现下腹及腰骶部疼痛，并向下肢或足部放射；晚期癌侵犯宫颈，堵塞宫颈管导致宫腔积脓时，出现下腹胀痛及痉挛性疼痛。

（4）恶病质：晚期可有纳差、贫血、消瘦、全身衰竭等恶病质表现。

2. 体征 妇科检查早期无明显异常，晚期子宫增大、变软，可见癌组织自宫口脱出，质脆，触之易出血。合并宫腔积脓时，子宫明显增大、极软、压痛。癌灶向周围浸润时，子宫固定，在宫旁或在盆腔内触及转移性结节或肿块。

（三）心理社会资料

获悉患有子宫内膜癌时，患者会产生焦虑不安、悲伤及恐惧感，害怕疼痛、被遗弃和死亡等。由于此类患者多为绝经后妇女，已退休居家，子女又不在身旁，精神上有较强的失落感与孤独感，因而更加重了患者的恐惧心理。

（四）辅助检查

1. B 型超声检查 可了解子宫大小、宫腔形状、宫腔内有无赘生物、子宫内膜厚度、肌层有无浸润及深度，可协助诊断。

2. 分段诊刮 是最常用、最有价值的诊断方法，可确诊子宫内膜癌。应先环刮宫颈管，再刮子宫腔内膜，分瓶标记送病理检查。可鉴别子宫内膜癌和宫颈管腺癌，也可明确子宫内膜癌是否累及宫颈管。

3. 宫腔镜检查 可直接观察病灶大小、生长部位、形态，并在直视下取材活检，可提高诊断率。

4. 其他检查 MRI、CT 等检查有条件时可选用，可协助判断病变范围。宫颈刮片、阴道后穹窿涂片及宫颈管吸片取材，诊断的阳性率不高。近年来采用特制的宫腔吸管或宫腔刷放入宫腔，吸取分泌物查找癌细胞，阳性率可达 90%，但操作较复杂，阳性也不能确诊，故应用价值不高，仅供筛查用。

【护理诊断】

1. 焦虑 与需住院及接受诊治手段有关。

2. 知识缺乏 缺乏有关子宫内膜癌治疗及护理的相关知识。

3. 营养失调（低于机体需要量） 与肿瘤慢性消耗有关。

【护理目标】

（1）患者主动参与诊治过程，焦虑减轻。

（2）患者获得有关子宫内膜癌治疗及护理知识。

（3）患者营养得到改善，能耐受治疗。

【护理措施】

（一）预防措施

（1）普及防癌知识，定期做防癌检查。

（2）合理使用雌激素，加强用药人群的监护和随访制度。

（3）重视绝经后妇女阴道不规则出血和绝经过渡期妇女月经紊乱的诊治。

（4）对有子宫内膜癌高危因素的妇女，应加强管理，严密监测。

（二）病情观察

（1）观察生命体征及患者精神状况。

（2）观察阴道流血情况，白带的量、颜色、性状及气味。

(3) 观察有无腹痛、腰骶部疼痛及其疼痛程度。

(4) 密切观察手术、放疗、化疗后的反应，发现异常报告医师。

(三) 医护治疗配合

1. 手术患者的护理　子宫内膜癌患者首选手术治疗。切除癌变的子宫及其他可能存在的转移病灶。应做好腹部手术的护理（详见第十九章第二节）。

2. 放疗患者的护理　放疗是治疗子宫内膜癌的有效方法之一，分腔内照射和体外照射两种。可单纯放疗、术前放疗或术后放疗，术后放疗是子宫内膜癌最主要的术后辅助治疗措施。护理详见宫颈癌相关部分。

3. 药物治疗患者的护理　对晚期或复发患者、极早期要求保留生育功能者及子宫内膜不典型增生者，可采用长期、大剂量、高效孕激素治疗，常用每日甲羟孕酮200~400mg，口服；或己酸孕酮500mg，肌注，每周2次，至少用药12周以上。或用抗雌激素制剂（他莫昔芬）。治疗时应告知患者用药剂量大，时间长，因此患者需要耐心地配合治疗。告知患者长期用药可能出现的副反应，如孕激素可引起水钠潴留、浮肿、药物性肝炎等，停药后会逐渐缓解；采用抗雌激素制剂治疗时，可有潮热、急躁等类似绝经综合征的表现，或出现白细胞、血小板计数下降，不规则阴道少量流血，恶心、呕吐等，应注意观察，及时对症处理。

4. 化疗患者的护理　晚期或复发的子宫内膜癌可选用化疗，其护理详见第十六章第四节。

(四) 心理护理

向患者和家属介绍子宫内膜癌的有关知识、治疗方法及效果，以解除顾虑，增强信心。给患者讲解子宫内膜癌虽是一种恶性肿瘤，但转移晚，预后较好，以减轻恐惧，主动与医护人员配合，共同完成治疗。住院期间，提供安静舒适的住院环境，保证患者充分睡眠。鼓励家属多陪伴患者，相互沟通，引导同室患者之间相互关心，以转移注意力，缓解心理压力，减轻紧张、焦虑等负面情绪。

(五) 一般护理

(1) 嘱患者多休息，注意保暖；阴道排液多时，应取半卧位。鼓励患者进高蛋白、高热量、高维生素、富含矿物质、易消化饮食。进食不足或全身营养状况极差者，应遵医嘱从静脉补充营养。

(2) 患者感觉疼痛时，协助其选择自感舒适的体位如侧卧位、侧俯卧位，教患者做深呼吸；疼痛剧烈时，应遵医嘱用镇静止痛剂。

(3) 保持会阴清洁，每日擦洗会阴1~2次，指导患者使用会阴垫、便器。严密观察患者体温、腹痛、手术切口、血象变化，发现感染征象及时报告医生，并遵医嘱使用抗生素和其他药物。

(六) 健康指导

(1) 普及防癌知识，定期体检。

(2) 指导并制定出院后的康复计划。

(3) 嘱患者完成治疗后定期随访。随访时间：术后2年内，每3~6个月1次；术后3～5年，每6～12个月1次；5年后每年1次。随访检查内容包括病史询问（包括新出现的症状）、盆腔检查、阴道细胞学涂片检查、胸片等，必要时作CT及MRI检查。

【护理评价】

（1）患者能说出一些缓解心理压力的方法，焦虑减轻，睡眠良好。

（2）患者能说出子宫内膜癌治疗和护理的有关知识。

（3）患者营养状况得到改善。

第四节 卵巢肿瘤

【疾病概要】

卵巢肿瘤（ovarian tumor）为妇科常见肿瘤，可发生于各种年龄。其种类繁多，根据其性质分良性、交界性及恶性。卵巢恶性肿瘤是女性生殖器常见的三大恶性肿瘤之一，由于卵巢位于盆腔深部，无法直接窥视，且早期无症状，难以早期诊断，一旦发现大多数已属晚期，疗效欠佳，故死亡率高居妇科恶性肿瘤之首。近40年来卵巢恶性肿瘤发病率增加2～3倍，并有逐年上升趋势，其发病可能与家族史、高胆固醇饮食、内分泌等因素有关。

卵巢肿瘤组织形态复杂，目前仍采用世界卫生组织（WHO，1995）制定的组织学分类法，主要包括上皮性肿瘤、生殖细胞肿瘤、性索间质肿瘤、转移性卵巢肿瘤等。以下介绍常见卵巢肿瘤的病理特点。

（一）卵巢上皮性肿瘤

占卵巢肿瘤的50%～70%，好发于30～60岁妇女，有良性、交界性和恶性之分。交界性肿瘤是指上皮细胞增生活跃及核异型，是一种低度潜在恶性肿瘤，生长缓慢、转移率低、复发迟。

1. 浆液性囊腺瘤 约占卵巢良性肿瘤的25%。多为单侧，球形，大小不等，表面光滑，囊性，壁薄，囊内充满淡黄色清澈液体。有单纯性及乳头状两型，前者多为单房，囊壁光滑；后者常为多房，内见乳头，偶见向囊外生长。镜下见囊壁为纤维结缔组织，内衬单层立方形或柱状上皮，间质内见砂粒体，系钙盐沉淀所致。

2. 浆液性囊腺癌 是最常见卵巢恶性肿瘤，占40%～50%。多为双侧，半实质性，结节状或分叶状，切面呈多房，腔内充满乳头，质脆，囊液混浊。镜下见囊壁上皮明显增生，复层排列，癌细胞为立方形或柱状，细胞异型明显，并向间质浸润。5年存活率仅为20%～30%。

3. 黏液性囊腺瘤 占卵巢良性肿瘤的20%。体积较大或巨大，多为单侧，圆形或卵圆形，囊壁较厚、光滑，灰白色。切面呈多房，囊腔内充满胶冻样黏液，若黏液性囊腺瘤自破，黏液性上皮种植在腹膜上继续生长，称腹腔黏液瘤，其外观极像卵巢癌转移。镜下见囊壁为纤维结缔组织，内衬单层高柱状上皮，分泌黏液。

4. 黏液性囊腺癌 占卵巢恶性肿瘤的10%。多为单侧，瘤体较大，囊壁可见乳头或实质区，切面半囊半实性，囊液混浊或血性。镜下见腺体密集，间质较少，腺上皮超过3层，细胞明显异型，并有间质浸润。预后较浆液性囊腺癌好，5年存活率为40%～50%。

（二）卵巢生殖细胞肿瘤

卵巢生殖细胞肿瘤是来源于原始生殖细胞的一组卵巢肿瘤，其发病率仅次于上皮性肿瘤，占卵巢肿瘤的20%～40%。好发于儿童及青少年，青春期前发病者占60%～90%，绝经后仅占4%。

1. 畸胎瘤 由多胚层组织构成的肿瘤，大部分是成熟畸胎瘤，质地多为囊性，少数为实性。

（1）成熟畸胎瘤（皮样囊肿）：是最常见的卵巢良性肿瘤。多为单侧、单房，中等大小，圆形或卵圆形，表面光滑，壁厚，腔内充满油脂和毛发，有时见牙齿或骨质。肿瘤可含外、中、内胚层组织，以外胚层组织为主，偶见向单一胚层分化，形成高度特异性畸胎瘤，如卵巢甲状腺肿。成熟囊性畸胎瘤恶变率为2%～4%，多发生于绝经后妇女。

（2）未成熟畸胎瘤：属于恶性肿瘤，好发于青少年。肿瘤由分化程度不同的未成熟胚胎组织构成，主要为原始神经组织。肿瘤多为单侧实性，其中可有囊性区域。复发及转移率均高。但复发后再次手术，可见肿瘤组织有自未成熟向成熟转化的特点，即恶性程度的逆转现象。5年存活率仅20%左右。

2. 无性细胞瘤 为中等恶性的实性肿瘤，约占卵巢恶性肿瘤的5%。好发于青春期及生育期妇女。多为单侧，右侧多于左侧。肿瘤为圆形或椭圆形，中等大，实性，触之如橡皮样。表面光滑，切面呈灰粉或浅棕色。镜下见圆形或多角形大细胞，细胞核大，胞浆丰富，间质中常有淋巴细胞浸润。对放疗特别敏感，纯无性细胞瘤的5年生存率可达90%。

3. 内胚窦瘤（卵黄囊瘤） 属高度恶性肿瘤，罕见，占卵巢恶性肿瘤的1%。多见于儿童及年轻妇女。多为单侧，瘤体大，呈圆形或卵圆形，有包膜。切面实性或部分囊性，质脆，有出血。镜下见疏松网状和内皮窦样结构。瘤细胞产生甲胎蛋白（AFP），血清AFP浓度很高，其浓度与肿瘤消长相关，是诊断及治疗监护时的重要标志物。生长迅速，易早期转移，预后差，既往平均生存期仅1年。

（三）卵巢性索间质肿瘤

来源于原始性腺中的性索及间质组织，占卵巢恶性肿瘤的5%～8%。肿瘤多有内分泌功能，能分泌性激素。

1. 颗粒细胞瘤 属于低度恶性肿瘤，占卵巢肿瘤的3%～6%，占性索间质肿瘤的80%左右，发生于任何年龄，高峰为45～55岁。多为单侧，大小不一，圆形或椭圆形，呈分叶状，表面光滑，实性或部分囊性，切面组织脆而软，伴出血坏死灶。镜下见颗粒细胞环绕成小圆形囊腔，菊花样排列，即Call－Exner小体，囊内有嗜伊红液体。瘤细胞呈小多边形，细胞膜界限不清，核圆，核膜清楚。预后良好，5年存活率为80%以上。肿瘤能分泌雌激素，故有女性化作用。

2. 卵泡膜细胞瘤 为良性肿瘤，有内分泌功能，能分泌雌激素，常与颗粒细胞瘤合并存在。多为单侧，大小不一。圆形或卵圆形，也有分叶状。表面被覆有纤维包膜。切面实性，灰白色。镜下见瘤细胞短梭形，胞浆富含脂质，细胞交错排列呈漩涡状。常合并子宫内膜过生长，甚至子宫内膜癌。

3. 纤维瘤 属于较常见的良性卵巢肿瘤，占卵巢瘤的2% ~5%，多见于中年妇女。单侧居多，中等大小，表面光滑或结节状，切面灰白色，实性、质硬。镜下见由胶原纤维的梭形瘤细胞组成，排列呈编织状。偶而伴有腹水或胸水，称梅格斯综合征。手术切除肿瘤后，胸水、腹水自行消失。

（四）卵巢转移性肿瘤

体内任何部位原发性癌均可能转移到卵巢。常见原发部位有乳腺、肠、胃、生殖道、泌尿道等，占卵巢肿瘤的5% ~10%。库肯勃瘤是一种特殊的转移性腺癌，原发部位为胃肠道，肿瘤为双侧，中等大小，多保持卵巢原状或呈肾形。一般无粘连，切面实性，胶质样，多伴腹水。镜下见典型的印戒细胞，能产生黏液，预后极差。

卵巢恶性肿瘤转移途径主要通过直接蔓延及腹腔种植，淋巴道也是重要的转移途径，血行转移少见，晚期可转移到肝及肺。

临床分期现采用FIGO（2000年）制定手术-病理分期（表15-3），用以估计预后和比较疗效。

表15-3 卵巢恶性肿瘤的手术-病理分期（FIGO，2000年）

Ⅰ期	肿瘤局限于卵巢
Ⅰa期	肿瘤局限于一侧卵巢，包膜完整，卵巢表面无肿瘤，腹水或腹腔冲洗液未找到恶性细胞
Ⅰb期	肿瘤局限于双侧卵巢，包膜完整，卵巢表面无肿瘤，腹水或腹腔冲洗液未找到恶性细胞
Ⅰc期	肿瘤局限于单侧或双侧卵巢，并伴有以下任何一项：包膜破裂；卵巢表面有肿瘤；腹水或腹腔冲洗液有恶性细胞
Ⅱ期	肿瘤累及一侧或双侧卵巢，伴有盆腔扩散
Ⅱa期	扩散和（或）种植至子宫和（或）输卵管；腹水或腹腔冲洗液无恶性细胞
Ⅱb期	扩散至其他盆腔器官；腹水或腹腔冲洗液无恶性细胞
Ⅱc期	Ⅱa或Ⅱb，伴腹水或腹腔冲洗液找到恶性细胞
Ⅲ期	肿瘤侵犯一侧或双侧卵巢，并有显微镜证实的盆腔外腹膜转移 和（或）局部淋巴结转移，肝表面转移
Ⅲa期	显微镜证实的盆腔外腹膜转移，淋巴结阴性
Ⅲb期	肉眼盆腔外腹膜转移灶最大径线≤2cm，淋巴结阴性
Ⅲc期	肉眼盆腔外腹膜转移灶最大径线>2cm，和（或）区域淋巴结转移
Ⅳ期	超出腹腔外的远处转移（胸水有癌细胞，肝实质转移）

卵巢肿瘤在初期多无症状，一旦出现症状主要表现为腹胀与腹部包块。其治疗原则是：一经发现应及时手术治疗。术中不能明确诊断者，将切下的肿瘤组织送快速冰冻切片组织学检查，确定肿瘤的良恶性质，以确定手术范围。术后根据肿瘤的性质、组织学类型、手术-病理分期等因素来决定是否进行辅助治疗。若为卵巢瘤样病变，

可短期观察。

【护理评估】

（一）健康史

早期病史无特殊，通常于妇科普查时发现盆腔肿块而就医。评估有无其他肿瘤及卵巢肿瘤的家族史。注意收集与发病相关的高危因素。根据患者年龄、病程长短及局部体征初步判断是否为卵巢肿瘤，有无并发症及对良恶性进行评估。

（二）身体状况

1. 症状　初期无症状。随着肿瘤的增大，患者可感觉腹胀、腹部隐痛或自腹部触及肿块。肿瘤恶变浸润周围组织或压迫神经时，可产生腰痛、下腹疼痛等症状。如发生蒂扭转、破裂、继发感染，则可出现急性下腹疼痛。肿瘤增大占满盆、腹腔时，可出现尿频、便秘、心悸、气急等压迫症状。功能性卵巢肿瘤还可出现月经失调，青春期前患者可出现假性性早熟，生育年龄妇女可出现月经紊乱，绝经后的妇女则有不规则阴道流血出现。晚期恶性肿瘤患者可出现消瘦、严重贫血等恶病质征象。

2. 体征　肿瘤较大超出盆腔时，可见腹部隆起，腹部扪及肿块。有腹水时可叩出移动性浊音。妇科检查可在一侧或双侧附件区触及包块，良性肿瘤多为囊性，表面光滑，活动度好，与子宫无粘连。恶性肿瘤多为双侧，实性或半实性，质硬，表面凹凸不平，活动度差。有时在腹股沟、腋下或锁骨上触及肿大的淋巴结。

3. 并发症　除评估有无以上临床表现外，还应评估有无卵巢肿瘤的并发症。

（1）蒂扭转：系妇科常见的急腹症，多发生于中等大小、重心偏向一侧、蒂长、活动度大的肿瘤，以皮样囊肿最多见。在妊娠期、产后或体位改变时易发生蒂扭转。卵巢肿瘤的蒂由骨盆漏斗韧带、卵巢固有韧带和输卵管组成（图 15－4）。典型症状是突然发生下腹一侧剧烈腹痛，伴恶心、呕吐甚至休克。妇科检查扪及肿物张力较大，有压痛，以瘤蒂部最明显，并有肌紧张。有时扭转自然复位，腹痛随之缓解。蒂扭转一经确诊，应尽快行剖腹手术。

（2）破裂：有外伤性和自发性破裂两种。外伤性破裂常因腹部重击、分娩、性交、妇科检查及穿刺等引起，自发性破裂常因肿瘤生长过速所致，多数为肿瘤浸润性生长穿破囊壁。症状轻重取决于破裂口大小、流入腹腔囊液的性质和数量。肿瘤破裂后，瘤内容物流入腹腔，引起轻度腹痛甚至剧烈腹痛，伴恶心呕吐，有时导致内出血、腹膜炎及休克。检查可有腹部压痛、腹肌紧张或有腹水征，原有肿块摸不到或扪及缩小的肿块。疑有肿瘤破裂应立即剖腹探查。

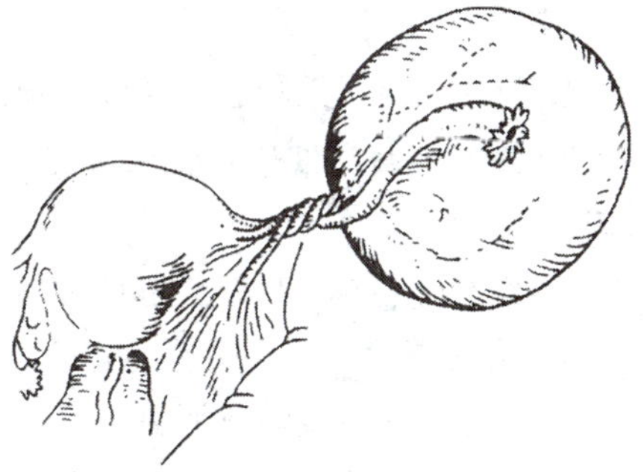

图 15－4　卵巢肿瘤蒂扭转

（3）感染：多因肿瘤扭转或破裂后与肠管粘连引起，亦可由邻近器官感染灶扩散导致。临床表现为发热、腹痛、腹部肿块及腹部压痛、腹肌紧张、白细胞升高等。治疗应先用抗感染治疗，然后手术切除肿瘤。若短期内感染不能控制，宜即刻手术。

（4）恶变：卵巢良性肿瘤可恶变，初期无症状，不易发现，如肿物生长迅速，且为双侧性，应疑为恶变，出现腹水，则病情已属晚期。因此，确诊为卵巢肿瘤者应尽早手术。

（三）心理社会资料

发现肿瘤后，患者为肿瘤的性质焦虑。在判断卵巢肿瘤性质阶段，患者及家属经历一段艰难而又恐惧的时期，渴望及早得到确切的诊断结果。一经确诊恶性肿瘤，患者往往出现悲观、绝望。接受手术治疗时，患者一方面为患病加重了家庭负担内疚，另外又害怕预后不良而忧心忡忡。在进行化疗或放疗时，因严重的副反应使患者倍感绝望与孤独，甚至丧失生活的信心。

（四）辅助检查

1. B 型超声检查 能检测肿块部位、大小、形态及性质，同时对肿块来源作出定位，提示肿瘤性质是囊性或实性、良性或恶性，并能鉴别卵巢肿瘤、腹水和结核性包裹性积液。B 型超声检查的临床诊断符合率 >90%，但直径 <1cm 的实性肿瘤不易测出。

2. 肿瘤标志物检测 测 CA125、AFP、HCG、性激素，对诊断卵巢上皮性癌、内胚窦瘤、卵巢原发性绒毛膜癌、卵巢功能性肿瘤有重要参考价值。

3. 细胞学检查 腹水或腹腔冲洗液中找癌细胞，可确定临床分期，选择治疗方法和随访观察疗效。

4. 腹腔镜检查 可直接看到肿块大体情况，并对整个盆、腹腔进行观察，必要时可作活检协助诊断。

5. 放射线检查 腹部平片时可显示卵巢畸胎瘤的牙齿和骨质阴影；静脉肾盂造影可辨认盆腔肾、输尿管阻塞或移位；淋巴造影可判断有无淋巴结转移，提高分期诊断的正确性；CT 检查可清晰显示肿块，病变范围及与周围组织的关系，辨别肿瘤的性质，还能清楚显示肝、肺结节及腹膜后淋巴结转移。

【护理诊断】

1. 疼痛 与卵巢肿瘤扭转或压迫或感染有关。

2. 营养失调（低于机体需要量） 与卵巢恶性肿瘤的恶病质、化疗的副反应等有关。

3. 预感性悲哀 与卵巢恶性肿瘤预后不佳有关。

【护理目标】

（1）患者疼痛减轻或消失。

（2）患者维持足够的营养摄入。

（3）患者正确面对疾病，坚定治疗信心。

【护理措施】

（一）预防措施

1. 高危因素的预防 加强宣教，提倡高蛋白、富含维生素 A 的饮食，避免高胆固醇食物。高危妇女宜用口服避孕药预防。

2. 开展普查普治　对30岁以上妇女每年应进行妇科检查，高危人群每半年检查一次，同时可配合B型超声检查、肿瘤标志物检测。一旦发现卵巢肿块需随访。

3. 早发现和早治疗　若卵巢囊性肿块直径>5cm或实性肿瘤及青春期前、绝经期后妇女发现卵巢肿瘤，应及时手术治疗。盆腔肿块诊断不清或治疗无效者，应及早行腹腔镜检查或剖腹探查。

4. 严密随访高危人群　凡乳癌、胃肠道癌等患者，治疗后应严密随访，定期作妇科检查，确定有无卵巢转移。

（二）急救护理

卵巢肿瘤出现蒂扭转、破裂时应立即剖腹探查。护士应及时配合做好有关检查及急诊手术准备。

（三）病情观察

对附件区肿块直径<5cm者，可3~6个月随访1次。注意肿块的生长速度、质地、伴随出现的症状，以及有无体重下降、食欲减退等恶性肿瘤的表现。作B型超声检查，注意肿块的部位、囊性还是实质性、边界是否清晰。已确诊为卵巢癌者应长期监测，注意有无新的症状体征出现，作全身及妇科检查、B型超声检查、肿瘤标志物检测，必要时作CT或MRI，确定有无复发或转移。

（四）医护治疗配合

1. 手术患者的护理　手术范围视肿瘤性质、术中探查结果、患者年龄、生育要求综合考虑。术前准备、术后护理参见第十九章第二节相关内容。注意巨大卵巢肿瘤切除术后，应于腹部置沙袋压迫，防止腹压突然下降使腹腔内的静脉扩张，回心血量骤减，引起休克。

2. 放疗患者的护理　放疗作为卵巢癌的辅助治疗方法，可在术后加体外照射。做好放疗患者的心理准备，说明治疗中可能出现的不良反应；注意饮食调配、加强营养、提供喜爱食物，保证充足睡眠；注意皮肤护理，勤翻身、防褥疮；出现副反应时给予特别护理；对反应剧烈者，应报告医生暂停放疗。放射治疗后，卵巢功能均消失。

3. 化疗患者的护理　因卵巢恶性肿瘤对化疗较敏感，即使已广泛转移也能取得一定疗效，故化疗为主要的辅助治疗，包括腹腔化疗和全身化疗。腹腔化疗可在手术后腹壁留置的化疗药管进行，也可每次作腹壁单纯穿刺进行化疗。腹水多的患者行腹腔化疗前一般先放腹水，每次放腹水量不超过3000ml，且速度不宜过快。然后将化疗药物稀释后注入腹腔，注入后协助患者变换体位，使药物尽量接触腹腔的各个部位。全身化疗患者的护理参见第十六章第四节。

（五）心理护理

向患者及家属介绍疾病的有关知识，将已经康复的病友介绍给患者认识，分享感受，使其对治疗、护理及疾病的预后充满信心。解答患者对手术的疑虑，告知患者放疗、化疗时可能出现的全身及局部反应，消除患者对放疗、化疗的心理顾虑，以积极的心态接受各种诊疗方案。

（六）一般护理

（1）对伴有腹水、心悸、气促、呼吸困难的患者，应取半卧位以减轻不适。对长期卧床患者应做好生活护理。

（2）鼓励患者进高蛋白、高维生素饮食，进食不足或消耗太多，全身营养情况极差且胃肠道症状明显，伴有恶心、呕吐者，应遵医嘱从静脉补充营养。

（七）健康指导

（1）向患者及家属提供预防保健知识。

（2）为患者进行术后的康复指导。解释术后活动的重要性，协助患者做好活动计划。加强营养，提高机体耐受力，为术后继续接受化疗做好准备。保持外阴清洁，术后3个月内禁止性生活。

（3）指导患者术后坚持随访。凡经手术－病理证实为卵巢恶性肿瘤者，应遵医嘱长期随访和监测。随访时间：术后1年内，每月1次；术后第2年，每3月1次；术后第3年，每6月1次；3年以上者，每年1次。告知监测内容：包括症状、体征、全身及盆腔检查；B型超声检查，CT、MRI检查；肿瘤标志物测定，如CA125、AFP、HCG等；对产生性激素的肿瘤需检测雌激素、孕激素及雄激素水平。

【护理评价】

（1）患者掌握应对疼痛的方法，自诉疼痛减轻。

（2）患者能克服化疗副反应，摄入足够热量，维持体重。

（3）患者能正确面对疾病，表达哀伤，积极配合治疗。

（李丽琼）

第十六章 滋养细胞疾病患者的护理

学习目标

1. 掌握葡萄胎清宫术的护理及随访指导。
2. 掌握化疗患者的用药护理及副反应护理。
3. 熟悉葡萄胎、侵蚀性葡萄胎、绒毛膜癌的护理评估要点。

案例引导

某患者，25岁，孕1产0，停经11周，近三天有暗红色阴道流血，量少，并有明显呕吐及下肢浮肿。查体：血压150/95mmHg，宫底脐下一横指，左侧附件可扪及9cm×8cm×6cm大小囊性肿物，尿HCG 1:512阳性。请提出首优护理诊断及制定主要护理措施。

滋养细胞疾病（gestational trophoblastic disease，GTD）是一组来源于胎盘绒毛滋养细胞的疾病，主要包括葡萄胎、侵蚀性葡萄胎和绒毛膜癌（简称绒癌）。葡萄胎多被认为是滋养层发育异常，不属于肿瘤范畴，而侵蚀性葡萄胎和绒毛膜癌属于妊娠滋养细胞肿瘤。

第一节 葡萄胎

【疾病概要】

葡萄胎（hydatidiform mole）是指妊娠后胎盘绒毛滋养细胞异常增生，发生水肿变性，终末绒毛转变成大小不一的水泡，由绒毛干相连成串，形似葡萄而得名，又称水泡状胎块，是一种滋养细胞的良性病变。它可发生于生育期任何年龄。其发病原因不明，年龄大于40岁妇女妊娠后葡萄胎的发病率较高。研究发现葡萄胎的发生还与种族、营养状况、感染、孕卵异常、细胞遗传异常及内分泌失调等因素有关。

葡萄胎分为两类：①完全性葡萄胎（complete hydatidiform mole）：表现为宫腔内充满水泡，无胎儿及其附属物可见；②部分性葡萄胎（partial hydatidiform mole）：表现为有胚胎，部分绒毛受累，或胎儿尚存在，称部分性葡萄胎。

葡萄胎病变局限于宫腔内，不侵入肌层，也不发生远处转移。葡萄样水泡大小不一，水泡壁薄、透亮，内含黏性液体，水泡间空隙充满血液及凝血块。主要病理特点为：①滋养细胞增生；②绒毛间质水肿；③间质内血管消失。临床特点为停经后阴道不规则流血，子宫异常增大，质地极软。处理原则为一旦确诊应迅速清除宫腔内容物。待子宫缩小后再慎重刮宫，并将刮出物送病理检查。若患者无再生育要求、子宫增大迅速、年龄在40岁以上可行子宫切除或预防性化疗。卵巢黄素化囊肿在清除宫腔内容物后会自行消退，一般不需处理。若发生急性扭转，可在B超或腹腔镜下做穿刺吸液。若扭转时间较长发生坏死，则应手术切除患侧卵巢。

【护理评估】

（一）健康史

询问患者有无葡萄胎的高危因素，既往史（包括滋养细胞疾病史）、月经史，孕产史，此次妊娠的反应，有无剧吐、阴道流血等，有无家族史。

（二）身体状况

1. 症状

（1）停经后阴道流血：多数患者于停经后2～4个月时，发生阴道不规则流血，断续不止，开始量少，以后逐渐增多。是最常见的症状，因葡萄胎组织自蜕膜剥离，子宫壁上血管破裂所致。有时可有水泡样组织随血液流出，若急性大出血可出现休克。流血时间长而未能及时治疗者，可发生贫血及感染。

（2）妊娠剧吐：由于葡萄胎患者HCG水平较高，致早孕反应较正常妊娠出现早，持续时间长且症状较重。

（3）腹痛：当葡萄胎增长迅速，子宫急速膨胀时，可引起下腹胀痛。

2. 体征

（1）子宫异常增大：妇科检查子宫大于停经月份、质地较软，超过妊娠20周大小时，仍扪不到胎体、听不到胎心。少数患者因水泡状物及血块的排出，或绒毛退行性变，其子宫大小可能与正常妊娠月份相符或稍小。

（2）卵巢黄素囊肿：由于滋养细胞过度增生，产生大量绒毛膜促性腺激素（HCG），刺激卵巢卵泡内膜细胞发生黄素化囊肿，多为双侧，在葡萄胎排出数周或数月后自然消失。

（3）妊娠期高血压疾病表现：葡萄胎的子宫多异常增大，易致高血压疾病。在孕24周前可发生高血压、水肿、蛋白尿等妊娠期高血压疾病征象。25%葡萄胎患者发展为子痫前期，但子痫罕见。

（三）心理社会资料

葡萄胎患者在出现症状前，其经历如同正常怀孕，因此，当得知患有葡萄胎时，非常疑惑不解，甚至怀疑自己不属于正常人，为此多感自责、内疚。当葡萄胎清除后，又如同失去正常胎儿一样，出现无助、悲观、失望等不良情绪。加之担心恶变及今后生育的问题，更是焦虑不安。

（四）辅助检查

1. HCG 测定 常采用尿 HCG 酶联反应吸附试验及血 HCG 放射免疫测定。葡萄胎时因滋养细胞高度增生，产生大量 HCG，血清中 HCG 浓度高于正常妊娠月份值，甚至持续不降。

2. 超声检查 B 超只见异常增大的子宫中出现弥漫分布的光点及囊状无回声区或呈粗大点状、落雪状影像。

【护理诊断】

1. 恐惧 与葡萄胎对健康的威胁及将要接受清宫手术有关。

2. 自尊紊乱 与分娩的期望得不到满足及担心将来能否妊娠有关。

3. 知识缺乏 缺乏疾病的信息及葡萄胎随访的知识。

4. 有感染的危险 与长期阴道流血及化疗有关。

【护理目标】

（1）患者能掌握减轻恐惧的方法，能配合清宫手术。

（2）患者能接受葡萄胎及流产的结局。

（3）患者能陈述随访的重要性和具体的方法。

【护理措施】

（一）急救措施

出现阴道大出血时，应立即报告医生，及时测量血压、脉搏、呼吸，并做好葡萄胎清宫术的手术准备。

（二）预防措施

（1）生育年龄妇女出现不规则阴道出血、早孕反应严重者应及时就诊。

（2）葡萄胎高危病例宜进行预防性化疗。

（三）病情观察

严密观察腹痛及阴道流血情况，记录出血量，流血多时除密切观察患者的血压、脉搏、呼吸及做好手术准备外，还需要认真观察转移病灶症状，发现异常，立即通知医师并配合处理。

（四）医护治疗配合

1. 清宫术 葡萄胎患者首选清宫术治疗。清宫前护士要准备好清宫包，遵医嘱配同型血备用，建立静脉通路，并准备好缩宫素和抢救药品及物品。清宫时陪伴患者，观术中反应，发现异常报告医师停止操作并予抢救。清宫后及时送检标本。

2. 子宫切除术 年龄超过 40 岁，葡萄胎恶变率较年轻妇女高出 4 ~ 6 倍，可直接切除子宫，保留附件。护士要做好子宫全切术的术前准备及术后护理。

3. 黄素化囊肿的处理 卵巢黄素化囊肿常有双侧卵巢囊性增大，大小不等，表面光滑。一般不产生症状，偶可发生扭转。因囊肿随绒毛膜促性腺激素水平的下降可自行消退，故一般不须处理。即使发生蒂扭转，协助医师在 B 超或腹腔镜下穿刺吸液后多可自然复位。若扭转时间较长，血运恢复不良，则做好剖腹行患侧附件切除术的术前准备及术后护理。

4. 预防性化疗 高危病例宜行预防性化疗：①年龄大于40岁；②HCG异常增高；③子宫明显大于停经月份；④第二次刮宫后仍有滋养细胞高度增生；⑤无条件随访者。护士要做好化疗的用药护理及副反应的观察与护理等（详见本章第四节）。

（五）心理护理

与患者多交流，了解患者的主要心理问题及其对疾病的心理承受能力。解释相关治疗的必要性及有效性，让其积极配合治疗。宣教葡萄胎的有关知识，纠正错误认识，解除顾虑和恐惧，增强信心。

（六）健康指导

1. 随访 葡萄胎的恶变率约10%～25%，定期随访可早期发现持续性或转移性滋养细胞肿瘤。应指导患者出院后重视定期随访。随访时间为2年。第一次葡萄胎刮宫术后每周测定1次HCG，直至降到正常水平。随后的三个月内仍每周复查1次血、尿HCG。三个月内均为阴性改为每半月检查1次，共3个月，若连续阴性，则每月检查1次，持续半年，第2年起每半年1次，共随访2年。在随访血、尿HCG的同时应注意有无阴道异常流血、咳嗽、咯血及其他转移症状，定时做妇科检查、盆腔B超及X线胸片检查。在随访期间做好避孕，首选避孕套。由于含雌激素的避孕药有促进滋养细胞生长的作用，宫内节育器易混淆出血的原因，故避免使用药物避孕及宫内节育器。

2. 注意饮食休息 指导患者出院后进高蛋白、高维生素、易消化饮食，适当活动，保证充分睡眠。

3. 保持外阴清洁 指导患者注意外阴卫生，保持外阴清洁，预防感染。

【护理评价】

（1）患者在清宫手术期间能配合护理人员。

（2）患者及家属能与医护人员讨论有关疾病和以后妊娠的问题。

（3）患者能正确的参与随访全过程。

第二节 侵蚀性葡萄胎

【疾病概要】

侵蚀性葡萄胎（invasive mole）是指葡萄胎组织侵入子宫肌层或转移至子宫以外，因具恶性肿瘤行为而命名。侵蚀性葡萄胎来自良性葡萄胎，常有良性葡萄胎史。大多数侵蚀性葡萄胎发生在葡萄胎清宫术后6个月内。

病理大体可见水泡状物或血块。显微镜下可见子宫肌层及转移病灶有显著增生的滋养细胞，并呈团块状，细胞大小、形态均不一致，该滋养细胞可破坏正常组织侵入血管中。增生的滋养细胞有明显的出血坏死，但仍可见到变性或完好的绒毛结构。

临床表现主要为葡萄胎清除术后不规则阴道流血及转移灶症状。其中最常见、最早的转移部位是肺，其次是阴道及子宫旁组织，脑转移较少见，但致死率高。处理原则以化疗为主。病灶在子宫，化疗无效时可作子宫切除。年轻患者在作子宫切除时可考虑保留卵巢。

【护理评估】

（一）健康史

采集个人及家属的既往史，包括滋养细胞疾病史、用药史及药物过敏史。要注意采集葡萄胎第一次刮宫的资料，包括时间、水泡大小、量等；刮宫次数及刮宫后阴道流血的量、质、时间；收集血、尿 HCG 随访的资料；详细询问患者原发病灶及转移病灶症状。

（二）身体状况

1. 原发灶表现　主要表现为葡萄胎清除术后出现不规则阴道流血，量多少不定，子宫不能如期复原，大于正常，质软；黄素囊肿持续存在。如浸润的滋养细胞穿破子宫则有腹腔内出血及腹痛。

2. 转移灶表现　最早最常见的转移部位为肺。如有肺转移，患者有咳嗽、血痰及反复咯血、胸痛等症状。阴道、宫颈转移灶破溃时可致大量出血，转移灶局部可见到紫蓝色结节。脑转移时，患者有一过性跌倒、失语、失明、头痛、呕吐、偏瘫及昏迷等症状。

（三）心理社会资料

葡萄胎发生不规则阴道流血时，部分患者会误认为是流产行保胎治疗，当治疗效果不佳或明确诊断后，患者及家属常感不安，担忧此次妊娠的结局及今后是否能生育正常孩子，并对清宫尤为恐惧。

（四）辅助检查

1. 血和尿 HCG 测定　患者往往于葡萄胎排空后 8 周，血、尿 HCG 测定持续阳性，或一度阴性后又转阳性。

2. 胸部 X 线摄片　患者如有咳嗽、咯血等症状应给予胸部 X 线摄片，如有结节状阴影，考虑肺部转移。

3. 其他检查　出现神经系统症状时，可作脑部 CT 显示转移灶。如没有显示可进一步查脑脊液及血浆 HCG 含量。若脑脊液 HCG 与血浆 HCG 比值大于 1∶60，则提示有直接分泌的 HCG 进入脑脊液，可确定脑转移。

【护理诊断】

1. 恐惧　与接受化疗有关。

2. 活动无耐力　与腹痛、存在转移灶症状及化疗副作用有关。

3. 有感染的危险　与化疗药物致白细胞下降易感染有关。

4. 角色紊乱　与住院时间较长及化疗有关。

【预期目标】

（1）患者能参与所要求的身体活动。

（2）患者恐惧感减轻或消失。

（3）患者适应角色改变。

（4）患者不发生感染。

【护理措施】

（一）急救措施

出现大出血时，应立即报告医生，及时测量血压、脉搏、呼吸，并做好侵蚀性葡萄胎剖腹探查术的手术准备。

（二）预防措施

（1）葡萄胎清宫术后出现不规则阴道出血、咳嗽、头痛应及时就诊。

（2）生育年龄妇女出现不规则阴道出血、早孕反应严重者应及时就诊。

（3）葡萄胎高危病例宜进行预防性化疗。

（三）病情观察

严密观察腹痛及阴道流血情况，记录出血量，流血多时除密切观察患者的血压、脉搏、呼吸并及时做好手术准备外，还需要认真观察转移病灶症状，发现异常，立即通知医师并配合处理。

（四）医护治疗配合

（1）化疗者按化疗护理（见本章第四节）。

（2）手术治疗者按妇科手术护理常规实施护理。

（3）有转移病灶患者的护理

阴道转移患者的护理：①密切观察阴道有无破溃出血，禁止做不必要的检查包括阴道窥器检查。②配血备用，准备好各种抢救器械和物品。③如发生转移病灶破溃大出血时，应立即通知医生并配合抢救。用长纱条填塞阴道压迫止血。填塞的纱条必须在24~48小时内取出，如出血未止则再用无菌纱条重新填塞。同时给予输液、输血，按医嘱用抗生素。取出纱条未见继续出血者仍应严密观察阴道出血情况及生命体征，同时观察有无感染及休克。

肺转移患者的护理：①卧床休息，减轻患者消耗，有呼吸困难者给予半卧位，并吸氧。②按医嘱给予镇静剂及化疗药物。镇静剂能保证患者安静休息，减轻症状。肺部接受药物比较直接，局部药物浓度大，用药效果比较好。③大量咯血时有窒息、休克甚至死亡的危险，如发现应立即通知医生，给予头低侧卧位并保持呼吸道的通畅，轻击背部，排除积血。

脑转移患者的护理：①严密观察病情：观察生命体征、出入量以及电解质紊乱的症状，做好观察记录。②治疗配合：按医嘱给予静脉补液、止血剂、脱水剂、吸氧、化疗等。③预防并发症：采取必要的护理措施预防跌倒、咬伤、吸入性肺炎、角膜炎、褥疮等情况。④检查配合：做好HCG测定、腰穿、CT等项目的检查配合。⑤昏迷、偏瘫者按相应的护理常规实施护理。

（五）心理护理

对住院患者提供疾病及护理信息，帮助患者和家属树立信心。提供有关化疗及其护理的信息，以减少顾虑和无助感。主动帮助患者、听取患者及家属的意见，以了解对有关治疗进展和预后的真实想法。

（六）健康指导

给予高蛋白、高维生素、易消化的饮食，鼓励患者进食，以增进患者机体的抵抗力。注意休息，阴道转移者应卧床休息、以免引起溃破大出血。注意外阴清洁，以防感染。恢复期节制性生活，做好避孕。出院后严密随访，警惕复发。第一年内每月随访 1 次，一年后每 3 个月随访 1 次，持续至 3 年后改为每年 1 次至 5 年，此后每 2 年 1 次。随访内容同葡萄胎。

【护理评价】

（1）住院期间患者能较好处理与家人的关系，心情平静。

（2）能按护理指导参加适当的体力活动，诊治过程中表现出积极的行为。

（3）能正确复述出院后的健康行为。

第三节　绒毛膜癌

【疾病概要】

绒毛膜癌（choriocarcinoma）是滋养细胞疾病中恶性程度最高的一种。早期就可通过血液循环转移至全身，破坏组织和器官。患者多为育龄妇女，其中 50% 继发于葡萄胎（多发生于葡萄胎清除后 1 年以上），其余的继发于足月产、流产及异位妊娠等各种妊娠后。绒毛膜癌也可发生于绝经后的妇女，是因为滋养细胞具有可隐匿多年的特性。

绒毛膜癌多发生在子宫，也有子宫内原发病灶已消失而只有转移灶表现。肉眼见子宫增大、柔软，癌肿质脆，极易出血。镜下表现为滋养细胞极度不规则增生，分化不良并侵入肌层及血管，周围大片出血、坏死，绒毛结构消失。

绒毛膜癌主要表现有阴道流血、子宫复旧不全或不均匀增大、腹痛、卵巢黄素化囊肿、假孕症状等原发灶表现。转移肺、阴道、宫颈、肝、脑等部位时有相应的转移灶表现。肺部转移最多见，阴道次之。脑转移常继发于肺转移之后，是死亡的主要原因。

处理原则以化疗为主，手术为辅。年轻未育者尽可能不切除子宫，以保留生育能力。如必须切除子宫者仍可保留卵巢。需手术治疗者一般主张先化疗，待病情基本控制后再手术，以减少因手术干扰而引起的病灶扩散，尤其是盆腔转移者。对肝、脑有转移的重症患者，除以上治疗外，可加用放射治疗。

【护理评估】

（一）健康史

有葡萄胎排空后或产后、流产后及异位妊娠后阴道不规则流血的病史。有葡萄胎史者常在葡萄胎排空 1 年后发病，应注意收集葡萄胎清宫史，血、尿 HCG 测定的结果。询问有无生殖道、肺、脑等处转移病灶的相应症状，是否做过化疗及化疗的时间、药物、剂量、疗效及用药后机体的反应情况等资料。

（二）身体状况

1. 症状　主要表现为葡萄胎排空后或产后、流产后、异位妊娠后阴道不规则流血。当发生子宫穿孔时可有腹胀、腹痛。癌肿转移时出现相应症状。肺转移最常见，癌肿侵及支气管，多有咳嗽、血痰、咯血；阻塞支气管导致肺不张；侵犯胸膜引起胸痛、血胸；急性肺栓塞时表现为肺动脉高压及呼吸循环功能障碍。阴道转移仅次于肺部，转移结节破溃后引起阴道大出血。脑转移常继发于肺转移后，致死率高，典型病例出现猝然跌倒、失明、失语、头痛、呕吐、抽搐、偏瘫、昏迷，病情进一步加重时，可因脑疝而突然死亡。

2. 体征 妇科检查子宫不规则增大（绒毛膜癌原发病灶消失后子宫可不增大）、变软，并可在宫旁扪及不规则包块，在子宫一侧或双侧扪及黄素化囊肿。阴道壁见紫蓝色结节，多见于阴道下段前壁。

（三）心理社会资料

患者感到悲哀、痛苦、无助，尤其恐惧死亡，迫切希望医护人员和家属的关心、理解。

（四）辅助检查

1. 血、尿 HCG 测定 在葡萄胎清宫、人工流产、自然流产、异位妊娠清除或足月妊娠分娩后 4 周以上 HCG 持续高水平，或正常后再度增高。

2. 组织学检查 在子宫肌层或子宫外转移病灶中见成片滋养细胞侵润及坏死出血，没有绒毛结构。

3. 辅助检查 出现肺部、脑部转移症状时，应做相应的检查，如 X 线检查、CT 等，X 线胸片见肺部片状、棉球状、结节状阴影。

【护理诊断】

1. 有围手术期受伤的危险 与接受手术有关。

2. 有体液不足的危险 与化疗所致恶心、呕吐、食欲减退、液体丢失有关。

3. 潜在并发症 肺转移、阴道转移、脑转移。

【护理目标】

（1）患者不出现围手术期受伤。

（2）患者主动参与治疗、护理活动。

（3）患者不发生因护理不当引起的并发症。

【护理措施】

（一）急救措施

出现大出血时，应立即报告医生，及时测量血压、脉搏、呼吸，并做好绒毛膜癌剖腹探查术的手术准备。

（二）预防措施

（1）葡萄胎清宫术后应按要求严密随访，出现不规则阴道出血、咳嗽、头痛应及时就诊。

（2）生育年龄妇女出现不规则阴道出血、早孕反应严重者应及时就诊。

（三）病情观察

严密观察腹痛及阴道流血情况，记录出血量。注意观察有无转移灶表现出现。观察生命体征，阴道大出血时或剧烈腹痛常提示伴有内出血，可能为癌肿穿破子宫，应立即通知医生，并做好手术准备。

（四）医护治疗配合

同本章第二节侵蚀性葡萄胎。

（五）心理护理

运用沟通技巧，让患者表达其悲哀，并为患者提供交流和活动机会，增强其信心，认识自身价值。帮助患者分析可利用的支持系统，纠正消极的应对方式。

（六）健康指导

鼓励进食，提供患者营养易消化的食谱。节制性生活并落实避孕措施，有阴道转移者严禁性生活。第一年内每月随访 1 次，一年后每 3 个月随访 1 次，持续至 3 年后改为每年 1 次至 5 年，此后每 2 年 1 次。随访内容同葡萄胎。

【护理评价】

（1）患者围手术期没有出现受伤。

（2）患者与医护人员讨论疾病，与病友友好相处，并关心周围发生的事件，积极参与治疗与护理。

（3）患者没有出现并发症。

第四节　化疗患者的护理

【概述】

恶性肿瘤是严重威胁人类健康的三大元凶之一，除早期手术治疗外，化学药物治疗（简称化疗）仍为临床治疗的重要方法。目前，化学药物治疗恶性肿瘤已取得了明显的功效。通过化疗，许多恶性肿瘤患者的症状得到缓解，有的甚至达到基本根治。滋养细胞疾病是所有肿瘤中对化疗最敏感的一种。随着化疗的方法学和药物学的快速进展，滋养细胞肿瘤已用化疗替代了手术治疗，且侵蚀性葡萄胎通过化疗基本可以治愈，绒毛膜癌患者的治愈率达 80%。

化疗药物的主要作用机制为：①影响去氧核糖核酸（DNA）的合成；②直接干扰核糖核酸（RNA）复制；③干扰转录、抑制信使核糖核酸（mRNA）的合成；④阻止纺锤丝的形成；⑤阻止蛋白质的合成。

抗肿瘤药物既能抑制肿瘤细胞生长，也能影响机体正常细胞的代谢，故有一定毒性。在治疗时，用量越大，其毒副作用越明显。化疗最常见的副作用是消化道反应，最严重的副作用是造血功能障碍，其次有脱发、心血管系统、肝肾功能的损害等。了解化疗药物的作用机制和毒副作用，观察用药反应，是对化疗患者实施整体护理的关键所在。

【护理评估】

（一）健康史

了解患者的肿瘤病史，包括发病时间、治疗经过、治疗效果、目前身体状况。详细询问患者既往用药史，尤其是化疗过程中出现的药物毒副反应及应对措施。

（二）身体状况

观察患者一般情况，尤其是营养状况，测量体温、脉搏、呼吸、血压、检查皮肤、黏膜、淋巴结有无异常，心肺功能状况及肝脾是否肿大，询问患者饮食、睡眠情况，大小便是否正常，了解原发肿瘤的症状、体征，有无转移征象。

（三）心理社会资料

患者因需要多次化疗，医疗费用大，表现焦虑不安；因严重的副反应及担心疾病预后不佳，使患者倍感绝望与孤独，甚至丧失生活信心。

（四）辅助检查

（1）血、尿、大便常规检查，可判断能否实施化疗。

（2）肝肾功能检查，了解肝肾功能情况，为化疗做准备。

（3）X 线胸片及心电图检查。

【护理诊断】

1. 舒适改变 与化疗后引起的恶心、呕吐有关。

2. 有感染的危险 与化疗导致机体免疫功能降低、抵抗力下降有关。

3. 营养失调（低于机体需要） 与癌肿慢性消耗、化疗所致消化道副反应有关。

【护理措施】

（一）病情观察

（1）密切注意有无牙龈出血、鼻出血、皮下瘀斑等骨髓抑制表现，每日或隔日做白细胞计数及血小板计数，及早发现异常。

（2）注意体温的变化，重视免疫抑制而引起的继发感染迹象。

（3）观察有无上腹疼痛、恶心、呕吐、食欲减退、黄疸、尿频、尿急、血尿等肝肾功能损害的表现。

（4）监测患者有无肢体麻木、肌肉软弱等神经系统副反应，有无消化道黏膜损害和脱发等现象。

（二）用药注意事项

（1）准确称量体重，以便计算化学药物的剂量，通常在每个疗程的用药前和用药中各测体重 1 次。

（2）化学药物做到现配现用，常温下不超过 1 小时。对需要避光的药物，使用过程中用避光罩或黑布包裹。用药前做好三查七对工作。

（3）合理使用静脉血管，并注意保护。如发现药物外渗应立即停止滴入，用生理盐水皮下注射加以稀释，并局部冷敷，以防止局部疼痛、肿胀、坏死。

（4）腹腔内化疗药物注入时，应嘱患者变动卧位，保证疗效。

（5）动脉插管者应绝对卧床休息，保持通畅并控制滴速。拔管后用沙袋压迫 24 ~ 48 小时，防穿刺部位出血。

（三）化疗副反应的护理

1. 消化道反应 最常见的症状是食欲不振、恶心呕吐，应鼓励患者进食，宜选用清淡少油食物，呕吐明显者遵医嘱给予止吐剂，必要时静脉输液。出现腹泻腹痛症状时，须密切观察大便次数、性质和量，大便送检，并记录 24 小时液体出入量，注意有无脱水或水电解质紊乱，同时遵医嘱给药。有口腔溃疡者，应加强口腔护理，指导患者正确的口腔清洁方法，每日晨、晚间用软毛刷刷牙，饭后用水漱口，避免冷、酸、辣、硬食物刺激，进食时将食物放于口腔健侧，若溃疡疼痛难以进食，可于餐前15分钟局部喷洒0.5%普鲁卡因减轻疼痛。

2. 造血功能障碍　由于骨髓抑制，加之免疫抑制作用，患者抵抗力极其低下，易发生感染。应严格限制探视，患者不去公共场所活动。医护人员接触患者之前应洗手，戴口罩、帽子，防止医源性交互感染。每日监测血常规，白细胞低于$3.0\times10^9/L$，报告医生停止化疗，遵医嘱使用抗生素、输新鲜血液和升白细胞药物。白细胞低于$1.0\times10^9/L$，应行保护性隔离。

3. 脱发　解释脱发的原因，说明化疗停止后头发能再生，消除患者的顾虑。指导患者不要用力梳理头发，为患者提供卫生帽或戴假发。帮助患者注意修饰，增强自尊心和自信心。

4. 内脏损害　常见有肝、肾、心、肺的损害，应定期检查其功能，严密监护其功能受损的症状及体征，及时汇报医生，采取相应措施。

（四）心理护理

主动与患者交谈，鼓励患者提出有关化疗知识的问题，并解答和指导。解释化疗前各项检查的目的和意义，说明化疗的作用及可能出现的副反应，并列举治疗成功的病例，以消除患者及家属的恐惧心理，树立治疗的信心。

（五）一般护理

（1）为患者提供良好的进食环境，注意食物的食、香、味，以增进食欲，指导患者进高蛋白、高维生素、易消化饮食，对不能进食或进食不足者，应遵医嘱静脉补充营养或输血。

（2）病室内定时通风，保持空气清新，病室及患者用物应定期消毒。

（3）化疗间歇期，根据患者体力情况，指导其适当活动并逐渐增加活动量。

（4）告知患者化疗停药指征，帮助患者克服困难，坚持按疗程治疗。

（六）健康指导

（1）加强精神护理，以树立患者战胜疾病的信心。

（2）鼓励患者多进食，适应化疗。

（3）注意预防感染。

（4）告诉患者化疗的相关合并症，出现异常及时就诊。

【护理评价】

（1）患者体重保持在化疗前水平。

（2）患者在化疗期间无感染发生，体温正常。

（3）患者口腔黏膜保持湿润，无感染。

（4）患者能接受因化疗引起的身体外表的改变。

（李丽琼）

第十七章 月经失调患者的护理

学习目标

1. 掌握功能失调性子宫出血的护理评估及护理措施。
2. 熟悉痛经的护理措施。
3. 了解闭经的原因及诊断步骤。
4. 了解围绝经期综合征的护理评估及护理措施。

案例引导

王某，女，49岁，近1年月经周期缩短，经期延长，此次经量多且持续12天，于2009年6月8日上午自觉头晕、心慌来院就诊。

患者末次月经为2009年5月26日，既往月经规则，4~6/28~30天，量中，无痛经，自2008年4月始月经量增加且经期为6~9天，周期尚准，未曾就诊。生育史：G_3P_1。查体：体温37.2℃，脉搏88次/分，血压120/80mmHg，面色黄，贫血貌，神清合作，体胖，余无异常。妇科检查：外阴已婚经产型，发育正常；阴道内有少量暗红色血液；宫颈轻度糜烂；子宫中位、稍大，质软、无压痛，右侧附件无明显压痛，左侧附件压痛（+），稍增厚，未扪及包块。化验：Hb 8.6g/L，WBC 6.8×10^9/L，N 72%，L 28%。

请提出护理诊断及制定该患者的护理措施。

月经失调是女性常见的疾病。主要表现为月经周期不规律，经期长短不定，经量异常。它包括功能失调性子宫出血、闭经、痛经、经前期综合征、绝经综合征、多囊卵巢综合征等。其中最常见的是功能失调性子宫出血。

第一节 功能失调性子宫出血

【疾病概要】

功能失调性子宫出血（dysfunctional uterine bleeding，DUB）简称功血，是由于调

节生殖的神经内分泌机制失常引起的异常子宫出血，而全身及内外生殖器官无明显器质性病变存在。功血分为无排卵性功血和排卵性功血两类。

（一）无排卵性功血

无排卵性功血约占功血的70%～80%，多发生于青春期和围绝经期妇女。在青春期，由于下丘脑－垂体－卵巢轴的调节功能尚未健全，下丘脑对雌激素的正反馈作用存在缺陷，FSH呈持续低水平，无促排卵性LH高峰形成，虽有成批的卵泡生长，却无排卵；在围绝经期，卵巢功能逐渐衰退，卵泡几近耗竭，且剩余卵泡对垂体促性腺激素反应低下，雌激素分泌锐减，对垂体负反馈减弱，使促性腺激素水平升高，但也不能形成排卵前高峰，导致卵泡有不同程度发育但不排卵。各种原因引起的无排卵均可导致子宫内膜受单一雌激素影响而无孕激素对抗，呈现不同程度的增生性改变，且随着体内雌激素水平的波动而交替出现脱落、修复、增生等现象。

无排卵性功血临床特点为子宫不规则出血，青春期及生育年龄无排卵性功血以止血、调整周期、促排卵为主；绝经过渡期以止血、调整周期、减少经量、防止子宫内膜癌变为治疗原则。

（二）排卵性功血

排卵性功血较无排卵性功血少见，占功血的20%～30%，多发生于生育年龄妇女。卵巢虽有排卵，但黄体功能异常。常见有两种类型：①黄体功能不足：由于神经内分泌调节功能紊乱，导致卵泡期FSH缺乏，卵泡发育缓慢，使雌激素分泌减少；LH脉冲频率虽增加，但LH峰值不高，使黄体发育不全，孕激素分泌减少，使子宫内膜分泌反应不足，子宫内膜过早脱落，月经提前来潮。黄体功能不足的临床特征为月经周期缩短使月经频发。黄体功能不足的治疗原则为促进卵泡发育，刺激黄体功能及黄体功能替代。②子宫内膜不规则脱落（即黄体萎缩不全）：由于下丘脑－垂体－卵巢轴调节功能紊乱，或溶黄体机制失常。在月经周期中虽有排卵，黄体发育良好，但因萎缩过程缓慢，退化不及时的黄体持续分泌少量孕激素，导致子宫内膜持续受孕激素影响，不能如期完全脱落，表现为子宫内膜不规则脱落，其临床特点为月经周期正常，但经期延长，经量增多。治疗原则为调节下丘脑－垂体－卵巢轴的反馈功能，使黄体及时萎缩。

【护理评估】

（一）健康史

询问患者年龄，了解以往月经史、婚育史、避孕措施、激素类药物使用史；既往健康状况，有无肝病、血液病、糖尿病、甲状腺功能亢进症或减退症等慢性病史；发病前有无精神紧张、情绪打击、过度劳累、环境和气候改变等诱因。回顾发病经过，了解发病时间、目前流血情况、流血前有无停经史及诊治经过。

（二）身体状况

1. 无排卵性功血　最常见的症状为子宫不规则出血，表现为月经周期紊乱，经期长短不一，经量时多时少，有时可出现大出血。出血期一般无下腹痛或其他不适，出血多或时间长者常继发贫血，大量出血可导致休克。异常子宫出血的类型包括：①月经过多：周期规则，但经期延长（>7日）或经量过多（>80ml）。②子宫不规则过多出血：周期不规则，经期延长，经量过多。③子宫不规则出血：周期不规则，经期延长而经量正常。④月经过频：月经频发，周期缩短，（<21日）。⑤经量过多：周期规则，经期正常，但经量过多。

2. 排卵性功血

（1）黄体功能不足：患者常表现为月经周期缩短，月经频发。有时月经周期虽在正常范围内，但因卵泡期延长，黄体过早衰退，故常有不孕或妊娠早期流产史。

（2）子宫内膜不规则脱落：患者常表现为月经周期正常，但经期延长，多达9~10天，出血量多，后几天常表现为少量淋漓不尽出血。多发生在产后或流产后。

以上两种类型的功血，妇科检查生殖器官均无器质性病变。

（三）心理社会资料

无排卵性功血的年轻患者常因害羞或其他顾虑而不及时就诊。有些年轻患者担心今后能否生育，加上月经紊乱的治疗复杂且见效慢，患者常感到烦躁、焦虑不安。围绝经期妇女担心会转化为恶性肿瘤，心理压力较大。

（四）辅助检查

1. 诊断性刮宫 简称诊刮，其目的是止血和明确子宫内膜病理诊断。一般在经前期或月经来潮6小时内刮宫，以确定卵巢有无排卵和黄体功能；不规则阴道流血或大量出血时可随时刮宫。诊刮时必须搔刮整个宫腔，特别是两侧宫角，并注意宫腔大小、形态，宫壁是否平滑，刮出物的性质和量。无排卵性功血患者的子宫内膜呈增生性改变，无分泌期表现。黄体功能不全显示分泌反应不良。子宫内膜不规则脱落于月经周期第5~6天刮，能见到增生期及分泌期内膜混杂共存。

2. 宫腔镜检查 可直接观察子宫内膜情况，表面是否光滑，有无组织突起及充血。在宫腔镜直视下选择病变区进行活检可诊断各种宫腔内病变，如子宫内膜息肉、子宫黏膜下肌瘤、子宫内膜癌等。功血患者宫腔镜检查无异常。

3. 基础体温测定 基础体温（basal body temperature，BBT）是机体处于静息状态下的体温。卵巢功能正常的生育年龄妇女基础体温呈周期性变化。在月经期及卵泡期体温比较低，排卵后体温上升0.3~0.5℃，一直持续到经前1~2日或月经第1日。将月经周期中每日测量的基础体温绘制成曲线则成基础体温曲线。如有排卵则呈双相型曲线（图17-1），无排卵则呈单相型曲线（图17-2）。黄体功能不足基础体温呈双相型，但高温相仅持续9~10天（图17-3）。子宫内膜不规则脱落呈双相型，但下降缓慢，历时较长（图17-4）。

4. 阴道脱落细胞涂片检查 无排卵型功血表现为中、高度雌激素影响，无周期性变化。

5. 宫颈黏液结晶检查 经前出现羊齿植物叶状结晶或不典型结晶提示无排卵。

6. 激素测定 为确定有无排卵，可测定血清孕酮或尿孕二醇。测定血睾酮、催乳激素水平及甲状腺功能以排除其他内分泌疾病。

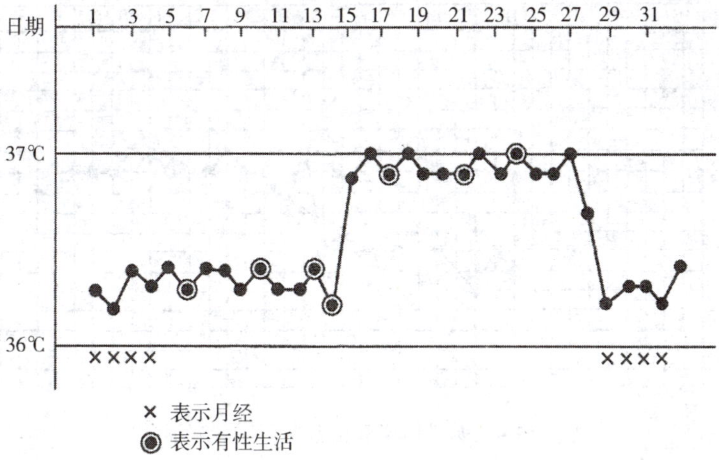

图 17－1　正常基础体温曲线

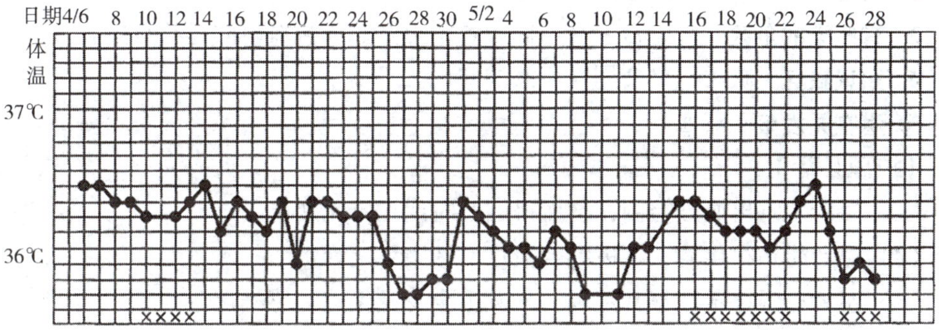

图 17－2　基础体温单相型（无排卵性功血）

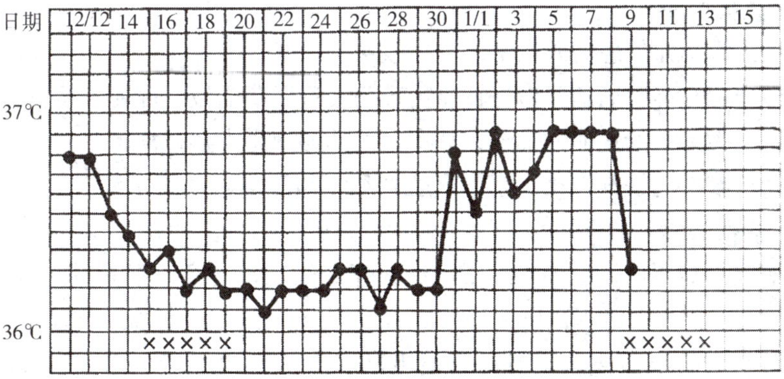

图 17－3　基础体温双相型（黄体期短）

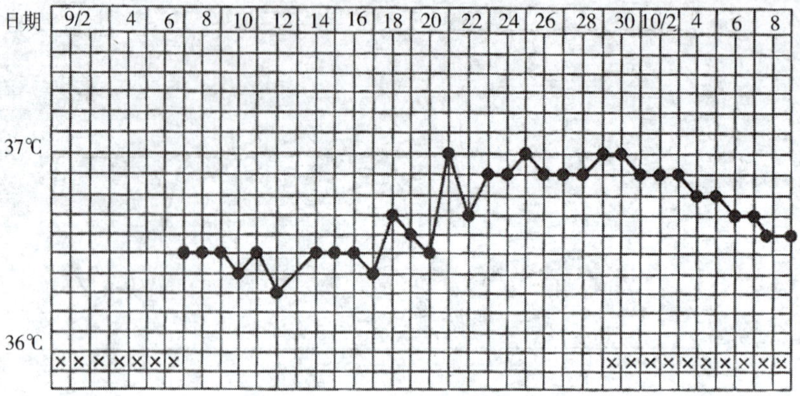

图 17－4 基础体温双相型（黄体萎缩不全）

【护理诊断】

1. 疲乏 与子宫异常出血导致的继发性贫血有关。

2. 焦虑 与担心疾病性质及治疗效果有关。

3. 有感染的危险 与子宫异常出血导致严重贫血或流血时间过长有关。

4. 知识缺乏 缺乏正确使用性激素的知识。

5. 潜在并发症 贫血。

【护理目标】

（1）患者子宫出血被控制，贫血得到及时纠正，无疲乏。

（2）患者能正视疾病，积极配合治疗，情绪稳定。

（3）患者体温稳定在正常范围，未发生全身及生殖道感染迹象。

（4）患者能说出正确使用性激素的知识。

（5）患者无头晕、乏力等贫血表现，能够完成日常活动。

【护理措施】

（一）急救护理

（1）阴道大出血的患者采取平卧位、吸氧、保暖。

（2）迅速建立静脉通道，做好输血前准备，遵医嘱输液、配血、输血。

（3）尽快做好手术止血的准备，如刮宫前消毒及手术器械准备。

（4）遵医嘱补充铁剂、维生素 E 和蛋白质，纠正贫血。

（二）病情观察

（1）观察月经周期、经期、经量、有无痛经表现，注意月经紊乱与人工流产及产后时间的关系。严密观察阴道出血情况，并记录患者的生命体征、出血量。嘱患者保留出血期间使用的会阴垫及内裤，以便更准确地估计出血量。出血量多时及时报告医生。

（2）注意患者的面色、精神状况、皮肤温度及色泽，如发现面色苍白、精神萎靡、皮肤干燥、食欲不振等贫血症状，应及时报告医生。

（3）严密观察与感染有关的征象，如体温、脉搏、子宫压痛等，监测白细胞计数和分类，如有感染征象，应及时记录并报告医生，协助处理。

（4）观察激素用药后的不良反应。

（三）医护治疗配合

1. 药物治疗 常采用性激素止血和调整月经周期，出血期可辅以促进凝血和抗纤溶药物，以促进止血。用激素治疗的患者必须遵医嘱使用药物，按时按量服用，保持药物在血中的稳定浓度，不得随意停服和漏服，否则会导致不规则子宫出血或大出血。性激素药物减量时，必须按规定在血止后开始，每3日递减1/3量，直至维持量，从血止日期算起第20日停药。

（1）止血：对少量出血者，使用最低有效量性激素，减少药物副反应。对大出血的患者，要求在用性激素治疗后8小时内明显见效，24～48小时内出血基本停止。若96小时以上仍不止血，应考虑有器质性病变存在的可能。

雌激素：应用大剂量雌激素可促使子宫内膜迅速生长，短期内修复创面而止血。适用于血红蛋白低于70g/L且内源性雌激素不足的患者，主要用于青春期功血者。多选用妊马雌酮，也可用己烯雌酚、苯甲酸雌二醇。

孕激素：其作用机制是使雌激素作用下持续增生的子宫内膜转化为分泌期，从而达到止血效果。停药后子宫内膜脱落较完全，可起到药物性刮宫作用，适用于血红蛋白大于70g/L且体内已有一定雌激素水平的功血患者。合成孕激素常用的有两类，17－羟孕酮衍生物（醋酸甲羟孕酮、甲地孕酮）和19－去甲基睾酮衍生物（炔诺酮等）。

雄激素：有拮抗雌激素、增强子宫平滑肌及子宫血管张力的作用，减轻盆腔充血而减少出血量，但不能迅速改变子宫内膜脱落过程，也不能使子宫内膜迅速修复，故不单独应用，常与孕激素合用。主要适用于绝经过渡期功血。

联合用药：性激素联合用药的止血效果优于单一药物。青春期和生育期功血在使用孕激素时，同时配伍小剂量雌激素，以克服单一孕激素治疗的不足，可减少孕激素用量，并防止突破性出血。如口服避孕药；绝经过渡期功血在孕激素止血基础上可配伍雌、雄激素，常用三合激素（含黄体酮、苯甲酸雌二醇、睾酮）肌注。

其他止血药：出血期间服用前列腺素合成酶抑制剂，如氟芬那酸，可减少出血量。抗纤溶药物和促凝药物，如氨甲苯酸、氨甲环酸、氨基己酸，可减少出血量，但不能赖以止血。

（2）调整月经周期：使用性激素止血后必须调整月经周期。青春期及生育年龄功血患者需恢复正常的内分泌功能，以建立正常月经周期；绝经过渡期患者需控制出血及预防子宫内膜增生症的发生。一般一个疗程连续用药3个周期。

雌、孕激素序贯疗法：即人工周期，通过模拟自然月经周期中卵巢的内分泌变化，将雌、孕激素序贯应用，在月经前半周期使用雌激素，后半周期加用孕激素，使子宫内膜发生相应变化，两药同时停用，引起子宫内膜周期性脱落。适用于青春期或育龄期功血内源性雌激素水平较低者。用药2～3个周期后，部分患者能自发排卵。

雌、孕激素合并疗法：雌激素使子宫内膜再生修复，孕激素可以限制雌激素引起的内膜增生程度，适用于育龄期功血内源性雌激素水平较高者或绝经过渡期功血患者，连用3个周期出血量减少。

后半周期疗法：适用于青春期或活组织检查为增生期内膜的功血患者。可于月经周期后半期（撤药性出血的第16～25日）服用甲羟孕酮或肌注黄体酮，连用5日，3个周期为一疗程。

（3）促排卵：适用于青春期功血和育龄期功血患者，尤其是不孕患者。促排卵治疗可从根本上防止功能失调性子宫出血复发。常用药物有氯米芬（Clomiphene，CC，又名克罗米芬）、人绒毛膜促性腺激素（HCG）、人绝经期促性腺激素（HMG）和促性腺激素释放激素激动剂（GnRHa）。

2. 手术治疗

（1）刮宫术：最常用，能迅速有效止血，刮出物送病理检查，还能明确诊断。适用于已婚患者在激素治疗前，急性大出血或存在子宫内膜癌高危因素的患者。

（2）子宫内膜切除术：对于经量过多的绝经过渡期功血和经激素治疗无效且无生育要求的生育期功血或对子宫切除有禁忌证者。可利用宫腔镜下金属套环、激光、滚动球电凝或热疗等方法使子宫内膜凝固或坏死，以减少月经量，部分患者可达到闭经。

（3）子宫切除术：对激素治疗效果不佳或无效，并了解了所有治疗功血的可行方法后，可由患者和家属知情选择接受子宫切除术。

（四）心理护理

主动与患者交谈，鼓励患者表达内心感受，耐心倾听患者的诉说，向患者介绍病因、治疗方法及效果，提供更多相关信息，摆脱焦虑。使用放松技术，如看电视、听广播、看书等分散患者的注意力。

（五）一般护理

（1）嘱患者注意休息，保证足够睡眠，避免过度疲劳和剧烈运动。出血量较多者，应卧床休息。

（2）向患者推荐含铁较多的食物。根据患者的饮食习惯，为患者制订个人的饮食计划，从而改善全身情况，保证患者获得足够营养。

（3）做好会阴护理，保持局部清洁，出血多时应及时更换会阴垫，每日用温开水擦洗外阴1～2次，以免感染。

（4）遵医嘱用抗生素治疗，有效控制感染。

（六）健康指导

指导患者应加强营养，适当锻炼身体，提高健康水平。督促患者坚持按医嘱服药，用药期间有异常出血时要及时就诊。

【护理评价】

（1）患者贫血已纠正，精神饱满。

（2）患者焦虑消失，能主动诉说病情。

（3）患者体温正常，没有出现感染征象。

（4）患者能说出性激素使用的方法及注意事项，能按规定服用性激素。

（5）患者血色素恢复正常，无贫血表现。

第二节　痛　　经

【疾病概要】

凡在月经前后或月经期出现下腹疼痛、坠胀，伴腰酸或其他不适，程度较重以致影响工作及生活质量者，称为痛经（dysmenorrhea）。痛经分为原发性和继发性痛经两类。原发性痛经是指生殖器官无器质性病变者，占痛经90%以上，常见于青春期女性，多在初潮后6~12月发病。继发性痛经是指因盆腔器质性病变而引起的痛经，如子宫内膜异位症、子宫肌腺病、盆腔炎性疾病等，常见于生育期妇女。本节仅叙述原发性痛经。

原发性痛经的发生主要与月经时子宫内膜合成和释放前列腺素（prostaglandin，PG）有关。前列腺素分泌过多可引起子宫痉挛性收缩、子宫张力升高、子宫血管痉挛、子宫缺血缺氧而导致痛经。无排卵的增生期子宫内膜因无孕酮刺激，所含前列腺素浓度很低，通常不发生痛经，故痛经仅发生于有排卵的月经周期。过多的前列腺素进入血循环还可引起恶心、呕吐、腹泻、晕厥等症状。痛经的发生还受精神神经因素、遗传因素、免疫因素等的影响。

痛经的主要症状是下腹痛。痛经的治疗以避免精神紧张和过度劳累，心理治疗，对症治疗为原则。疼痛不能忍受时可适当应用镇痛、镇静、解痉药，对于要求避孕的痛经妇女，可口服避孕药。

【护理评估】

（一）健康史

了解患者的年龄、月经史与婚育史，了解有无诱发痛经的相关因素。

（二）身体状况

1. 症状　下腹疼痛是痛经的主要症状，最早出现在经前数小时，以行经第1日最剧，持续2~3日后缓解，疼痛常呈痉挛性，可放射至腰骶部和大腿内侧并伴有恶心、呕吐、腹泻、头晕、乏力等症状，严重时面色苍白、出冷汗。

2. 体征　原发性痛经患者盆腔检查常无异常发现，偶尔可触及子宫过度前倾或过度后倾后屈。

（三）心理社会资料

痛经患者常有恐惧心理，怕月经来潮引起下腹部疼痛，怨恨自己是女性，尤其是工作和学习紧张更容易出现恐惧心理。

（四）辅助检查

为了排除器质性病变，可作超声检查、腹腔镜检查、宫腔镜检查、子宫输卵管造影检查等。

【护理诊断】

1. 疼痛　与子宫痉挛性收缩、子宫肌组织缺血缺氧有关。

2. 焦虑、恐惧　与长期痛经造成的精神紧张有关。

3. 睡眠型态紊乱 与疼痛有关。

【护理目标】

（1）患者的疼痛症状缓解或消失。

（2）患者月经来潮前及行经期无紧张、恐惧感。

（3）患者在月经期得到足够的休息和睡眠。

【护理措施】

（一）预防措施

平时加强锻炼，增强体质；避免过度疲劳，保证睡眠；加强营养；注意经期卫生。

（二）病情观察

注意患者痛经发生的时间、性质、程度，观察疼痛时有无伴随症状，了解引起疼痛的精神因素。

（三）心理护理

原发性痛经应重视心理治疗，告知患者月经来潮是生理现象，消除患者恐惧心理，讲解有关痛经的知识，关心并理解患者的不适。

（四）医护治疗配合

（1）对疼痛不能忍受时可适当用镇静、镇痛、解痉药物，如前列腺素合成酶抑制剂，常用药物有布洛芬、酮洛芬、甲氯芬那酸、双氯芬酸、萘普生等。

（2）对同时有避孕要求的痛经妇女，遵医嘱给予口服避孕药，用药后可抑制排卵，使黄体生成障碍，从而无内源性孕酮产生，减少前列腺素生成，达到避孕及治疗痛经的双重效果。

（3）对未婚少女可用雌、孕激素序贯疗法，还可配合中医中药治疗。

（五）一般护理

（1）下腹部局部可用热水袋热敷。

（2）鼓励多进食热的饮料，如热茶、热汤等。

（3）注意休息，避免紧张。

（六）健康指导

对青春期女性进行月经期知识宣教，告知正常月经来潮时有轻微不适，应给予月经期保健指导，能帮助她们渡过青春期，改善情绪，保持身心健康。避免吃生、冷、辛辣、刺激性食物，注意经期卫生。

【护理评价】

（1）患者诉说痛经症状减轻，并能够列举减轻疼痛的应对措施。

（2）患者恐惧的行为表现和体征减少，在心理和生理上的舒适感增加。

（3）患者自诉在月经期睡眠良好。

第三节 闭 经

【疾病概要】

闭经（amenorrhea）是妇科疾病中的常见症状，并非一种独立疾病。通常分为原发性闭经和继发性闭经两类。原发性闭经（primary amenorrhea）是指年满16岁、女性第二性征已出现但月经从未来潮者，或年满14岁仍无女性第二性征发育者。继发性闭经（secondary amenorrhea）是指曾有规律月经，出现月经停止连续6个月以上者，或按自身月经周期计算，停经3个周期以上者。

正常月经的建立和维持，有赖于下丘脑－垂体－卵巢轴的神经内分泌正常调节，以及靶器官子宫内膜对性激素的周期性反应和下生殖道的通畅性。其中任何一个环节发生障碍均可导致闭经。根据引起闭经的原因按部位可分为以下几种类型。

（一）下丘脑性闭经

下丘脑性闭经是最常见的一类闭经，以功能性原因为主。因中枢神经－下丘脑功能失调而影响促性腺激素的分泌，继而影响皮质素卵巢功能而引起闭经。

1. 精神应激 是最常见的原因之一。如过度紧张、精神创伤、过度劳累、环境改变、盼子心切等引起的应激反应，使促肾上腺皮质激素释放激素（corticotropin－releasing hormone，CRH）和皮质素的分泌增加。CRH可能通过增加内源性阿片肽的分泌，抑制垂体促性腺激素分泌而导致闭经。

2. 剧烈运动 长期剧烈运动如长跑、芭蕾舞、现代舞等训练易导致闭经。初潮发生和月经的维持需要一定比例（17%～22%）的机体脂肪，若肌肉/脂肪比率增加或总体脂肪减少，可影响甾体激素合成，故可使月经异常。剧烈运动后GnRH释放受到抑制，也可引起闭经。

3. 体重下降和营养缺乏 神经性厌食起病于强烈惧怕肥胖而有意节制饮食；体重骤然下降将导致促性腺激素低下状态，当体重下降至正常体重的85%以下时即可发生闭经。继而出现进食障碍和进行性消瘦及多种激素改变；促性腺激素逆转至青春期前水平。

4. 药物影响 长期应用甾体类避孕药抑制下丘脑分泌GnRH；吩噻嗪衍生物（奋乃静、氯丙嗪）、利血平等通过抑制下丘脑多巴胺的产生，使垂体分泌催乳激素增加，干扰下丘脑－垂体－卵巢轴功能，可引起继发性闭经。药物性闭经通常是可逆的，一般停药后3～6个月恢复月经。

5. 颅咽管瘤 瘤体沿垂体柄生长可压迫下丘脑和垂体柄，影响下丘脑GnRH和多巴胺向垂体的转运，从而导致低促性腺激素闭经伴垂体催乳激素分泌增加。

（二）垂体性闭经

垂体性闭经指垂体病变使促性腺激素分泌降低引起的闭经。如垂体梗死（希恩综合征，Sheehan syndrome）、垂体肿瘤、空蝶鞍综合征、原发性垂体促性腺功能低下。

（三）卵巢性闭经

闭经的原因在卵巢。卵巢分泌的性激素水平低下，子宫内膜不发生周期性变化而导致闭经。如先天性无卵巢及卵巢发育不全、卵巢功能早衰、卵巢肿瘤、卵巢已切除或组织被破坏、多囊卵巢综合征等。

（四）子宫性闭经

闭经的原因在子宫。此时月经调节功能正常，第二性征发育也正常，由于子宫内膜受到破坏，或对卵巢激素不能产生正常的反应，均可导致闭经。如先天性子宫发育不良或先天性无子宫、子宫内膜损伤、宫颈或宫腔粘连、子宫内膜炎症、子宫内膜结核、子宫切除后或子宫腔内放射治疗后。

（五）先天性下生殖道发育异常所致闭经

处女膜闭锁、阴道发育异常均可引起经血流出障碍而发生闭经，此属假性闭经。

（六）其他内分泌功能异常所致闭经

肾上腺、甲状腺、胰腺等功能异常都可引起闭经。常见疾病为甲状腺功能减退或亢进、肾上腺皮质功能亢进、肾上腺皮质肿瘤、糖尿病等，均可影响下丘脑功能而引起闭经。

闭经的治疗原则以病因治疗为主，并纠正全身情况，进行心理治疗。

【护理评估】

（一）健康史

详细询问月经史，包括初潮年龄、月经周期、经期、经量、有无痛经等，闭经期限及伴随症状，了解闭经前月经情况。已婚妇女了解其生育史及产后出血史，闭经前有无诱因，如精神因素、环境改变、过度节食、剧烈运动、用药影响等。原发性闭经者应询问其第二性征发育情况，了解生长发育史，有无先天性缺陷或其他疾病，家族中有无相同疾病史。

（二）身体状况

观察患者全身发育状况、营养、精神状态、智力情况。测量身高、体重、四肢与躯干比例，五官特征，有无多毛。检查内外生殖器官，有无先天缺陷、畸形或其他疾病。第二性征发育情况，如音调高低、阴毛及腋毛分布、乳房发育及有无乳汁分泌，骨盆是否具有女性特征等。

（三）心理社会资料

患者常担心闭经影响今后生育、夫妻感情、性生活和自身健康。由于治疗病程长、效果不明显，患者和家属心理压力加重，表现为情绪低落、焦虑、紧张等，对治疗和护理丧失信心，反过来又会加重闭经。

（四）辅助检查

1. 功能试验

（1）药物撤退性试验：用于评估体内雌激素水平，以确定闭经程度。①孕激素试验：黄体酮注射液，每日肌注 20mg，连用 5 日；或口服醋酸甲羟孕酮，每日 10mg，连用 5 日。停药后 3 ~ 7 日有撤药性出血者（阳性反应）可排除子宫性闭经，提示子宫内膜已受一定水平的雌激素影响；若无撤药性出血（阴性反应），说明患者体内雌激素水平低下，对孕激素无反应，应进一步做雌、孕激素序贯试验。②雌、孕激素序贯试验：每晚口服妊马雌酮1.25mg或已烯雌酚1mg，连续20日，最后10日加服醋酸甲羟孕酮，每日10mg，停药后3～7日出现撤药性出血为阳性，提示子宫内膜正常，可排除子宫性闭经，闭经是由于体内雌激素水平低落所致，需进一步寻找原因。如无撤药性出血为阴性，应再重复试验一次，若仍无出血，提示子宫内膜有缺陷或被破坏，可诊断为子宫性闭经。

（2）卵巢兴奋试验：又称HMG刺激试验。用HMG连续肌内注射4日，了解卵巢是否产生雌激素。若卵巢对垂体激素无反应，提示病变在卵巢；若卵巢有反应，则病变在垂体或垂体以上，可作垂体兴奋试验。

（3）垂体兴奋试验：又称GnRH刺激试验，可了解垂体对GnRH的反应性。静脉注射LHRH 100μg溶于5ml生理盐水中，30秒内静脉注射完毕，15～60分钟后LH高峰值较注射前高2～4倍以上，说明垂体功能正常，病变在下丘脑；若经多次重复试验LH值无升高或升高不显著，说明垂体功能减退，病变在垂体，如希恩综合征。

2. 激素测定

（1）甾体激素测定：测定雌二醇、孕酮及睾酮等。血孕酮水平升高，提示有排卵；雌激素水平低，提示卵巢功能不正常或衰竭；睾酮水平高，提示可能为多囊卵巢综合征或卵巢支持间质细胞肿瘤等可能。

（2）垂体激素测定：用放射免疫法测定血PRL、FSH、LH等。若PRL＞25μg/L时称为高催乳激素血症，应进一步做头颅CT或MRI，排除垂体肿瘤；若FSH＞25～40U/L，提示卵巢功能衰竭；若LH＞25U/L或LH/FSH＞2～3时，应高度怀疑多囊卵巢综合征；若FSH、LH均＜5U/L时，提示垂体功能减退，病变可能在垂体或下丘脑。

（3）其他激素测定：怀疑多囊卵巢综合征者还需测定胰岛素、雄激素；考虑闭经与甲状腺功能异常有关者应测定血T_3、T_4、TSH。闭经与肾上腺功能有关时测定尿17－酮、17－羟类固醇或血皮质醇。

3. 影像学检查　盆腔B型超声检查，了解子宫的发育状况、形态大小、内膜厚度，卵巢的形态大小，动态观察卵泡发育情况；子宫输卵管造影了解有无子宫畸形、宫腔粘连、生殖器结核或其他病变；做CT或MRI，了解有无盆腔肿瘤、垂体肿瘤等。

4. 内镜检查　行宫腔镜检查能确定有无宫腔粘连。腹腔镜检查可直接观察卵巢及子宫情况，有无发育异常、肿瘤、多囊卵巢综合征。

5. 其他检查　通过诊断性刮宫、基础体温测定、阴道脱落细胞检查、宫颈黏液结晶检查等，可帮助了解卵巢功能。疑有先天畸形者，应做染色体核型分析及分带检查；怀疑子宫内膜结核者行内膜培养。

【护理诊断】

1. 焦虑　与担心影响生育、性生活和健康有关。

2. 自尊紊乱　与闭经期间长、不能按月行经而自我否定有关。

3. 功能障碍性悲哀　与担心失去女性特征有关。

【护理目标】

(1) 患者情绪稳定，焦虑减轻或消失。

(2) 患者能够接受闭经的现实，客观地评价自己。

(3) 患者能够诉说病情，不再担心女性形象受损。

【护理措施】

(一) 预防措施

告知患者适当锻炼、适度运动、合理饮食、保持理想体重、采取适当的释放精神压力的方式，可预防下丘脑性闭经。有甲状腺功能亢进或减退症、糖尿病等内分泌疾病应尽早治疗。对先天畸形如处女膜闭锁等，告知患者尽早手术，保持经血流出通畅。

(二) 病情观察

观察患者情绪变化，有无引起闭经的精神因素存在。对有人工流产、刮宫史的闭经患者，应监测阴道流血情况及经量改变。注意患者体重增减情况及与闭经的关系。观察患者甲状腺有无肿大、有无糖尿病症状。

(三) 心理护理

建立良好的护患关系，鼓励患者表达自己的感情。向患者提供诊疗信息，解除患者担心疾病及其影响的心理压力，增强治疗信心。鼓励患者与社会交往，消除自我否定心理，保持心情舒畅。对神经性厌食症者，应给予精神心理疏导疗法，解除患者心理压力。

(四) 医护治疗配合

1. 激素治疗患者的护理配合 激素治疗是闭经的重要治疗方法，在确定病变部位及病因后，给予相应激素治疗以补充机体激素不足或拮抗其过多，达到治疗目的。对需用激素治疗的患者，应指导合理用药，说明激素的作用、副反应和注意事项，告知有关具体用药时间、方法，指导其按医嘱用药。

2. 手术治疗患者的护理配合 对因器质性疾病引起的闭经，应采用相应的手术治疗。生殖器畸形（如处女膜闭锁、阴道横隔、阴道闭锁）需做手术切开或成形术，宫颈或宫腔粘连者需采用宫腔镜直视下分离粘连术，卵巢肿瘤需手术切除肿瘤。需做好相应手术的护理配合。

3. 其他治疗的配合 对急慢性疾病引起的闭经，应协助医生进行全身性治疗；结核性子宫内膜者，应协助医生积极抗结核治疗；需采用辅助生殖技术的患者，按辅助生殖技术患者的治疗进行护理配合（详见第十八章第二节）。

(五) 一般护理

鼓励患者增加营养，尤其是营养不良者引起闭经者，更应供给足够营养。保证睡眠，尤其是工作紧张引起闭经者，鼓励患者加强锻炼，增强体质，注意劳逸结合。如为肥胖闭经，指导患者低热量饮食，但需要富含维生素和矿物质，嘱咐患者适当增加运动量。

(六) 健康指导

告知患者坚持规范治疗，在医生指导下接受全身系统检查，对短期治疗效果可能不明显要有充分思想准备，不要放弃治疗，树立战胜疾病的信心。

【护理评价】

（1）患者心情愉悦，无后顾之忧。

（2）患者能简要说出闭经的原因，并能与他人交流病情及治疗感受。

（3）患者能正视疾病，主动配合治疗，寻求理解和支持。

第四节　围绝经期综合征

【疾病概要】

围绝经期（perimenopausal period）指妇女绝经前后的一段时期，包括从接近绝经出现与绝经有关的内分泌学、生物学和临床特征起，至最后一次月经后1年。绝经（menopause）指月经完全停止1年以上。围绝经期综合征（menopausal syndrome）是指妇女绝经前后出现性激素波动或下降，导致的自主神经功能紊乱为主，伴有精神神经症状的一组症候群。多发生在45～55岁之间，一般持续至绝经后2～3年，少数人可持续至绝经后5～10年症状才减轻或消失。

围绝经期综合征患者应进行心理和药物综合治疗，而激素替代治疗（hormone replacement therapy，HRT）常以外源性雌激素，以纠正与雌激素不足有关的健康问题，可改善血管舒缩症状、泌尿生殖道萎缩症状，预防骨质疏松。

【护理评估】

（一）健康史

了解患者的年龄、月经史、生育史。询问月经周期、经量有无改变，有无高血压、肝病、糖尿病及其他内分泌疾病。

（二）身体状况

1. 症状

（1）月经改变：月经紊乱是绝经过渡期的常见症状。对40岁左右的妇女若出现月经紊乱时，应了解其月经周期、经期、月经量等有无改变。常见的改变有四种：①月经频发：月经周期短于21日。②月经稀发：月经周期超过35日。③不规则子宫出血：常为无排卵功血。④闭经：多数妇女经历不同类型月经改变而进入闭经，少数妇女可突然闭经。

（2）血管舒缩症状：主要表现为潮热、出汗，为围绝经期最常见症状，是雌激素降低，血管功能不稳定所致。患者自觉先有面部、颈部皮肤阵阵发热，继之出汗，持续时间几秒至几分不等，轻者每日数次，重者十余次或更多，这种症状可历时1年，有时可达5年或更长。

（3）自主神经失调症状：常出现心悸、眩晕、头痛、失眠、耳鸣等自主神经失调症状。

（4）精神神经症状：主要包括情绪、记忆及认知功能症状。主要表现有忧郁、焦虑、多疑等。可有兴奋型和抑郁型两种表现，近来研究发现，雌激素缺乏对发生阿尔茨海默病（Alzheimer's disease）有潜在危险，表现为老年痴呆，记忆丧失，失语失认，定向计算判断障碍，以及性格行为情绪的改变。

（5）泌尿、生殖道萎缩症状：表现为外阴阴道干燥、性交困难或性交痛、性功能减退，反复发生萎缩性阴道炎。可出现排尿困难、尿频、尿失禁等症状，易反复发作膀胱炎。

（6）骨质疏松：绝经后由于雌激素缺乏，使骨质吸收增加，导致骨质丢失而出现骨质疏松。骨质疏松常出现在绝经后5～10年内，约有1/4的妇女在绝经后出现骨质疏松，严重者导致骨折，椎体、桡骨远端、股骨颈等都易发生骨折。

（7）心血管症状：患者可有血压波动或升高、假性心绞痛、胸闷、心悸等。绝经后妇女易发生动脉粥样硬化、心肌缺血、心肌梗死、高血压、脑卒中。

（8）其他：皮肤皱纹增多加深；皮肤变薄、干燥甚至破裂；皮肤色素沉着，严重者易发生围绝经期皮炎、瘙痒等。绝经后妇女大多数出现毛发减少，阴毛、腋毛有不同程度丧失，偶有轻度脱发。乳房萎缩、变软、下垂。妇科检查：外阴萎缩，大、小阴唇萎缩变薄，阴道萎缩、皱襞减少，子宫颈及子宫萎缩变小，尿道口因萎缩而呈红色。

（三）心理社会资料

妇女进入绝经期以后，精神神经症状是首发症状，有兴奋型、抑郁型两种。兴奋型表现为情绪激动、易怒、烦躁、失眠多梦、多言多语等；抑郁型表现为情绪低落、忧郁、焦虑、内心不安、多疑、记忆力减退，严重者甚至发展成抑郁性神经官能症。

（四）辅助检查

1. 血脂检查 胆固醇增高，主要是β脂蛋白。

2. 尿常规检查 排除泌尿道病变。

3. 宫颈刮片细胞学检查 进行防癌检查。

4. 分段诊刮病理检查 排除宫体癌变。

5. 盆腔B超检查 检查子宫、卵巢大小。

6. 心电图检查 排除心血管疾病。

【护理诊断】

1. 自我形象紊乱 与月经紊乱、出现精神和神经症状等绝经综合征有关。

2. 焦虑 与内分泌改变、机体老化、担心衰老等有关。

3. 有感染的危险 与激素减少、机体抵抗力下降有关。

【护理目标】

（1）患者能够积极参与社会活动，正确评价自已。

（2）患者能够描述自己的焦虑心态和应对方法。

（3）患者在围绝经期不发生膀胱炎、阴道炎等感染。

【护理措施】

(一) 预防措施

(1) 重视围绝经期妇女的预防保健工作，提高此期妇女的自我保健意识及自我保健知识水平。

(2) 围绝经期是肿瘤的高发时期，应加强防癌普查，重点是女性生殖道肿瘤和乳腺肿瘤，如子宫内膜癌、子宫颈癌、卵巢癌、乳腺癌等。

(3) 积极防治围绝经期妇女常见病及多发病，如高血压、冠心病、糖尿病、骨质疏松症、萎缩性阴道炎、子宫脱垂、尿失禁等。

(二) 病情观察

(1) 观察患者月经改变情况，经量、月经周期、经期有无异常。

(2) 观察患者潮热发生的时间、发作频率、持续时间、严重程度等。

(3) 观察患者有无心悸、胸闷、血压波动等症状。

(4) 观察患者有无腰背酸痛、四肢酸痛等骨质疏松症的症状出现。

(5) 观察患者的情绪变化，如情绪不稳定、激动易怒、多言多语、记忆力减退等。

(三) 心理护理

(1) 与围绝经妇女交谈，通过语言、表情、态度、行为方式等去影响患者的认知、情绪和行为，使护理人员和患者双方发挥积极性，相互配合，达到缓解症状的目的。

(2) 使其家属了解绝经期妇女可能出现的症状，并给予同情、安慰和鼓励。

(四) 医护治疗配合

围绝经期综合征的治疗方法包括心理治疗及药物治疗。

1. 心理治疗　配合医生对患者进行心理治疗。对精神紧张，情绪不稳定或失眠者，遵医嘱口服谷维素 20mg，每日 3 次，有助于调节自主神经功能；睡前服艾司唑仑 2.5mg 以助睡眠。

2. 性激素治疗　性激素治疗可缓解围绝经期症状，预防骨质疏松，应向患者指导激素用药的有关知识。主要药物为雌激素，原则上应选用天然雌激素。常用药物有结合雌激素、戊酸雌二醇、17-β 雌二醇、尼尔雌醇等。剂量及用药方案应个体化，以最小有效剂量为佳。可口服给药或胃肠道外给药。从卵巢功能开始减退并出现绝经相关症状后即可开始应用。用于缓解血管舒缩症状及泌尿生殖道萎缩症状的治疗时间以 3～5 年为宜，为防治骨质疏松症用药时间至少持续 3～5 年以上。

3. 非激素类药物　①钙剂：可用氨基酸螯合钙胶囊，每日口服 1 粒（含 1g），可减缓骨质丢失。②维生素 D：每日口服 400～500U，与钙剂合用有利于钙的吸收完全。

(五) 一般护理

1. 合理营养　养成良好的饮食习惯，摄入高蛋白、维生素、高钙饮食，必要时可补充钙剂，延缓骨质疏松症发生。

2. 坚持体格锻炼，增强体质　多进行户外运动如散步或慢跑等，增加日晒时间，可促进血液循环，有利于延缓衰老及骨质疏松的发生。

（六）健康指导

（1）向围绝经期妇女解释绝经是一个生理过程，讲明绝经的原因、绝经发生前后身体的变化，使患者了解大多数人绝经出现症状是能安全过渡的，减轻或消除绝经变化而产生的焦虑心理。

（2）指导围绝经期妇女科学合理地安排活动与休息，生活应有规律，合理安排每天的生活和工作，参加社区公益娱乐活动，参加适当的体育锻炼，劳逸结合。正确对待性生活。

（3）指导围绝经期妇女自我调节情绪，保持情绪的乐观、稳定，保持健康的心理状态，戒急戒躁。参加文体活动，转移注意力，调养身心。

（4）药物治疗的患者做好用药指导。帮助患者了解用药的目的、适应证、禁忌证、药物剂量、用药时间、药物的副反应等。用性激素治疗者应定期随访，长期用药者一般要求每年随访一次。

【护理评价】

（1）患者心态平和，积极参与社区活动，平稳渡过围绝经期。

（2）患者认识到衰老是自然规律，能与家人、亲戚朋友及同事融洽相处。

（3）患者围绝经期无膀胱炎、阴道炎等感染发生。

（王香花）

第十八章 妇科其他疾病患者的护理

学习目标

1. 掌握子宫内膜异位症、不孕症及子宫脱垂患者的护理措施。
2. 熟悉子宫内膜异位症、不孕症及子宫脱垂患者的护理评估、护理诊断。
3. 了解子宫内膜异位症、不孕症、子宫脱垂的定义及不孕症、子宫脱垂的原因。

案例引导

患者，女，42岁，G_2P_1，因继发性进行性痛经一年而就诊。既往月经规律，近一年出现痛经，呈进行性加重，经量无明显改变。妇科检查：外阴阴道正常，宫颈Ⅱ度糜烂，子宫体后位，大小正常，活动欠佳，无压痛，后穹窿触痛明显，双附件未扪及包块，无压痛。如何护理？

第一节 子宫内膜异位症

【疾病概要】

子宫内膜异位症（endometriosis）是指具有生长功能的子宫内膜组织出现在子宫腔被覆黏膜以外的部位。子宫内膜异位症是良性病变，好发于生育年龄妇女，以25～45岁妇女多见，且发病率有逐年增高趋势。异位的子宫内膜可出现在身体不同部位，最多见的部位是卵巢（约占80%），其次为子宫骶骨韧带，直肠子宫陷凹和直肠阴道隔。当子宫内膜生长于子宫肌层称为子宫腺肌病，异位子宫内膜受卵巢激素的影响发生周期性出血，伴周围纤维组织增生、粘连，在病变区内形成紫褐色斑点或小泡，甚至形成大小不等的紫蓝色实质性结节或包块。最常见的表现为卵巢实质内异位内膜因反复出血而形成单个或多个囊肿（直径多在5～6cm以下，最大者可达25cm），内含咖啡色黏糊状陈旧血，状似巧克力液体，故称卵巢子宫内膜异位囊肿，又称卵巢巧克力囊肿。

子宫内膜异位症的病因可能与遗传、免疫因素及炎症有关，其发病机制尚未完全清楚，有以下几种学说。

1. 子宫内膜种植学说（经血逆流学说） 子宫内膜细胞随着经血逆流，通过输卵管进入腹腔而种植于卵巢表面或盆腔其他部位，导致盆腔子宫内膜异位症出现。常见原因有生殖道梗阻如：宫颈狭窄、阴道闭锁等，造成经血逆流而致病；剖宫产手术时可将子宫蜕膜带至身体其他部位生长（如手术切口），形成腹壁瘢痕子宫内膜异位症；月经期行盆腔检查或宫腔操作都可造成经血逆流。

2. 淋巴及静脉播散学说 有学者认为子宫内膜可随血液或淋巴向身体其他部位转移，盆腔远处的异位病灶（如：肺、皮肤、四肢等的子宫内膜异位症）可用该学说解释。

3. 体腔上皮化生学说 子宫内膜、卵巢生发上皮、盆腔腹膜、直肠阴道隔等都起源于体腔上皮，具有高度化生潜能；当反复受慢性炎症刺激和卵巢激素的影响，加上经血逆流，体腔上皮可能化生为子宫内膜，形成子宫内膜异位症。

子宫内膜异位症的典型症状是继发性、进行性加重的痛经，也可伴发不孕、月经失调等症状。妇科检查时病变区触及痛性结节和包块。

子宫内膜异位症的治疗可采用药物治疗或手术治疗，具体应根据患者年龄、症状、病变部位和范围以及对生育要求等情况综合考虑，制定个体化治疗方案。

【护理评估】

（一）健康史

询问患者年龄，家族史，了解有无痛经史，有无剖宫产、流产、多次妊娠分娩或刮宫史，评估有无宫颈狭窄或阴道闭锁引起经血潴留，并注意发病时间与这些因素的关系。是否接受过治疗，治疗的方法及所用药物的名称、剂量、用法及用药后的反应。

（二）身体状况

1. 症状 病变部位不同可出现不同症状，约20%患者无明显不适。

（1）痛经：继发性、进行性痛经是子宫内膜异位症的典型症状。疼痛常在月经来潮前1～2日开始，经期第1日最重，以后逐渐减轻，至月经干净时缓解；疼痛多位于下腹部或腰骶部，可放射至阴道、会阴、肛门或大腿；疼痛的程度与病灶大小并不一定呈正比。

（2）不孕：子宫内膜异位症患者不孕率可高达40%。不孕的原因可能与盆腔内器官病变和（或）周围组织广泛粘连，使卵巢不排卵，输卵管阻塞、蠕动减弱等有关。

（3）性交痛：以月经来潮前更为明显，多见于子宫骶骨韧带，直肠子宫陷凹和直肠阴道隔有异位病灶或因病变导致子宫后倾固定的患者。

（4）月经失调：15%～30%患者表现为经量增多、经期延长或经前点滴出血，可能与卵巢无排卵、黄体功能不足或同时合并有子宫腺肌病或子宫肌瘤有关。

（5）其他特殊症状：卵巢子宫内膜异位囊肿扭转或破裂时，可引起剧烈腹痛，伴恶心、呕吐和肛门坠胀；肠道子宫内膜异位症患者可出现腹痛、腹泻或便秘、肠梗阻、周期性少量便血；膀胱子宫内膜异位症患者可在经期出现尿痛和尿频；异位内膜侵犯和压迫输尿管时，可出现一侧腰痛和血尿；腹壁瘢痕子宫内膜异位症患者，经期出现瘢痕疼痛，月经干净后疼痛减轻，腹部触诊可在瘢痕深部扪及有压痛的包块。

2. 体征

（1）全身检查：可于病变区触及有触痛的包块；腹部检查一般无明显异常，除非巨大的卵巢巧克力囊肿可在腹部扪及包块或囊肿破裂出现腹膜刺激征。

（2）妇科检查：子宫多后倾固定；子宫的一侧或双侧附件扪到与子宫粘连的活动差、有轻压痛的肿块；直肠子宫陷凹、宫骶韧带等部位扪及触痛性结节；若病变累及直肠阴道隔，可在阴道后穹窿部扪及隆起的触痛性结节，甚至可见到紫蓝色斑点。

（三）心理社会资料

由于痛经进行性加重，影响日常生活、工作和学习，患者常表现为焦虑、烦躁，对疾病的治愈缺乏信心。未生育的患者担心影响生育；药物治疗的患者担心药物不良反应，如治疗后月经能否恢复，是否会出现男性化，停药后是否复发等；手术治疗患者担心手术效果，如手术后是否能怀孕，是否能减轻症状，是否会影响生理功能等。

（四）辅助检查

1. 腹腔镜检查　是目前诊断子宫内膜异位症的最佳方法，腹腔镜可直视盆腔子宫内膜异位症病灶的病变程度和范围，对其进行分期；对可疑病变进行活检后可协助确诊。

2. B 型超声检查　主要观察卵巢内膜异位囊肿的位置、大小和形状。

3. CA125 测定　血清 CA125 值可升高，但一般不超过 200U/L。在治疗过程中用于检测病情变化、指导用药剂量及疗程长短、评定治疗效果、及早测知有无复发。

【护理诊断】

1. 疼痛　与异位的病灶受卵巢性激素的影响，而出现周期性增生、出血，以及刺激周围组织中的神经末梢以及卵巢巧克力囊肿破裂有关。

2. 焦虑与恐惧　与疼痛、不孕、疗程长、药物副反应、手术效果等有关。

3. 自尊紊乱　与不孕有关。

4. 睡眠型态紊乱　与疼痛有关。

【护理目标】

（1）患者建立应对疼痛的方法。

（2）患者焦虑感减轻，能够表达内心的感受。

（3）患者能够面对疾病事实及不孕症的诊断。

（4）患者在月经期得到足够的休息和睡眠。

【护理措施】

（一）急救措施

卵巢子宫内膜异位囊肿扭转或破裂时应立即剖腹探查。护士应及时配合做好有关的检查和急诊手术的准备。

（二）预防措施

1. 避免经血逆流　及早治疗可能引起经血滞留或引流不畅的疾病，如先天性无孔处女膜、先天性无阴道、宫颈粘连或阴道狭窄，以免经血逆流入盆腔引起子宫内膜的异位种植。

2. 加强性教育 经期禁止性交，适龄结婚，加强避孕，减少流产等诱因。

3. 防止医源性子宫内膜异位症 月经期避免妇科检查；输卵管通液、阴道冲洗及宫颈物理治疗等均应在月经干净3~7天内进行；避免过度刮宫；剖宫产手术注意保护好腹壁切口，特别是中期妊娠剖宫取胎手术。

（三）病情观察

（1）观察痛经有无进行性加重，有无月经失调及特殊症状出现。

（2）观察用药后，药物的疗效，有无药物副反应出现。

（3）观察手术患者术后的恢复情况，伤口愈合是否良好；经过治疗，症状是否减轻，是否能怀孕。

（四）医护治疗配合

治疗方法包括期待治疗、药物治疗、手术治疗、联合治疗；采取何种方法根据患者的年龄、症状、病变部位和范围以及对生育要求等不同情况来确定。

1. 非手术治疗及护理

（1）期待治疗：适用于症状轻微或无症状的患者，可数月随访一次。期待疗法中，若患者症状和体征加剧时，可对症治疗。治疗期间应向患者解释痛经的原因，告知患者在月经期应注意休息、保暖、保持心情愉快；注意经期清洁卫生；疼痛时可腹部局部热敷和进食热的饮料；必要时遵医嘱给药。

（2）药物治疗：适用于经期痛经症状明显、无卵巢巧克力囊肿形成或囊肿直径小于5cm的患者，包括对症治疗和激素治疗。痛经较轻时，可试用前列腺素合成酶抑制剂如吲哚美辛。激素治疗包括短效避孕药、达那唑、孕三烯酮、三苯氧胺和促性腺激素释放激素激动剂、米非司酮等。对用药患者告知服药期间出现少量出血，可遵医嘱加大剂量，直至闭经。不能随时停药，否则可能出现子宫出血，会造成月经紊乱，并影响效果。

（3）生育治疗：不孕者可用医学助孕法助孕。若妊娠，病情可得到控制。

2. 手术治疗及护理 药物治疗后症状不缓解、局部病变加剧或不孕者、附件肿块、卵巢内膜异位囊肿直径>5cm者均可考虑手术治疗。护士应及时配合做好有关的检查和腹部手术的准备，详见第十九章第二节。

（五）心理护理

告知患者本病是良性疾病，通过治疗许多症状可以缓解，只有坚持规范治疗才会有较好的疗效，说明治疗过程往往较长，患者要有耐心，鼓励患者树立起战胜疾病的信心。

（六）一般护理

月经期应注意休息、保暖、保持心情愉快；注意经期清洁卫生；疼痛时可腹部局部热敷和进食热的饮料；必要时遵医嘱给药。

（七）健康指导

（1）指导患者保持心情愉快，加强营养，注意休息。

（2）对用药患者告知服药期间出现少量出血，可遵医嘱加大剂量，直至闭经。不能因此而停药，否则可能出现子宫出血，会造成月经紊乱，并影响效果。

（3）手术治疗后的患者应定期随访，避免从事增加盆腔压力的活动。术后 3 个月内避免阴道冲洗和性生活。出现异常症状及时就诊。

【护理评价】

（1）患者诉说疼痛症状减轻，并能够采取应对措施。

（2）患者月经来潮的恐惧感减轻或消除，正确面对月经来潮。

（3）患者能积极治疗不孕症并且能够正确评价自我。

（4）患者自诉在月经期睡眠良好。

第二节　不孕症

【疾病概要】

育龄夫妇凡婚后有正常性生活，未避孕，同居 2 年而未曾受孕，称为不孕症（infertility）。按照是否可以治疗，可分为绝对不孕和相对不孕。夫妇一方有先天或后天解剖生理方面缺陷，无法纠正不能受孕者称绝对不孕；夫妇一方因某种因素阻碍受孕导致暂时不孕，一旦得到纠正仍能受孕者称相对不孕。按照曾否受孕，可分为原发性不孕和继发性不孕。从未妊娠者称为原发性不孕；曾有过妊娠而后未避孕连续 2 年未受孕者称为继发性不孕。

导致不孕的因素有女方因素、男方因素或男女双方因素。

（一）女性因素

以输卵管因素和排卵障碍常见。

1. 输卵管因素

（1）是引起女性不孕最常见的原因。输卵管炎症或子宫内膜异位症可使输卵管粘连、扭曲、阻塞、伞端闭锁、输卵管蠕动障碍。

（2）输卵管发育不良：输卵管肌层菲薄，纤细，纤毛运动及管壁蠕动功能丧失等。

2. 卵巢因素　卵巢功能紊乱导致不排卵。

（1）常见卵巢病变，如先天性卵巢发育不全，多囊卵巢综合征、卵巢功能早衰、卵巢功能性肿瘤、卵巢子宫内膜异位症等。

（2）内分泌功能紊乱，精神紧张、垂体肿瘤等可引起下丘脑－垂体－卵巢轴功能紊乱导致无排卵性月经，闭经等。

3. 子宫因素　子宫发育不良、畸形、子宫黏膜下肌瘤、子宫内膜结核、宫腔粘连及子宫内膜炎等均可影响受精卵着床而导致不孕。

4. 宫颈因素　宫颈炎、宫颈口狭窄、宫颈息肉、肿瘤或体内雌激素水平低下时因子宫颈黏液性质和量发生改变，影响精子活力和进入宫腔的数量而致不孕。

5. 阴道因素　如严重阴道炎，大量炎性细胞影响精子活力，缩短其生存时间导致不孕；先天性无阴道、阴道横隔、处女膜闭锁均可影响性生活，阻碍精子进入阴道而导致不孕。

（二）男性因素

以精子生成障碍和精子运输障碍多见。

1. 精液异常 是指无精子或精子数量过少，活动力弱，形态异常。常见原因如下。

（1）生殖系统病变：先天性睾丸发育不全，双侧隐睾致曲细精管萎缩，妨碍精子产生；腮腺炎并发睾丸炎导致睾丸萎缩；睾丸结核、梅毒破坏睾丸组织、睾丸局部高温刺激、精索静脉曲张等。

（2）内分泌功能紊乱：下丘脑－垂体－睾丸轴的调节功能紊乱、甲状腺及肾上腺功能障碍也可导致精液生成障碍而不孕。

（3）全身因素：营养不良，肝硬化、慢性肾衰、酗酒，吸毒（包括大麻和可卡因），精神紧张，肥胖，过多接触化学物质，化疗药物和放射治疗等影响精子的产生。

2. 精子运输受阻

（1）性功能异常：外生殖器发育不良、阳痿、性欲减退或早泄患者，常不能使精子进入女性阴道而导致不孕。

（2）生殖系统病变：附睾及输精管炎症使输精管阻塞，妨碍了精子的运送，可致不孕。

3. 免疫因素 精子、精浆在体内可产生对抗自身精子的抗体即抗精子抗体，使精子自身凝集而不能穿过宫颈黏液，导致不孕。

（三）男女双方因素

1. 精神心理因素 盼儿心切、生活压力过大、经济负担过重等因素，均可能使男女双方内分泌环境发生变化而致不孕。

2. 缺乏性生活基本知识 性交过频、过疏或错过排卵期。

3. 免疫因素

（1）同种免疫：精子、精浆或受精卵被阴道或子宫内膜吸收后，刺激机体产生免疫抗体，导致精子和卵子不能正常结合或妨碍受精卵着床。

（2）异种免疫：不孕妇女血清中存在透明带自身抗体，与透明带起反应后可阻止精子穿透卵子，影响受精。

不孕症的处理原则是针对病因进行处理。积极治疗器质性疾病；掌握性知识，学会预测排卵，选择适当日期性交（排卵前2～3日至排卵后24小时内）。根据具体情况使用辅助生殖技术。

【护理评估】

（一）健康史

1. 病史 询问夫妇双方结婚年龄、婚育史、有无两地分居、性生活情况、包括性交频率，是否采用过避孕措施等。

（1）女方情况：询问月经史，包括初潮年龄、经期、经量、有无痛经等情况；既往史中有无结核、内分泌疾病、手术史；有无先天性或遗传性疾病家族史；对于继发性不孕者，了解以往分娩、流产经过、有无感染、大出血等病史。

（2）男方情况：有无生殖器官感染史（如结核、腮腺炎、睾丸炎等），有无烟酒嗜好，有无糖尿病等内分泌疾病。

（二）身体状况

1. 症状　①原发疾病症状：结核病可有低热、消瘦、月经失调等症状；盆腔炎者可有下腹部隐痛、腰骶部酸痛、白带异常等症状；子宫内膜异位症可有继发性进行性痛经等症状。②生殖系统疾病症状：主要有月经失调、不孕。

2. 体征　男女双方均需进行全面的体格检查。重点注意发育、营养、身高、体重，第二性征发育情况，内、外生殖器有无畸形或病变。

（三）心理社会资料

不孕患者常有自卑感，有时受到家庭成员和社会压力影响，甚至影响夫妻感情。因多年不孕，四处求医，疗效不佳而感到焦虑不安。

（四）辅助检查

1. 男方检查　重点检查精液。检查前禁欲5~7日，标本收集在清洁的广口瓶中，应在1小时内送检。正常精液量为2~6ml，平均为3~4ml，<1.5ml为异常；pH值为7.0~7.8，在室温中放置5~30分钟完全液化，精子总数$>80\times10^9/L$，$<20\times10^9/L$为异常；活动数>50%，<35%为异常；异常精子<20%，>50%为异常。

2. 女方检查

（1）卵巢功能检查：可通过基础体温测定、阴道脱落细胞及宫颈黏液、子宫内膜活组织检查、激素测定等了解有无排卵以及黄体功能，阴道B超动态监测卵泡的发育情况及有无排卵。

（2）输卵管通畅试验：适用于卵巢有排卵、黄体功能良好者。常用方法有输卵管通液术、输卵管造影（包括X线和超声造影）术。如输卵管通液术发现输卵管阻塞或通而不畅时，应做子宫输卵管碘油造影术，进一步明确输卵管阻塞部位，同时可以了解子宫有无畸形，子宫内膜或输卵管有无结核病变。手术时间选择在月经干净后3~7日。

（3）其他检查：可选择性交后试验、宫颈黏液与精液相合试验、宫腔镜、腹腔镜检查、男女双方抗精子抗体检查等。必要时行甲状腺功能测定，蝶鞍X线摄片、血清生乳素测定以排除垂体瘤变，测定尿17-酮、17-羟及血清皮质醇排除肾上腺皮质疾病。

【护理诊断】

1. 焦虑/绝望/悲哀　与多年不孕且治疗效果不佳有关。

2. 自尊紊乱　与自卑感和家庭社会压力有关。

3. 知识缺乏　与缺乏生育与不孕的相关知识有关。

【护理目标】

（1）患者焦虑感减轻，能积极配合进行各项检查与治疗。

（2）患者能够正确认识自我，以坦然乐观的态度接受别人的评价。

（3）患者能简述不孕的原因及检查与治疗方法。

【护理措施】

（一）预防措施

夫妇双方注意工作节律，减轻压力，注意生活习惯，戒烟酒，避免劳累和过度精神紧张，加强营养，增强体质，保持心情愉快。

（二）病情观察

监测女方基础体温以观察有无排卵，输卵管通畅术后的情况及服药后有无副反应等。

（三）医护治疗配合

1. 治疗生殖器官器质性疾病 协助医生治疗原发疾病（输卵管慢性炎症及阻塞，卵巢肿瘤，子宫病变，阴道炎等）及实施特殊检查。做好妇科手术（输卵管吻合术、输卵管移植术、宫颈糜烂物理治疗、子宫肌瘤切除术等）的术前、术中及术后护理。告知患者如何选择检查的时间及注意事项。

2. 诱发排卵 遵医嘱选用氯米芬（CC）、绒促性素（HCG）、尿促性素（HMG）及促性腺激素释放激素激动剂（GnRH－a）等药诱发排卵，告知用药方法、副反应及用药后及时测激素水平，指导妇女妊娠后立即停药。

3. 免疫性不孕的治疗 性生活时应用避孕套3～6个月，可降低部分患者敏感性和抗精子抗体滴度下降；类固醇激素也可使用。

4. 辅助生育技术 是指在体外对配子和胚胎采用显微操作技术，使不孕夫妇受孕的一组方法。包括人工授精、体外受精胚胎移植、配子输卵管移植、单精子卵胞浆内注射等。

（四）心理护理

提供心理支持，重视心理护理，告知精神高度紧张与不孕关系，使其放松；对有来自家庭和社会压力者，应了解其心理问题，给予心理疏导，解除其焦虑、自卑感；与患者及家属一起讨论人生价值，使其正确对待生育问题。对绝对不孕患者，帮助他们渡过心理上的难关；同时向他们提供相关信息，如辅助生育技术方法也可获得受孕机会，也可领养孩子。但要提醒患者考虑经济因素及治疗后仍有失败的可能。

（五）一般护理

加强营养，增强体质；养成有规律的生活习惯。

（六）健康指导

向他们宣传性生活基本知识，教会基础体温测定和预测排卵的方法。告知受孕最佳时机，根据B超监测结果，选择排卵前2～3日至排卵后24小时内性交，以增加受孕机会，性交次数适当（每周2～3次），避免过频或过稀。夫妇双方注意工作节律，减轻压力，注意生活习惯，戒烟酒，避免劳累和过度精神紧张，加强营养，增强体质，保持心情愉快等。

【护理评价】

（1）不孕夫妇表示获得了正确的有关不孕的信息。

（2）不孕夫妇显示出具有良好的态度对待不孕。

（3）妇女表达出自己对不孕的感受，包括正性或负性的。

第三节　子宫脱垂

【疾病概要】

子宫从正常位置沿阴道下降，宫颈外口达坐骨棘水平以下，甚至子宫全部脱出于阴道口以外，称为子宫脱垂（uterine prolapse）。常合并有阴道前后壁膨出。分娩损伤是最主要的病因。若产妇过早参加体力劳动（尤其是重体力劳动）长期腹压增加（如慢性咳嗽、排便困难、从事重体力劳动或腹腔巨大肿瘤、腹水等）盆底组织发育不良或退行性变，也可导致子宫脱垂。临床上多无自觉症状，重者常有下腹坠胀，腰骶部疼痛。站立、行走时自觉有块物从阴道口脱出。治疗以安全、简单和有效为原则。无症状者不需治疗；有症状者采用保守治疗或手术治疗。

【护理评估】

（一）健康史

了解患者有无产程过长、阴道助产及盆底组织撕裂伤史；了解产褥期活动情况；询问有无慢性咳嗽、便秘等；评估患者是否伴有其他器官的下垂，是否有营养不良等。

（二）身体状况

1. 症状　了解患者是否有下腹部坠胀、腰痛，是否有大小便困难等症状，症状出现的时间，有无加重和缓解；在做增加腹压的活动时，阴道是否有块状物脱出等。

2. 体征　观察脱垂的子宫，评估脱垂的程度，有无合并宫颈、阴道壁溃疡，溃疡面的大小、深浅、分泌物性状等。

我国采用1981年全国“两病”科研协作组的分度，以患者平卧用力向下屏气时，子宫下降的程度，将子宫脱垂分为三度（图18－1，18－2）。

Ⅰ度：轻型，宫颈外口距处女膜缘<4cm，未达处女膜缘；重型，宫颈外口已达处女膜缘，在阴道内能见到宫颈。

Ⅱ度：轻型，宫颈已脱出阴道口外，宫体仍在阴道内；重型，宫颈及部分宫体已脱出至阴道口外。

Ⅲ度：宫颈和宫体全部脱出至阴道口外。

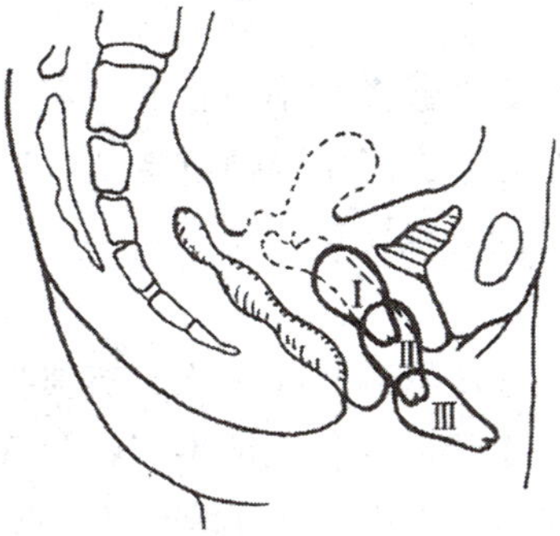

图18－1　子宫脱垂分度

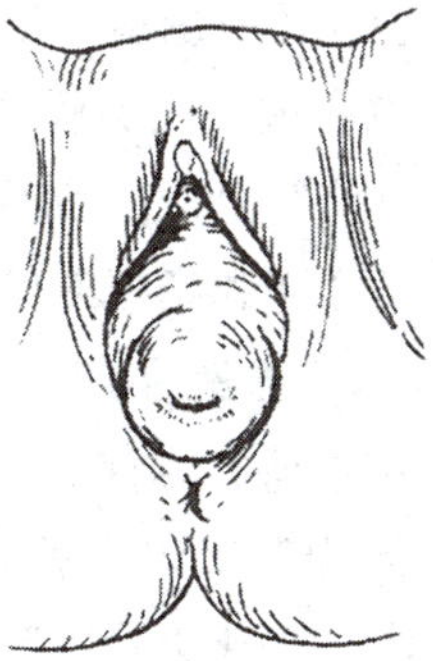

图18－2　子宫脱垂

（三）心理社会资料

长期腰骶部酸痛和子宫脱出使行动不便，影响患者的工作和生活，严重者性生活也受到影响，患者常出现焦虑，情绪低落等。评估患者对子宫脱垂的感受，社会及家庭支持的方式及强度。

【护理诊断】

1. 疼痛 与子宫下垂牵拉韧带、宫颈，阴道壁溃疡有关。

2. 排便形态异常 与阴道前后壁膨出有关。

3. 组织完整性受损 与脱出于阴道口外的宫颈、阴道壁长期摩擦发生糜烂、溃疡有关。

4. 焦虑 与长期的子宫脱出影响生活、工作有关。

【护理目标】

（1）患者疼痛减轻或消失。

（2）患者排尿、排便方式恢复。

（3）患者宫颈、阴道无损伤。

（4）患者焦虑程度减轻。

【护理措施】

（一）心理护理

理解患者因疾病导致的烦躁、情绪低落。用亲切的态度对待患者，让患者说出自己的疾苦；讲解子宫脱垂的疾病知识和预后。同时，做好家属对患者的理解支持工作，协助患者早日康复。

（二）医护治疗配合

1. 非手术治疗患者的护理 非手术治疗适用于Ⅰ度轻型子宫脱垂、老年不能耐受手术或要求生育的患者。以放置子宫托为主，要教会患者放取子宫托（图 18 - 3）。

（1）放子宫托：患者排空大小便，洗净双手，蹲下并两腿分开。一手握子宫托柄，使子宫托盘呈倾斜位进入阴道口内，一边内推，一边向阴道顶端旋转，直至托盘达宫颈。放妥后，将托柄弯度朝前，正对耻骨弓后面。

（2）取子宫托：手指捏住子宫托柄，上、下、左、右轻轻摇动，等负压消除后向后外牵拉，子宫托自阴道滑出。

（3）注意事项：根据放置后不脱落又无不适的原则选择大小适宜的子宫托；每天清晨放入，睡前取出，洗净后备用，以免放置过久发生子宫托嵌顿或生殖道瘘；保持阴道清洁，月经期和妊娠期停止使用；每 3 ~6 个月到医院检查 1 次。

2. 手术治疗患者的护理

（1）术前准备：术前 5 天开始进行阴道准备，每日阴道冲洗 2 次，有溃疡者，应在冲洗以后，局部涂 40% 紫草油或含抗生素的软膏，然后戴上无菌手套将脱垂的子宫还纳于阴道内，并让患者平卧于床上半小时；用清洁的卫生带或丁字带支托下移的子宫。积极治疗局部炎症，按医嘱使用抗生素及局部涂含雌激素的软膏。

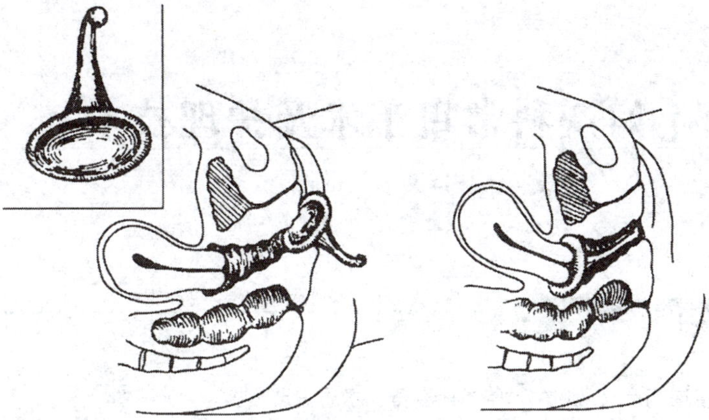
（1）　　（2）

图 18－3　喇叭型子宫托及其放置

（2）术后护理：除按一般外阴、阴道手术患者的护理外，应卧床休息 7～10 日；留置尿管 10～14 日；注意观察阴道分泌物性质、颜色、量；每日行外阴冲洗；口服缓泻剂预防便秘；预防感冒，避免增加腹压的动作，如咳嗽、下蹲等。

（三）一般护理

积极治疗慢性咳嗽、便秘等增加腹压的原发疾病；加强患者营养，勿长期站立、行走，多卧床休息，并教会患者作盆底肌肉的运动锻炼，促进盆底功能恢复。

（四）健康指导

产褥期内避免重体力劳动，防止生育过多、过密；指导患者适当锻炼，学会做盆底肌肉收缩与舒张的运动锻炼；积极治疗慢性咳嗽及习惯性便秘；术后休息 3 个月，半年内避免重体力劳动，出院后 1 个月到门诊复查；医生确认完全恢复后方可有性生活。

【护理评价】

（1）患者能说出减轻疼痛的方法，并参与减轻疼痛护理。

（2）患者不再出现尿潴留、张力性尿失禁或便秘、排便困难等。

（3）患者通过积极治疗，宫颈表面、阴道黏膜完整无损伤。

（4）患者能说出并运用减轻焦虑的应对措施，焦虑感明显减轻。

（王香花）

第十九章 妇产科常用手术及护理技术

学习目标

1. 掌握妇产科常用手术的术前准备及术后护理措施。
2. 掌握常用妇科护理技术。
3. 熟悉对剖宫产术、妇科手术受术者的整体护理。

案例引导

某女士，30岁，3个月前查体发现右侧卵巢囊肿，未行治疗。2小时前晨练时突然发生右下腹剧痛，同时伴有恶心、呕吐入院。入院查：急性痛苦面容，生命体征正常，妇检子宫前位，大小正常，其右侧可扪及成人拳头大小肿物，表面光滑，其根部压痛明显，B超示“卵巢囊性肿瘤”。医疗诊断“卵巢肿瘤蒂扭转”，准备于入院后1小时在连硬外麻下行剖腹探查术。请问如何做好手术前的术前准备。

手术是许多妇科疾病的重要治疗方法，也是处理异常分娩的重要手段。由于手术会给患者带来创伤，改变身体形象，中断常规生活，增加经济负担及心理压力。因此，做好术前、术中及术后护理，是保证手术顺利进行、促进患者康复的关键。

妇产科手术主要包括产科手术、妇科手术两大类，按手术途径分为经腹部手术、经阴道手术及外阴手术，按手术急缓分为择期手术、限期手术和急诊手术。

第一节 产科手术患者的护理

产科手术是产科学中的重要一节，产科中一些复杂、疑难问题最终仍需要产科手术协助解决。主要包括会阴切开缝合术、胎头吸引术、产钳术、臀位助产术及剖宫产术等。

一、会阴切开缝合术

会阴切开缝合术为最常用的产科手术，其目的是为了避免会阴条件不好造成的分娩阻滞及严重裂伤。常用的方式有会阴侧－斜切开和会阴正中切开两种术式（图 19－1，19－2）。

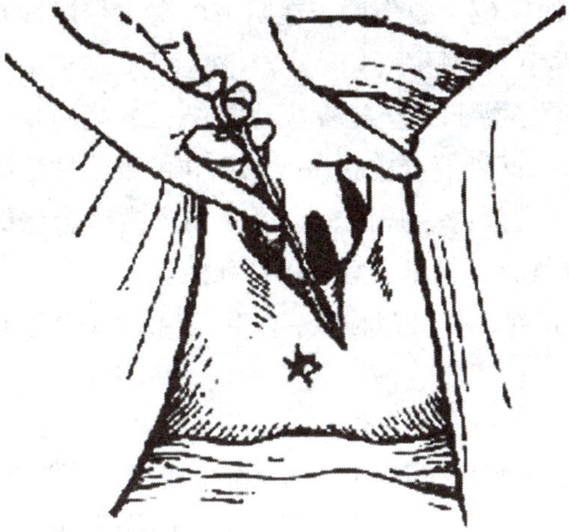

图 19－1　会阴侧－斜切开

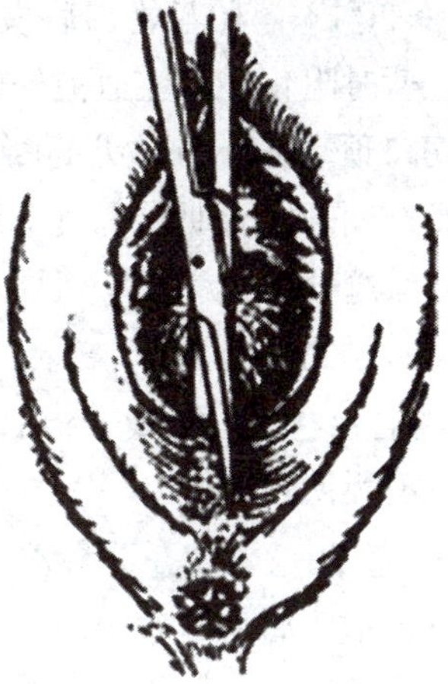

图 19－2　会阴正中切开

【适应证】

（1）初产妇需阴道助产术，如产钳术、胎头吸引术及臀位助产术。

（2）宫缩乏力致第二程延长者。

（3）会阴撕裂可能性较大者，如胎儿过大，会阴体过长、过短及伸展不良。

（4）需缩短第二产程者，如有妊娠期高血压疾病、妊娠合并心脏病、胎儿宫内窘迫等。

（5）防止早产儿因会阴阻力引起的颅内出血。

【用物准备】

会阴侧切剪 1 把，20ml 空针 1 付，长穿刺针头 1 个，持针钳 1 把，2 号圆针 1 枚，3 号三角针 1 枚，治疗巾 4 块，纱布 10 块，带尾纱布卷 1 卷，1 号丝线 1 团，0 号肠线 1 支或 2/0 可吸收性缝线 1 根，0.5% 普鲁卡因 20ml。

【麻醉方式】

可用阴部神经阻滞麻醉或局部浸润麻醉（图 19－3）。

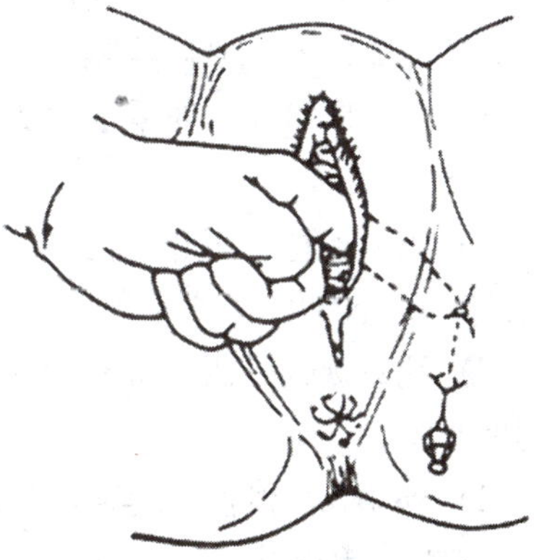

图 19－3　阴部神经阻滞麻醉或局部浸润麻醉

【操作步骤】

（一）会阴侧－斜切开缝合术

1. 会阴切开　左手食、中两指伸入胎先露和阴道侧后壁之间，以保护胎儿并指示切口的位置，右手持剪刀自会阴后联合处向左下方与正中线呈 45°～60°角（会阴越膨隆角度越大），在宫缩时剪开皮肤及阴道黏膜，一般长约 4～5cm。应注意阴道黏膜与皮肤切口长度一致。然后用纱布压迫止血，小动脉出血时应结扎止血。

2. 切口止血 渗血用纱布压迫止血，小动脉出血时给予结扎。

3. 会阴缝合 胎盘娩出后检查阴道及其他部位无裂伤后，在阴道内塞入带尾纱布卷1根，暂时阻止子宫腔血液外流，以便暴露手术视野，利于缝合。然后用0号或1号肠线自切口顶端前0.5cm处间断或连续缝合阴道黏膜，至处女膜缘打结，继续用0号或1号肠线间断缝合肌层和皮下组织，1号丝线间断缝合皮肤，或用2/0可吸收性缝线间断或连续缝合阴道黏膜、肌层、皮下组织，常规缝合皮肤，也可采用皮内缝合法缝合皮肤（此法可不拆线）。缝合时应注意对合整齐，松紧适宜，不留死腔。

4. 缝合后检查 缝合完毕取出阴道内纱布卷，行肛门检查，了解有无缝线穿过直肠黏膜及有无阴道血肿。

（二）会阴正中切开缝合术

消毒后沿阴唇后联合中点沿正中线向下垂直剪开约2～3cm。此法出血少，易缝合，但分娩过程中应注意避免会阴切口延长，造成重度会阴裂伤。其他步骤同会阴侧斜切开术。

【护理要点】

（1）向产妇讲解会阴切开术的目的是为了避免阴道、外阴撕裂使切口整齐，便于愈合，以取得产妇的配合。

（2）密切观察产程进展，准备好会阴切开各种用物，协助医生在最佳时机切开会阴。

（3）护理人员陪伴在产妇身边，指导产妇屏气用力，利用宫缩间歇休息，并为产妇擦汗、喂水，给予关怀安慰等心理上的支持。

（4）术后为产妇更衣，垫好卫生巾，洗手擦脸，注意保暖。定时查看宫缩及阴道流血情况，观察2小时无异常送回休息室。

（5）因会阴侧切一般采取左侧切口，故产妇以右侧卧位为佳，以免恶露浸渍切口，影响愈合。

（6）术后保持外阴部清洁、干燥，及时更换会阴垫，每日进行外阴冲洗2次，大便后及时清洗会阴。

（7）注意观察外阴伤口有无渗血、红肿、脓性分泌物及硬结等，如有异常及时通知医生处理。

（8）外阴伤口肿胀、疼痛明显者，可用50%硫酸镁或95%乙醇湿热敷，然后配合烤灯、理疗，利于伤口的愈合。

（9）会阴伤口一般术后5日拆线。

二、胎头吸引术

胎头吸引术是采用胎头吸引器置于胎头，形成一定负压后吸住胎头，按胎头娩出机制，通过牵引以协助娩出胎头的方法。目前常用的胎头吸引器有金属锥形、金属牛角形及金属扁圆形三种（图19－4）。

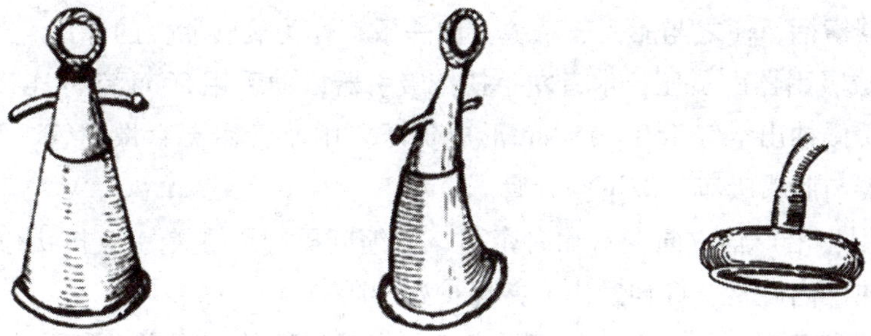

（1）直形胎头吸引器　（2）牛角形胎头吸引器　（3）扁圆形胎头吸引器

图 19－4　胎头吸引器

【适应证】

（1）产妇有妊娠期高血压疾病、心脏病、临产宫缩乏力或胎儿窘迫等疾病，需缩短第二产程者。

（2）第二产程延长者或胎头拨露于会阴部达半小时，胎儿未能娩出者。

（3）有剖宫产史或子宫有瘢痕，不宜过分用力者。

（4）轻度头盆不称，胎头内旋转受阻者。

【禁忌证】

（1）胎儿不能或不宜从阴道分娩者。如严重头盆不称、产道阻塞、子宫颈癌、尿瘘修补术后。

（2）除头先露、顶先露以外的其他异常头位，如面先露、额先露等。

（3）宫口未开全或胎膜未破者。

（4）胎头未衔接者。

【用物准备】

胎头吸引器 1 个，50ml 空针 1 付，止血钳 1 把，治疗巾 2 块，纱布 4 块，供氧设备、新生儿低压吸引器 1 台，一次性吸引管 1 根、吸氧面罩 1 个，抢救药品等。

【操作步骤】

（1）产妇取膀胱截石位，导尿排空膀胱。

（2）阴道检查了解子宫颈口开大情况，确定胎头为顶先露，胎先露已达 S＋3 以下，排除禁忌证。胎膜未破者予以人工破膜。

（3）初产妇会阴过紧者应先行会阴侧切术。

（4）放置胎头吸引器：将吸引器胎头端涂以润滑剂。左手食、中指撑开阴道后壁，右手持吸引器沿阴道后壁进入，再以左手食、中指掌面向外拨开右侧阴道壁，使吸引器胎头端从该侧滑入阴道内，继而向上提拉阴道前壁，使胎头吸引器从前壁进入，再以右手食、中指向外撑起左侧阴道壁，整个胎头吸引器滑入阴道内，使其边沿与胎头顶部紧贴，注意避开囟门。

（5）检查吸引器：以右手食、中指伸入阴道，沿吸引器与胎头衔接处检查一周，了解吸引器是否紧贴头皮、有无阴道壁及宫颈组织夹于吸引器与胎头之间，检查无误后调整吸引器横柄，使之与胎头矢状缝方向一致，作为旋转胎头的标记。

（6）形成吸引器内负压：术者左手扶持吸引器，助手用50ml空针连接吸引器的橡皮管，逐渐缓慢抽出空气150～180ml形成负压。用血管钳夹紧橡皮管，等候2～3分钟，使吸引器与胎头吸牢，取下空针管。

（7）牵引：沿产轴方向在宫缩时牵引，宫缩间歇时停止牵引，按头位的分娩机制协助胎头俯屈、内旋转、仰伸娩出，并保护好会阴。

（8）取下胎头吸引器：胎头娩出后，放开夹橡皮管的血管钳，取下吸引器。

【护理要点】

（1）向产妇讲解胎头吸引助产的目的、方法，以取得产妇的配合。

（2）注意吸引器的压力适当，如负压不足容易滑脱、负压过大则易使胎儿受损；胎头娩出阴道口时，应立即解除负压以便取下吸引器。

（3）牵引时间不宜过长，一般主张10～15分钟内结束分娩为宜，最长不超过20分钟。如时间过长，增加胎儿损伤机会。

（4）如因阻力过大或负压不足发生吸引器滑脱，可重新再放置，一般不宜超过2次。否则应改用产钳助产或剖宫产。

（5）术后应认真检查软产道，如软产道有撕裂伤应立即缝合。

（6）由于阴道操作次数多，术后常规应用抗生素，预防感染。

（7）新生儿护理

①密切观察新生儿头皮产瘤位置、大小及有无头皮血肿、颅内出血的发生，以便及时处理。

②注意观察新生儿面色、反应、肌张力等，并作好新生儿抢救的准备。

③新生儿静卧24小时，避免搬动，3日内禁止洗头。

④按医嘱给维生素 K_1 10mg肌内注射，防止颅内出血。

⑤有窒息者可采取下列措施：协助医生为新生儿清理呼吸道，保持呼吸道通畅。刺激呼吸。确认呼吸道通畅后进行人工呼吸。可采用托背挺胸、鼻内插管或给氧面罩、口对口人工呼吸法等。注意保暖。按医嘱给药，预防颅内出血或吸入性肺炎。

三、产钳术

产钳术是应用产钳牵引，协助胎儿娩出的手术。产钳由左、右两叶组成。左叶又名左下叶，右叶又名右上叶。每叶又分钳叶（钳匙）、钳胫、钳锁及钳柄四个部分（图19-5）。钳叶内面凹、外面凸，称为头弯，适合夹持胎头。钳叶向上弯行，称为盆弯，以适应产道弯曲。钳叶中间有一宽孔，使胎头受钳叶挤压时有一定伸展余地。

【适应证】

（1）需缩短第二产程者。

（2）宫缩乏力，第二产程延长者。

（3）胎头吸引术失败者。

（4）臀位后出胎头娩出困难者。

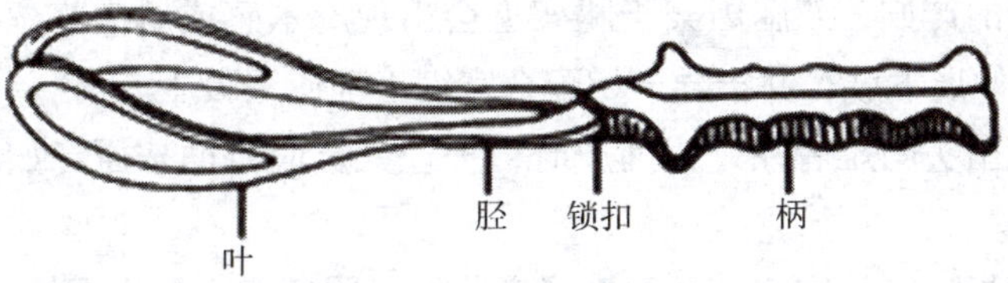

图 19－5　常用产钳及其构造

(5) 剖宫产娩头困难者。

【禁忌证】

(1) 胎头未衔接者。

(2) 宫口未开全，胎膜未破。

(3) 有明显头盆不称。

(4) 异常胎位，如颏后位、额先露、高直位或其他异常胎位。

(5) 确定为死胎、胎儿畸形者。

【操作步骤】

(1) 产妇取膀胱截石位，导尿排空膀胱。

(2) 阴道检查了解子宫颈口开大情况，检查胎方位及先露高低，了解施术条件并排除禁忌证。胎膜未破者予以人工破膜。

(3) 初产妇应先行会阴侧切术。

(4) 放置左叶产钳：术者以右手掌面四指伸入阴道后壁和胎头之间，左手持左叶产钳钳柄使钳叶垂直向下，将左叶沿右手掌面伸入手掌与胎头之间，在右手引导下将钳叶缓缓向胎头左侧及深部推进，将钳叶置于胎头左侧，钳叶与钳柄处于同一水平面，由助手持钳柄固定。

(5) 放置右叶产钳：术者右手持右叶钳柄，左手四指伸入阴道右壁与胎头之间，引导产钳叶至胎头右侧，达左叶产钳对应位置。产钳放置后作阴道检查，了解钳叶与胎头之间有无软组织及脐带夹入，胎头矢状缝是否在两钳叶正中。

(6) 合拢钳柄：产钳右叶在上，左叶在下，左右产钳锁扣吻合，左右钳柄内面自然对合。

(7) 牵拉产钳：宫缩时术者将合拢的产钳先向外向下，然后再沿水平方向牵拉，当胎头着冠时逐步将钳柄上提，使胎头仰伸娩出。

(8) 取出产钳：当胎头牵出后，应取下产钳。先取右叶产钳，后取左叶产钳。然后按分娩机制娩出胎体。

【护理要点】

(1) 备好产钳助产术所需的器械，如适用的产钳、灯光、接产者坐凳及接产台、新生儿抢救物品等。

(2) 严密观察宫缩及胎心变化，及时给产妇吸氧及补充能量。

(3) 陪伴在产妇身旁，提供产程进展信息，给予安慰，减轻其紧张情绪，指导产妇协助完成分娩。

(4）产程长的产妇，双腿因架于腿架上会出现麻木感或肌肉痉挛，应及时为其作局部按摩，协助伸展下肢，并指导产妇配合宫缩正确使用腹压。

(5）臀位后出头困难者在产钳助产时，护理人员应协助按压产妇耻骨上方使胎头俯屈，以利娩出。

(6）产后常规检查软产道，并注意子宫收缩、阴道流血及排尿情况。

(7）检查新生儿有无产伤，其他新生儿护理同胎头吸引术。

四、臀牵引及臀位助产术

臀位助产术是指臀位分娩时，胎儿脐部以下的部分自然娩出，脐部以上的部分需由助产者协助娩出。臀牵引术是指胎儿先露部位为臀，胎儿全部由助产者牵引娩出。

【适应证】

(1）臀位，胎儿下肢和臀部自然娩出后，上肢和头部不能自然娩出者。

(2）横位行内倒转术后继行臀牵引术。

(3）双胎中第二个胎儿为臀位者。

(4）臀位出现胎儿窘迫或脐带脱垂，而宫口已开全，来不及剖宫产者。

(5）臀位分娩时出现宫缩乏力或第二产程延长者。

(6）有妊娠合并症不能凭借自然产力分娩者。

【禁忌证】

(1）骨盆异常，如扁平骨盆、畸形骨盆、漏斗骨盆等。

(2）胎儿过大，估计胎儿体重超过3500g以上者。

(3）宫口未开全者。

【用物准备】

(1）产包1个，内有：治疗碗2个、小药杯1个、血管钳3把、小镊子1把、持针钳1把、缝合针2枚、侧切剪1把、线剪1把、双层大包布1块、臀单1块、腿套2条、治疗巾6块、接产衣2件、脐带卷1个、纱布数块等。

(2）抢救新生儿用物，包括：负压吸引器1台、一次性吸痰管1根、供氧设备、吸氧面罩1个、抢救药品及新生儿保暖用品等。

【术前准备】

(1）排空膀胱后取膀胱截石位，常规消毒铺巾。

(2）阴道检查，确定胎方位、先露的高低及宫口是否开全、产道有无畸形。

(3）初产妇或经产妇会阴较紧者需作会阴侧切。

(4）作好新生儿的抢救准备。

【操作步骤】

（一）臀位牵引术

1. 下肢及臀部娩出 完全臀先露时，当胎足已脱出至阴道口时，术者握持胎儿双足作牵引。当臀部牵出后以治疗巾包裹胎臀，双手拇指置于胎儿骶部，其余四指握住胎儿髋部，向下牵引躯干，同时将胎背逐渐转至母体前方，使胎儿双肩径通过骨盆入口横径或斜径。如为腿直臀先露，术者用双手食指勾住胎儿双侧腹股沟作牵引。当胎臀娩出后，双手拇指置于胎儿大腿后面，其余四指置于胎儿骶部，握持胎体向下向外牵引。随胎儿下肢逐渐外露时，握持点应逐渐上移至胎儿股部，同时将胎背逐渐转至母体前方。胎儿脐部露出后先将脐带向外拉出 5 ~ 10cm，至胎儿肩胛、肋缘相继显露。

2. 胎肩及上肢娩出　当胎儿肩胛骨开始显露后，继续向下牵引的同时将胎背转向母体侧方，骶右前位时将胎背转向母体右侧，骶左前位时胎背转向左侧，使胎儿双肩径通过骨盆出口前后径，可用下列两种方法娩出胎肩及上肢。

（1）旋转胎体法（以骶右前位为例）：术者双手握住胎儿髋部，将胎背向逆时针的方向旋转，同时向下牵引，使胎儿前肩及上肢自耻骨弓下娩出。再将胎体向顺时针方向旋转，将另一肩及上肢娩出（图 19 –6）。

（2）滑脱法：术者右手握住胎儿双足，将胎体向前上方提起，当后肩显露于会阴部时，左手食、中指伸入阴道，勾住胎儿后上肢肘部，使前臂沿胎儿胸前滑出。然后将胎体放低，前肩及上肢自耻骨弓下娩出。(图 19 –7)。

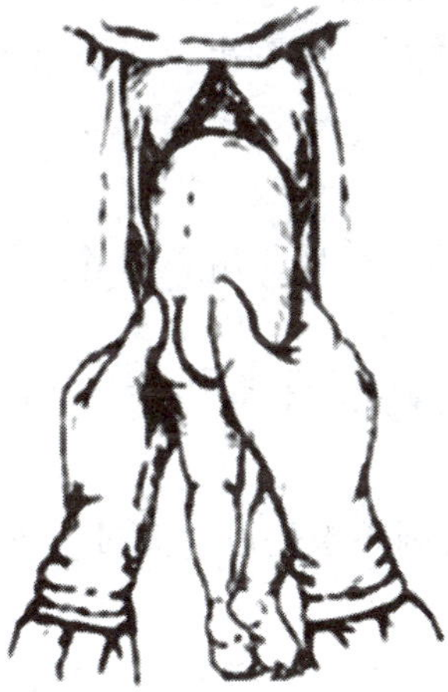

图 19 –6　旋转胎体法

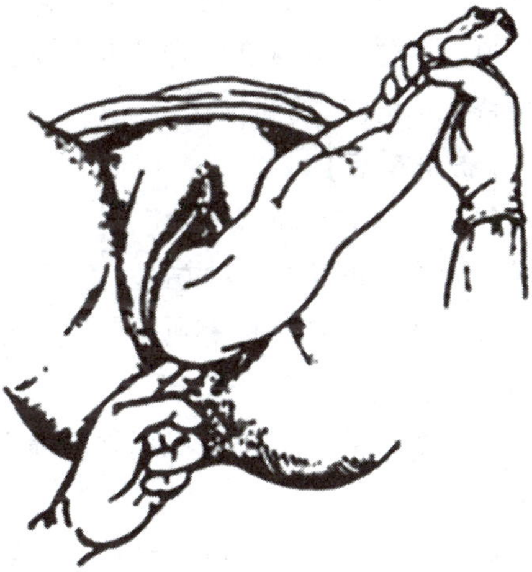

图 19 –7　滑脱法

3. 胎头娩出　胎肩及上肢全部娩出后，将胎背转向正前方，使胎头矢状缝与骨盆出口前后径一致，然后将胎体骑跨于术者左前臂上，同时左手中指伸入胎儿口腔抵于下颌部，食指与无名指分别抵于胎儿上颌部。右手中指压低胎头枕部使胎头俯屈，食指与无名指置于胎儿两锁骨上（切勿放于锁骨上窝，避免损伤臂丛神经），术者两手协同用力向下牵拉胎头，此时助手可从产妇耻骨联合上方经腹壁按压，协助胎头俯屈。当胎头枕骨粗隆抵达耻骨弓下方时，以此为支点，将胎体逐渐上举，使胎儿下颏、口、鼻、眼、额相继娩出（图 19 –8）。胎头娩出困难者，可使用后出头产钳助产。

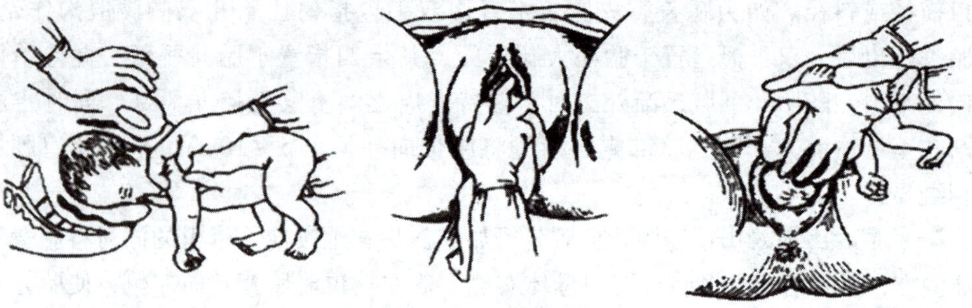

图 19－8　胎头娩出法

（二）臀位助产术

1. 完全臀位　先露部拨露，宫口扩张 4～5cm 时，术者于宫缩时用无菌巾堵住阴道口，以免胎足过早娩出。胎臀及下肢娩出后用无菌巾裹住胎体，扶住胎儿髋部。当脐部娩出后，先将脐带向外拉出 5～10cm，再按臀位牵引法，协助娩出胎肩、上肢及胎头。

2. 腿直臀位　在分娩过程中不必堵阴道口，随着宫缩加强，胎臀及下肢下降扩张软产道。胎臀露于阴道口时，术者扶持外露的臀部任其自然娩出。当娩出至脐部后，再按臀位牵引法，协助娩出胎肩、上肢及胎头。

【护理要点】

（1）向产妇介绍臀位助产手术的过程及对母婴的安全性，耐心解答产妇的疑问，指导产妇采取正确的应对方式，减轻其心理负担。

（2）臀位助产过程中须按臀位分娩机制进行，不能操之过急；牵引时用力应均匀，以防胎儿和产妇损伤。

（3）脐部娩出后，必须在 8 分钟内娩出胎儿，否则脐带受压时间过久长，易导致胎儿窘迫。

（4）新生儿娩出后应积极抢救，防止新生儿窒息。注意观察有无骨折、臂丛神经损伤及颅内出血等产伤。

（5）臀位助产或牵引时可能因为宫缩乏力或软产道损伤而导致产后出血，产后 2 小时及产后 24 小时为产后出血高发期，应加强观察。

（6）保持外阴清洁，每日外阴擦洗 2 次，左侧会阴侧切者嘱其采取右侧卧位，防止会阴伤口感染。

五、剖宫产术

剖宫产术是指妊娠 28 周及以后经腹切开子宫取出胎儿及其附属物的手术。剖宫产术是为解决困难的阴道分娩或阴道分娩对母儿的危害较大时的手术方式，对母儿有一定危害，应严格掌握适应证，合理使用，不宜滥用。

【适应证】

1. 母体适应证　骨盆严重狭窄或轻度狭窄试产失败；高危妊娠（如子痫前期、子痫、合并心脏病、心功能不全等）；经阴道助产手术失败而胎儿仍存活；先兆子宫破裂；合并严重尖锐湿疣或淋病；产道畸形；合并生殖器瘘管、直肠或盆腔肿瘤梗阻产道；产道手术后等。

2. 胎儿适应证　胎儿窘迫；胎位异常（如持续性枕后及枕横位、臀位、横位、颏后位、额先露、胎头高直位等）不能经阴道分娩；多胎妊娠；巨大儿；珍贵儿；脐带脱垂或脐带先露；联体双胎等。

3. 母儿适应证　前置胎盘、前置血管或胎盘边缘血窦破裂出血较多；胎盘早剥；胎盘功能降低；胎膜早破伴羊水污染或宫内感染。

【手术方式】

1. 子宫下段剖宫产术　是指妊娠末期或临产后，经腹膜内切开子宫膀胱反折腹膜，推开膀胱，切开子宫下段娩出胎儿及其附属物的手术。即在子宫下段切开子宫膀胱腹膜反折，下推膀胱，暴露子宫下段，在子宫下段前壁正中做横小切口，并钝性撕开约10～12cm，取出胎儿、胎盘。此术式切口出血少，术后愈合好，与盆腔粘连少，再次妊娠时发生子宫破裂的机会少，是最常用的术式。

2. 子宫体剖宫产术（子宫上段剖宫产术）　子宫体剖宫产术又称古典式剖宫产术，是取子宫体部正中纵切口取出胎儿及其附属物的手术。手术方法较易掌握，可用于妊娠任何时期。但术中出血多，切口缝合不易，术后愈合较差，切口易与周围脏器粘连，再次妊娠时发生子宫破裂的可能性较大。此手术仅用于急于娩出胎儿而子宫下段形成不佳者、前置胎盘附着于子宫前壁或同时做子宫切除术时。

3. 腹膜外剖宫产术　是指打开腹壁，不切开腹膜，在腹膜外分离推开膀胱，暴露子宫下段并作横切口，取出胎儿及其附属物的手术。此术式术后肠功能恢复快，肠胀气、肠麻痹等并发症减少，但手术较复杂，时间较长，有损伤膀胱的可能，子宫下段显露不足，易致胎儿娩出困难。多用于子宫腔有严重感染或潜在感染者。

4. 新式剖宫产术　新式剖宫产术为子宫下段剖宫产术的改良。腹壁切口在两侧髂前上棘连线下2～3cm处，横形切开皮肤，钝性撕开皮下脂肪、腹直肌、壁层腹膜，反折腹膜切开一小口后钝性撕开并下推膀胱，子宫下段先切开一个小口，再向两侧撕开。关腹时不缝合脏层及壁层腹膜，皮肤及皮下脂肪组织全层缝合2～3针，有利于切口愈合，减少瘢痕形成。手术时间缩短，胎儿娩出快，术后恢复快。

【麻醉方式】

以持续硬脊膜外麻醉为主，其他麻醉方法有局部浸润麻醉、蛛网膜下腔联合硬膜外麻醉、全身麻醉。

【用物准备】

剖宫产手术包一个，内有：25cm不锈钢盆1个，治疗碗1个，弯盘1个，卵圆钳6把，短有齿镊2把，短无齿镊2把，长无齿镊1把，18cm弯形止血钳6把，10cm、12cm、14cm直止血钳各4把，Allis钳4把，组织剪2把，线剪1把，持针器3把，巾钳6把，压肠板1个，吸引器头1个，皮肤拉钩1个，直角拉钩1个，“S”型拉钩2个，手术刀柄3个，刀片3个，双层剖腹单1块，手术衣6件，治疗巾10块，长盐水纱垫1块，纱布垫6块，纱布20块，手套10副，丝线团（1、4、7号）各1个，铬制肠线2管或可吸收缝线2根。

【护理要点】

1. 术前护理

（1）向家属讲解剖宫产术的必要性、手术的过程及术后的注意事项，消除患者紧张心理，以取得患者家属的配合。

（2）腹部备皮同一般腹部手术。

（3）药物过敏试验：做普鲁卡因、青霉素等药物过敏试验。

（4）核实交叉配血情况，协助医生联系好血源，做好输血准备。

（5）指导产妇演习术后在病床上翻身、饮水、用餐、双手保护切口咳嗽、吐痰的技巧。

（6）术前禁用呼吸抑制剂，以防新生儿窒息。

（7）留置导尿管，排空膀胱。

（8）做好新生儿保暖和抢救准备工作。

（9）产妇取仰卧位，必要时向左倾斜手术台15°~30°，可防止或纠正仰卧位低血压综合征和胎儿窘迫。

（10）密切观察胎心，并作好记录。

2. 术中配合

（1）器械护士：熟悉手术步骤，及时递送各种器械、敷料。胎儿娩出后协助第二手术者钳夹宫壁切口止血及娩出胎盘。术前、术中、术后清点器械、敷料，确保清楚无误。

（2）巡回护士：术前检查手术室内术中所用物品的数量，是否处于完好备用状态。协助麻醉医生穿刺麻醉管，摆好体位，完成经脉穿刺，听胎心。术中提供所需物品，协助助产士处理好接生及抢救新生儿。

（3）助产士：携带新生儿衣被、抢救器械、药品等到手术室侯产。胎儿娩出后协助医生抢救新生儿。

3. 术后护理 按一般腹部手术后常规护理及产褥期产妇的护理，但应注意以下几点。

（1）全麻患者未清醒前去枕平卧，头偏向一侧。硬膜外麻醉患者平卧6~8小时，术后12~24小时改半卧位，情况良好者，鼓励尽早下床活动，有利恶露排出和术后恢复。

（2）观察伤口有无渗血及感染征象。如有异常及时报告医生处理。

（3）注意宫缩及阴道流血情况，遵医嘱用宫缩剂加强宫缩，防止产后出血。

（4）鼓励产妇6小时以后进流食，以后根据肠道功能恢复的情况逐步过渡到半流、普食，以保证患者营养，有利乳汁的分泌。酌情补液2~3天，有感染者按医嘱加用抗生素。

（5）术后留置导尿管24~48小时，拔管后注意产妇排尿情况。

（6）作好出院指导。保持外阴部清洁；进食营养丰富、全面的食物，以保证产后恢复及母乳喂养的进行；鼓励产妇坚持母乳喂养；坚持做产后保健操，以帮助身体的恢复；产后42天到门诊复查子宫复旧情况。产褥期结束后应采取避孕措施，坚持避孕2年以上。

第二节 妇科手术患者的护理

近年来，由于手术技术的提高、术式的改进，以及与手术有关条件的完善，使手术治疗更趋安全，腹部手术已成为妇科疾病最常用的一种治疗手段。本章着重介绍腹部手术患者的一般护理，以便为其提供整体化护理。

一、腹部手术前护理

【护理评估】

（一）健康史

询问患者的姓名、年龄、婚姻状况、文化程度、职业、民族、联系地址、联系方式（电话号码）、药物过敏史、既往手术史、既往疾病史、末次月经等一般资料。根据年龄了解患者是否有该年龄段的常见病或者多发病史，评估年老患者身体各器官退化状况，是否伴老年病、慢性病；询问有无月经来潮，经期因盆腔充血应避免手术；询问饮食习惯和民族信仰，评估其对手术的影响。另外还需要询问发病时间、病情发展、诊治经过、治疗效果，了解患者目前需要解决的主要问题，协助医生决定手术时间和手术方式。

（二）身体状况

1. 生命体征 评估患者的体温、脉搏、呼吸及血压，了解患者基本情况。如体温高于37.5℃，要考虑是否有感染；脉搏、血压异常，可能有心血管病变。对异常者及时报告，查明原因，给予适当处理。

2. 营养状况 术前营养状况直接影响手术的成功、术后的恢复，营养不良或肥胖都会增加手术的危险性。患有慢性疾病、恶性肿瘤及年老的女性容易发生营养不良，影响伤口的愈合；严重肥胖增加了手术难度，而且有术后感染、伤口裂开和脂肪液化的危险。评估患者的身高、体重、皮肤弹性、皮下脂肪厚度、血红蛋白含量等，可了解患者的营养状况。

3. 全身状况 了解皮肤黏膜情况，特别是手术区皮肤黏膜有无感染；评估患者有无上呼吸道感染；评估睡眠时间与质量；评估心、肺、肝、肾等重要脏器的功能，了解患者是否合并有全身性疾病，从而判断其对手术的耐受性。

（三）心理社会资料

评估患者对疾病、手术、预后及医院环境的反应。患者由于对疾病性质不了解、害怕手术疼痛及手术有危险而有焦虑、恐惧等心理反应；手术切除子宫对女性的打击较大，年轻女性会因此丧失生育能力而感到不安、自尊低下，其他女性可能会因“子宫是女性的性别特征”的想法而出现身体意向的紊乱；而卵巢切除术导致的人工绝经会使患者易怒、烦躁，较早出现绝经综合征；有些女性还会担心腹部手术瘢痕影响美观而感到尴尬。此外，还应了解患者的婚姻状况及社会支持系统，有针对性地进行健康教育，促进疾病的治疗。

（四）辅助检查

术前常规的辅助检查包括血、尿、大便三大常规，肝肾功能测定，血生化检查，做心电图、胸部 X 线片等。根据病情需要，可增加其他的检查。通过这些辅助检查可以了解患者的一般情况，评估是否存在合并症而增加手术的危险性。

【护理诊断】

1. 知识缺乏 缺乏疾病发生、发展、治疗及护理知识。

2. 焦虑/恐惧 与担心手术的危险性及术后机体改变有关。

【护理目标】

（1）患者获得疾病的治疗及护理知识。

（2）患者焦虑或恐惧程度减轻。

【护理措施】

（一）心理护理

当医生作出诊断，确定手术治疗时，即开始了术前的心理护理。病房护士应热心接待患者，作好病室环境、病友及医护人员的介绍，减少陌生感。用通俗易懂的语言、图片或资料向患者介绍疾病的相关医学知识，了解手术的目的、手术前后的注意事项，纠正患者的错误认识，如切除子宫后会早衰、失去性功能等。手术室护士应在手术前一天到病房探望患者，向患者介绍麻醉方式、手术室的环境、手术过程等。使患者相信在医院现有条件下，能安全度过手术过程。另外，还可以安排患者与接受过同样手术且安全康复的病友交谈。提醒家属经常来探视患者，多抽时间陪伴患者，满足患者的心理需求，但应避免过频的访视以免影响患者的休息。

（二）术前指导

应根据患者年龄和文化层次的不同，给予相应的健康教育。可以采用小组讨论方式，患者之间自由交流、分享感受；也可采用个人访谈方式，针对性指导。

1. 介绍疾病知识 向患者讲解与疾病有关的健康知识，如子宫切除术后不再出现月经；卵巢切除术后会出现停经、潮热、阴道分泌物减少等症状；症状严重者，可在医师指导下接受激素补充治疗以缓解症状。

2. 介绍围手术期知识 向患者解释手术的必要性；用通俗易懂的语言讲解术前准备的内容，如备皮、阴道准备、肠道准备等，介绍手术的名称、麻醉方式、手术范围、手术过程；讲解术后可能出现的问题及注意事项，如术后患者将会进入复苏室，可能继续静脉输液、有留置的尿管或引流管，让患者明白出现疼痛可给止痛剂，早期的活动可促进胃肠功能的恢复、预防坠积性肺炎等并发症。

3. 指导适应性功能锻炼 术后患者常因为切口疼痛等原因不愿意咳嗽和翻身，所以术前要训练患者深呼吸、咳嗽、咳痰的方法，如指导患者双手按住切口两侧，限制腹部活动的幅度，以胸式呼吸用力咳嗽。术后多数患者不习惯在床上小便，因此术前应教会患者在床上使用便器，以免术后发生排尿困难。教会患者在别人协助下进行床上翻身、肢体运动的方法等。让患者反复练习，直到掌握为止。

（三）术前准备

1. 一般准备

（1）观察生命体征：术前 3 日一般每 8 小时测量体温、脉搏、呼吸 1 次，每日测血压 1 次。若患者出现发热、血压升高等应通知医生，并协助查找原因，若需推迟手术，向患者及家属说明原因，取得患者及家属的理解。

（2）营养及饮食：营养状况直接影响术后的康复。术前应指导患者进高蛋白、高热量、富含维生素的食物。年老、体弱、进食困难者应与营养师共同协商，调整饮食结构，制定合理的食谱，必要时静脉补充营养，甚至全静脉营养。

（3）处理合并症：对术前合并有慢性阻塞性肺病、心脏病、高血压、糖尿病、肝肾功能异常、贫血、营养不良等疾病的患者，要积极处理，争取调整到最佳身心状态，以减少手术风险。

（4）完善术前检查：完善必要的术前检查，如血、尿、大便三大常规，肝肾功能测定，血生化检查，查血型，做心电图、胸部 X 片等。

（5）签署手术同意书及麻醉同意书：尊重患者知情同意的权利，签署手术同意书及麻醉同意书，使患者及家属了解术前诊断、手术的必要性、手术名称、手术方式、术中和术后可能出现的不良反应、并发症及意外情况；麻醉方式、麻醉的风险及意外情况，取得患者及家属的理解及同意。另一方面也是院方手术行为得到患者及家属认可的依据，避免引发医疗纠纷。签署后的手术同意书及麻醉同意书要妥善保管。

2. 皮肤准备　术前 1 日应行全身皮肤的清洁、更衣、修剪指甲、卸妆，按顺毛、短刮的方式剃除手术区体毛及阴毛，其范围是上自剑突、两侧至腋中线、下达两大腿内上 1/3 及外阴部，特别注意清除脐部污垢。资料表明，尽可能使用无损伤性剃毛刀备皮，时间尽量安排在临手术时，以免备皮过程中产生新创面，增加感染机会。

3. 阴道准备　多用于子宫全切的患者，一般行阴道冲洗。术前 3 日开始，每日用 1∶5000的高锰酸钾、1∶20 的碘伏或 1∶1000 的新洁尔灭等溶液冲洗 1 次，冲洗后用干棉球擦干。有阴道炎者，冲洗后放置消炎药。阴道流血者禁止冲洗，只需用消毒棉球擦拭后再擦干即可。手术日晨用消毒液行宫颈、阴道消毒，注意阴道穹窿部位的消毒，消毒后用棉签蘸干。

4. 胃肠道准备　根据病情需要遵医嘱术前 1 日或 3 日进行胃肠道准备，术前 8 小时禁食，4 小时禁饮。目的是防止麻醉引起恶心、呕吐、误吸；使肠道空虚、便于暴露手术野、减轻或防止术后肠胀气；防止手术时麻醉使肛门括约肌松弛致大便污染手术台；同时，也给可能涉及肠道的手术作好准备。

（1）一般手术：如子宫全切术，于术前 1 日吃软食、易消化的半流质食物，口服导泻剂，如番泻叶水、蓖麻油、甘露醇、硫酸镁或林格液等，使患者能排便 3 次以上，必要时灌肠。

（2）可能涉及肠道的手术：如卵巢癌有肠道转移行肿瘤细胞减灭术者，术前3日进食无渣半流饮食，并按医嘱给肠道抗生素，如庆大霉素8万U，每日3次。术前1日进食流质饮食，并行清洁灌肠，直至排出的灌肠液中无大便残渣。目前常以口服导泻剂代替多次灌肠，效果较好。

5. 留置尿管 为了较好地暴露手术野，避免手术中损伤充盈的膀胱，术前留置导尿管，术中持续开放并保留至术后数天。

6. 休息与睡眠 护士应为患者提供安静、舒适的环境，有助于患者休息和睡眠。为保证患者良好的休息，减轻患者的紧张、焦虑，可遵医嘱给患者适量的镇静剂，如地西泮5mg，睡前服。在术前1天，夜班护士巡回病房时应了解患者的睡眠情况，必要时可再次给予镇静药。

7. 其他准备 与腹部外科手术患者一样，做药物敏感试验，并在病历上做好记录；交叉配血，必要时应与血库取得联系，保证术中血源供应；手术日晨取下患者活动义齿、发夹、首饰、隐形眼镜及贵重物品等，交家属或护士长保管；术前半小时给基础麻醉药；备好患者去手术室携带的物品，如病历、术中用药等，核对后交给手术室护士；手术室护士为患者铺好麻醉床，准备好监护仪、负压吸引器及急救用物等。

【护理评价】

（1）患者能说出疾病的名称、手术的必要性，术前准备的内容并能积极配合。

（2）患者的焦虑、恐惧程度减轻或消失，在休息时呈放松状态。

二、腹部手术后护理

手术后护理是对患者从手术结束到出院前的护理。术后护理的目的是减轻患者的不适与痛苦，防止术后并发症的发生，促进患者尽早康复。应让患者及家属积极参与到护理活动中来，护士在护理患者的同时要帮助患者及家属学会自己应对。

【护理评估】

（一）健康史

患者被送回病房后，值班护士应通过与麻醉师、手术室护士交接班或查阅手术记录单等方式，详细了解手术情况，包括麻醉方式及效果、手术部位及名称、手术进展情况、术中是否出现并发症、术中患者生命体征情况、术中出血量、尿量、输液量、是否输血、术中所用药物名称及剂量等。

（二）身体状况

1. 生命体征 及时为患者测量血压、脉搏、呼吸和体温，观察术后血压并与术前、术中比较；了解呼吸的频率、深度；注意脉搏是否有力，节律是否整齐；了解体温的变化情况。

2. 神志 评估全麻患者的神志，以了解麻醉恢复情况；对硬膜外麻醉及腰麻患者，了解患者有无异常的神志变化。

3. 皮肤 评估皮肤颜色及湿度，结合血压一起考虑有无休克表现；观察口唇和甲床有无发绀和青紫，估计血氧饱和度和血红蛋白情况；观察术中受压部位皮肤及骨突出处皮肤有无发红、瘀斑等褥疮的先兆症状出现。

4. 伤口 观察手术切口及麻醉针孔部位敷料是否完整、是否干燥，如潮湿，应观察渗出物的颜色、渗出量及性状。

5. 引流管 了解引流管的放置部位和作用；观察引流管是否固定好、通畅与否；评估引流液的性质、颜色、量，是否有异味；了解术中是否在腹腔内用药。妇科腹部手术后放置的引流管主要有导尿管、腹腔引流管、盆腔引流管、胃肠减压管等。

6. 疼痛 评估患者术后疼痛的部位、性质、程度；了解患者的止痛方式，给予针对性的护理。如采用硬膜外置管和自控镇痛装置则需观察管道是否固定、通畅；采用注射或口服药时，要了解药物剂量和使用间隔时间。并评估采用止痛措施后患者疼痛的缓解程度。

（三）心理社会资料

术后患者会担心手术是否成功，有无并发症发生，手术对未来生活的影响，尤其是性生活方面。因此通过与患者的亲切交谈，观察患者的心理反应，同时了解患者有无丈夫及家人陪伴。

【护理诊断】

1. 疼痛 与手术创伤有关。

2. 自理能力缺陷 与手术及术后输液有关。

3. 有感染的危险 与手术创伤、失血致机体抵抗力下降有关。

【护理目标】

（1）患者疼痛缓解。

（2）患者自理能力逐渐恢复。

（3）患者没有出现术后感染。

【护理措施】

1. 体位 根据麻醉方式、手术部位、手术方式、患者的全身状况决定体位。全身麻醉尚未清醒前的患者应有专人守护，去枕平卧，头偏向一侧，使口腔内分泌物或呕吐物易于流出，防止呕吐物、分泌物呛入气管引起窒息或吸入性肺炎，清醒后可根据需要选择体位。硬膜外麻醉及腰麻患者术后应去枕平卧6～8小时，使封闭麻醉针孔的血凝块不容易脱落，减少脑脊液从压力高的蛛网膜下腔通过未封闭的麻醉穿刺孔流至硬膜外间隙，减缓颅内压降低而引起的颅内血管扩张性头痛。患者情况稳定后，应采取半坐卧位，可使腹壁肌肉松弛，减轻腹痛，且有利于呼吸和盆腹腔引流。

2. 生命体征 依据手术大小、病情，认真观察并记录生命体征。通常术后每0.5～1小时观察血压、脉搏、呼吸1次，连续监测6次，直到平稳后，改为每4小时1次；24小时内每4小时测体温1次，24小时后每日至少测量血压、脉搏、呼吸4次，直至正常后3日。若有异常，提示内出血可能，应增加监测次数。术后应每天监测体温至少4次，由于机体对手术创伤的反应，术后1～3日体温稍有升高，但一般不超过38℃，如果体温持续升高，或正常后再次升高，应观察有无切口、肺部、泌尿道等部位感染。

3. 伤口护理 观察腹部切口有无渗血、渗液，敷料是否脱落，切口周围皮肤有无红、肿、热、痛等感染征象。如有渗血、渗液应及时更换敷料，保持切口清洁、干燥；有感染者按感染伤口护理。腹部切口一般于术后第3日更换敷料并检查切口旁有无硬结或触痛。有皮肤缝线者，一般于术后第7日拆线。对于子宫全切术患者阴道内有伤口存在，应观察阴道流血情况，注意有无阴道分泌物及其颜色、性状、量、有无异味。阴道内有纱布者，应于24小时后取出。

4. 留置管的护理 留置管一般护理是保持引流管固定、引流通畅，保持引流管周围皮肤清洁、干燥，观察引流物的颜色、性状、量，并做好记录。

妇科患者术后通常留置有腹腔或盆腔引流管，一般在术后24小时内负压引流液量不超过200ml。量多应了解是否在术中有腹腔内用药；量多且色鲜红，要警惕内出血存在。拔管时间由医生根据患者的手术情况、引流液的量、是否继续行腹腔内用药而定，一般于术后48～72小时拔除。

为了有利于膀胱功能的恢复，术后应持续导尿。一般手术后保留12～48小时，子宫根治术后则需留置7～14日。留置尿管期间应保持外阴清洁，每日擦洗外阴1～2次，防止逆行性感染。注意观察尿液的颜色、性状、量，以判断有无输尿管及膀胱损伤。拔除尿管后要协助患者排尿，嘱患者1～2小时排尿一次。子宫癌根治术后的患者，拔除尿管后需测残余尿量，以判断膀胱功能恢复情况。残余尿量不能超过100ml，否则需重新置尿管并保留3～5日。

5. 疼痛的护理 手术后6小时以后麻醉作用消失，患者开始出现疼痛，至术后24小时内最为明显。疼痛是术后主要的护理问题，患者常因疼痛而拒绝翻身、检查，甚至产生焦虑、恐惧、失眠等。护士应掌握止痛的方法和技巧，正确指导患者使用自控镇痛装置，或遵医嘱给镇痛剂。另外应保持病室安静，环境舒适；6小时以后用腹带帮助固定切口；帮助患者采取半卧位等。

6. 心理护理 向患者告知手术情况，消除心理顾虑；为减轻患者疼痛，解除不适，帮助患者提高自理能力；做好家属的教育，取得其积极的配合，帮助患者消除不良的心理反应；做好出院的心理准备。

7. 术后常见并发症的护理 无论手术大小，都有发生术后并发症的危险。腹部手术后常见的并发症有腹胀、便秘、尿潴留等。

（1）腹胀：多因手术、麻醉造成患者胃肠蠕动减弱所致，炎症、低钾等也可以引起腹胀。随着胃肠蠕动功能恢复、肛门排气后症状可自行缓解。通常患者在术后48小时排气，超过48小时未排气的患者应注意有无腹胀，查找腹胀的原因并进行处理。出现腹胀者排除肠梗阻后可采取热敷腹部、肛管排气、针灸、皮下注射新斯的明（0.5mg）等措施刺激肠蠕动，缓解腹胀。炎症或低钾者可给予抗生素或补钾。鼓励患者早期下床活动可预防或减轻腹胀。

（2）便秘：术后由于活动减少，进食不足，胃肠蠕动减弱，容易发生便秘。除鼓励活动外，能进食的患者应多饮水，吃蔬菜、水果，必要时根据患者情况给予麻仁丸、石蜡油、番泻叶等缓泻剂来预防便秘，保持大便通畅，避免用力大便造成切口疼痛、裂开或影响愈合。

(3) 尿潴留：不习惯卧床排尿、留置尿管的机械性刺激是术后患者尿潴留的主要原因。术前应进行床上排尿训练；术后协助患者坐位排尿；增加液体入量；拔尿管前，夹管并定时开放以训练膀胱功能。若术后6～8小时患者仍未排尿，应采取诱导排尿，如听流水声、热敷或按摩下腹部、冲洗外阴等。以上措施无效时则导尿。

8. 健康指导

(1) 饮食及营养：一般手术患者术后6小时进流质饮食，但应避免产气食物如牛奶、豆浆等，以免肠胀气。肛门排气后，改为半流质饮食，以后逐步过渡到普通饮食。手术涉及肠道的患者，术后应禁食，待排气后才能进流质饮食，逐步过渡到半流质、普食。术后饮食应以高营养、易消化、高热量及富含维生素为原则。鼓励患者自行进食，以促进肠道功能的恢复及术后康复，不能进食或进食不足期间，应从静脉补充液体和电解质，必要时给静脉营养。

(2) 活动与休息：术后提供安静舒适的环境，保证患者有良好的休息和足够的睡眠。同时鼓励患者早期进行活动。每2小时协助卧床患者翻身1次，生命体征平稳后鼓励患者尽早下床活动，可促进肠蠕动，改善呼吸循环功能，防止下肢静脉血栓形成、预防肠粘连等并发症。活动时注意防止患者尤其是老年人因体位变化引起血压不稳定，出现跌倒现象。

(3) 出院指导：对患者出院后的饮食、休息、活动、性生活、随访等方面进行指导。饮食应规律，进高蛋白、高维生素饮食；一般术后休息1个月，子宫根治术后休息3个月；避免用力活动、提举重物，避免大小便过度用力；术后3个月可恢复性生活；有阴道流血、体温升高等异常情况需即时就诊；按医嘱准时随访，一般于出院后1个月在门诊进行第一次随访。

【护理评价】

(1) 患者无疼痛的痛苦表情，自述疼痛减轻，能安静入睡。

(2) 患者自理能力提高，能做一些力所能及的事情。

(3) 患者体温维持正常，血象指标正常，切口无感染征象。

三、腹部急诊手术护理要点

妇产科常见的急诊手术有异位妊娠腹腔大出血、卵巢囊肿蒂扭转及破裂等。由于发病急、病情重，患者及家属心情非常紧张。在给患者及家属提供心理安全感的同时，配合医生在最短的时间内完成术前准备。

1. 心理护理　在迅速、重点了解病史，对患者和家属进行手术目的以及术前准备的针对性解释的同时，通过娴熟的技术让患者确信自己正处于救治中，减轻患者的紧张、恐慌的心理，也使其家属积极配合手术。

2. 快速作好术前准备　急诊患者通常病情危重，处于极度痛苦、甚至休克状态。除抢救休克外，应快速完成腹部手术前准备。患者到来后，应立即观察病情、询问病史、测量生命体征、并作好记录；签署手术同意书；完成备皮、输液、配血、导尿、使用术前基础麻醉药等准备工作，为患者手术创造条件。

3. 术后 按一般腹部手术后患者护理。

四、外阴、阴道手术患者护理要点

外阴、阴道手术也是妇科常见手术方式，应用比较广泛。外阴、阴道手术与腹部手术不同之处在于：手术区域血管神经丰富、组织松软，前方有尿道、后面近肛门的组织学及解剖学特点，导致患者易出现疼痛、出血、感染等相关护理问题；由于手术暴露部位涉及身体特别隐私处，在心理上患者常具有身体意向紊乱、自尊低下等护理问题。

1. 术前护理措施 与腹部手术的护理基本相同，但由于外阴阴道的位置靠近肛门，血管、神经丰富，又是人体隐私部位，故其护理有特殊性。

（1）心理护理：针对外阴阴道手术患者的心理特征，应特别注意保护患者的隐私，进行检查或术前准备时避免人员过多，尽量减少暴露部位。同时争取患者家属特别是丈夫的理解与配合。

（2）皮肤准备：术前1日做好皮肤准备，备皮范围上至耻骨联合上10cm，下至外阴部、肛门周围、臀部及大腿内侧上1/3。

2. 术后护理措施 与腹部手术护理基本相同，应特别注意以下几个方面。

（1）体位：根据不同手术采取相应的体位。例如外阴癌行外阴根治术后的患者应采取平卧位，双腿外展屈膝，膝下垫软枕，以减少腹股沟及外阴部的张力，促进切口愈合；处女膜闭锁及有子宫的先天性无阴道患者，术后应采取半卧位，有利于经血流出；行阴道前后壁修补术或盆底修补术后的患者以平卧位为宜，禁止半卧位；膀胱阴道瘘修补术后患者应相对瘘口位置采取健侧卧位，以减少尿液对修补瘘口处的浸泡，有利于瘘口愈合。

（2）伤口护理：外阴阴道肌肉组织少、张力大，不易愈合，除观察局部伤口有无出血、渗液、红肿热痛等感染征象；还应观察局部皮肤的颜色、温度、有无坏死；阴道内留置纱条压迫止血者，注意观察阴道分泌物的量、性质、颜色、气味等，纱条一般于术后12~24小时内取出，取出时注意核对数量；外阴加压包扎者还应观察双下肢的皮温、足背动脉搏动情况；此外术后患者应保持外阴清洁、干燥，勤换内衣裤及床单，每日外阴擦洗2次，大便后加洗1次。

（3）尿管护理：术后留置尿管时间根据手术范围及病情而定，一般留置尿管5~7日，尿瘘修补术后需留置7~14日；子宫脱垂术后留置10~14日。留置尿管期间按保留导尿管患者的常规护理进行护理。

（4）肠道护理：为防止术后大便对伤口的污染及解大便时对伤口的牵拉，应控制首次排便的时间，以利于伤口的愈合，防止感染的发生。涉及肠道的手术应在患者排气后抑制肠蠕动，按医嘱用复方樟脑酊或易蒙停等药物，并配合控制饮食，控制术后3~4日不排便。术后第5日起给予缓泻剂如液体石蜡油等，软化大便，以利排出。

（5）积极止痛、避免增加腹压动作。

第三节　常用护理技术

妇产科常用护理技术包括会阴擦洗、阴道灌洗、会阴湿热敷、阴道或宫颈上药、坐浴。

一、会阴擦洗

会阴擦洗是妇产科临床护理工作中最常用的护理技术。通过会阴擦洗可以保持患者会阴及肛门部清洁，促进患者的舒适和会阴伤口的愈合，防止生殖系统、泌尿系统的逆行感染。

【适应证】

（1）妇科或产科手术后留置导尿管者。

（2）产后会阴有伤口者。

（3）陈旧性会阴裂伤修补术后。

（4）急性外阴炎患者。

（5）长期卧床患者。

（6）外阴手术后患者。

（7）长期阴道流血的患者。

【用物准备】

一次性会阴垫或橡胶单和中单1块，治疗巾1块。会阴擦洗盘1只。盘内放置消毒弯盘2只，无菌镊子或消毒止血钳2把，擦洗液500ml（0.02%碘伏溶液，1∶5000高锰酸钾或0.1%苯扎溴铵溶液等），无菌干纱布2块，无菌干棉球若干，冲洗壶1个，便盆1只。

【操作方法】

（1）告知患者会阴擦洗的目的、方法，以取得患者的配合。

（2）嘱患者排空膀胱，脱下一条裤腿，为患者穿好单腿裤保暖，取膀胱截石位暴露外阴，注意请病房内多余人员暂时回避，以减轻患者心理负担。

（3）将会阴擦洗盘放至床边，于患者臀下垫一橡胶单或一次性会阴垫或棉布垫。

（4）用一把镊子或消毒止血钳夹取干净的药液棉球，用另一把镊子或止血钳夹住棉球进行擦洗。一般擦洗3遍，擦洗的顺序为第1遍时自耻骨联合一直向下擦至臀部，先擦净一侧后换一棉球同样擦净对侧，再用另一棉球自阴阜向下擦净中间。自上而下、自外向内，初步擦净会阴部的污垢、分泌物和血迹等；第2遍的顺序为从内向外，或以伤口为中心向外擦洗，其目的为防止伤口、尿道口、阴道口被污染。擦洗时均应注意最后擦洗肛门，并将擦洗后的棉球丢弃。第3遍顺序同第2遍。必要时，可根据患者的情况增加擦洗的次数，直至擦净，最后用干纱布擦干。

（5）擦洗结束后，为患者更换消毒会阴垫，并整理好床铺。

【护理要点】

（1）擦洗时，应注意观察会阴部及会阴伤口周围组织有无红肿、分泌物及其性质和伤口愈合情况。发现异常及时记录并向医生汇报。

（2）对有留置导尿管者，应注意导尿管是否通畅，避免脱落或打结。

（3）注意最后擦洗有伤口感染的患者，以避免交叉感染。

（4）每次擦洗前后，护理人员均需洗净双手，然后再护理下一位患者，并注意无菌操作。

（5）擦洗结束后，为患者更换消毒会阴垫，脱下单裤腿，并整理好床铺。

二、阴道灌洗

阴道灌洗可促进阴道血液循环，减少阴道分泌物，缓解局部充血，达到控制和治疗炎症的目的。

【适应证】

（1）各种阴道炎、宫颈炎的治疗。

（2）子宫切除术前或阴道手术前的常规阴道准备。通过阴道灌洗可使宫颈和阴道保持清洁，当子宫切除过程中阴道与盆腔相通时，可防止因宫颈或阴道消毒不严，细菌或病原体进入盆腔，引起感染，或术后阴道残端炎症而引起感染等并发症。

【用物准备】

1. 灌洗溶液 常用的阴道灌洗溶液有0.025%碘伏溶液；0.2%苯扎溴铵溶液；生理盐水；2%～4%碳酸氢钠溶液；2.5%乳酸溶液；4%硼酸溶液；0.5%醋酸溶液；1:5000高锰酸钾溶液等。注意滴虫阴道炎的患者，应用酸性溶液灌洗；假丝酵母菌病患者，则用碱性溶液灌洗；而非特异性阴道炎者，用一般消毒液或生理盐水灌洗。

2. 物品 消毒灌洗筒1个，橡皮管1根，灌洗头1个（头上有控制冲洗压力和流量的调节开关），输液架1个，弯盘1只，橡皮垫1块，一次性塑料垫1块，便盆1个，一次性手套1副，窥阴器1只，卵圆钳1把，消毒大棉球1～2个。

【操作方法】

（1）向患者解释操作的方法、目的及可能的感受，以使患者能积极配合。

（2）嘱患者排空膀胱后，在妇科检查床取膀胱截石位，臀下垫橡皮垫和一次性塑料垫，放好便盆。

（3）根据患者的病情配制灌洗液500～1000ml，将装有灌洗液的灌洗筒挂于床旁输液架上，其高度距床沿60～70cm，排去管内空气，试水温（41～43℃）适宜后备用。

（4）操作时，操作者右手持冲洗头，先用灌洗液冲洗外阴部，然后用左手将小阴唇分开，将灌洗头沿阴道纵侧壁的方向缓缓插入至阴道达阴道后穹窿部。边冲洗边将灌洗头围绕子宫颈轻轻地上下左右移动；或用窥阴器暴露宫颈后再冲洗，冲洗时不停地转动窥阴器，使整个阴道穹窿及阴道侧壁冲洗干净后，再将窥阴器下按，以使阴道内的残留液体完全流出。

（5）当灌洗液约剩100ml时，夹住皮管，拔出灌洗头和窥阴器，再冲洗一次外阴部，然后扶患者坐于便盆上，使阴道内残留的液体流出。

（6）撤离便盆，用干纱布擦干外阴并整理床铺，换掉一次性塑料垫，协助患者采取舒适的体位。

【护理要点】

（1）灌洗筒与床沿的距离不超过70cm，以免压力过大，水流过速，使液体或污物进入子宫腔或灌洗液与局部作用的时间不足。

（2）灌洗液温度以41~43℃为宜，温度不能过高或过低。温度过低，患者不舒适，温度过高则可能烫伤患者的阴道黏膜。

（3）灌洗头插入不宜过深，灌洗的弯头应向上，避免刺激后穹窿引起不适，或损伤局部组织引起出血。

（4）在灌洗过程中，动作要轻柔，勿损伤阴道壁和宫颈组织。

（5）必要时可用窥阴器将阴道撑开，灌洗时，应轻轻旋转窥阴器，使灌洗液能达到阴道各部。

（6）产后10日或妇产科手术2周后的患者，若合并阴道分泌物混浊、有臭味、阴道伤口愈合不良、黏膜感染坏死等，可行低位阴道灌洗，灌洗筒的高度一般不超过床沿30cm，以避免污物进入宫腔或损伤阴道残端伤口。

（7）未婚妇女可用导尿管进行阴道灌洗，不能使用阴道窥器；月经期、产后或人工流产术后子宫颈口未闭或有阴道出血的患者，不宜行阴道灌洗，以防引起上行性感染；宫颈癌患者有活动性出血者，为防止大出血，禁止灌洗，可行外阴擦洗。

三、会阴湿热敷

会阴湿热敷是利用热源和药物直接接触患区，促进局部血液循环，改善组织营养，增强局部白细胞的吞噬作用，加速组织再生和消炎、止痛。会阴湿热敷可使陈旧性血肿局限，有利于外阴伤口的愈合。

【适应证】

（1）会阴部水肿。

（2）会阴血肿的吸收期。

（3）会阴伤口硬结及早期感染等患者。

【用物准备】

热源如热水袋或电热包，或红外线灯，煮沸的50%硫酸镁、或95%乙醇或沸水，会阴擦洗盘1只，消毒弯盘2个，镊子或消毒止血钳2把，棉垫1块，橡皮布1块，治疗巾1块，纱布数块，医用凡士林，棉签等。

【操作方法】

（1）向患者介绍外阴湿热敷的目的、方法、效果及预后，鼓励患者积极配合。

（2）患者排空膀胱后取膀胱截石位，暴露外阴，臀下垫橡皮布。

（3）行会阴擦洗，清洁外阴局部伤口的污垢。

（4）热敷部位先涂一薄层凡士林，盖上纱布，再轻轻敷上热敷溶液中的温纱布，外面盖上棉布垫保温。

（5）一般每3～5分钟更换热敷垫1次，也可用热源袋放在棉垫外或用红外线灯照射，延长更换敷料的时间，每次热敷约15～30分钟。

（6）热敷完毕，更换清洁会阴垫，并整理好床单。

【护理要点】

（1）湿热敷的温度一般为41～48℃。

（2）湿热敷的面积应是病损范围的2倍。

（3）定期检查热源袋的完好性，防止烫伤，对休克、虚脱、昏迷及术后感觉不灵敏的患者应特别注意。

（4）在热敷的过程中，护理人员应随时评价热敷的效果，并为患者提供一切的生活护理。

四、阴道或宫颈上药

阴道和宫颈上药在妇产科护理操作技术中应用十分广泛。因为阴道和宫颈上药操作简单，因此，阴道和宫颈上药既可以在医院门诊由护士操作，也可教会患者自己在家局部上药。

【适应证】

各种阴道炎、子宫颈炎或术后阴道残端炎症的治疗。

【用物准备】

阴道灌洗用品、窥阴器、消毒干棉球、长镊子、药品。根据药物性质和上药方法可另备一次性手套、消毒长棉棍等。

【操作方法】

嘱患者排空膀胱，躺在妇科检查台上，取膀胱截石位。上药前先行阴道灌洗或擦洗，窥阴器暴露阴道、宫颈后，用消毒干棉球拭去子宫颈及阴道后穹窿、阴道壁黏液或炎性分泌物，以使药物直接接触炎性组织而提高疗效。根据病情和药物的不同性状采用以下方法。

1. 阴道后穹窿上药 常用于滴虫阴道炎、阴道假丝酵母菌病、老年性阴道炎及慢性宫颈炎等患者的治疗。常用药物有甲硝唑、制霉菌素等药片、丸剂或栓剂。可教会患者自行放置，指导患者于临睡前洗净双手或戴无菌手套，用一手示指将药片或栓剂沿阴道后壁推进至示指完全伸入为止。为保证药物局部作用的时间，每晚1次，7～10次为一疗程。

2. 局部用药 局部所用药物包括非腐蚀性药物和腐蚀性药物，常用于治疗宫颈炎和阴道炎的患者。

（1）非腐蚀性药物：①1%甲紫或大蒜液棉球或长棉棍涂擦阴道壁，适用于阴道假丝酵母菌病的患者。每日1次，7～10日为一疗程。②新霉素、氯霉素等蘸有消炎药膏的棉球或长棉棍涂擦阴道壁或子宫颈，用于急性或亚急性子宫颈炎或阴道炎的患者。

（2）腐蚀性药物：①20%～50%硝酸银溶液：用于治疗慢性宫颈炎颗粒型患者。

将长棉棍蘸少许药液涂于宫颈的糜烂面，并插入宫颈管内约0.5cm，稍候用生理盐水棉球擦去表面残余的药液，最后用干棉球吸干。每周1次，2～4次为一疗程。②20%或100%铬酸溶液：适应证同硝酸银局部用药。用棉棍蘸铬酸液涂于宫颈糜烂面，如糜烂面乳头较大的可反复涂药数次，使局部呈黄褐色，再用长棉棍蘸药液插入宫颈管内约0.5cm，并保留约1分钟。每20～30日上药1次，直至糜烂面乳头完全光滑为止。

3. 宫颈棉球上药　适用于子宫颈亚急性或急性炎症伴有出血者。常用药物有止血药、消炎止血粉和抗生素等。操作时，用窥阴器充分暴露子宫颈，用长镊子夹持带有尾线的宫颈棉球浸蘸药液后塞压至子宫颈处，同时将窥阴器轻轻退出阴道，然后取出镊子，以防退出窥器时将棉球带出或移动位置，将线尾露于阴道口外，并用胶布固定于阴阜侧上方。嘱患者于放药12～24小时后，牵引棉球尾线自行取出。

4. 喷雾器上药　适用于非特异性阴道炎及老年性阴道炎患者。各种阴道用药的粉剂如土霉素、磺胺嘧啶、呋喃西林、乙蔗酚等药均可用喷雾器喷射，使药物粉末均匀散布于炎性组织表面上。

【护理要点】

(1) 上非腐蚀性药物时，应转动窥阴器，使阴道四壁均能涂布药物。

(2) 应用腐蚀性药物时，要注意保护好阴道壁及正常的组织。上药前应将纱布或干棉球垫于阴道后壁及阴道后穹窿，以免药液下流灼伤正常组织。药液涂好后用干棉球吸干，立即如数取出所垫纱布或棉球。子宫颈如有腺体囊肿，应先刺破，并挤出黏液后再上药。

(3) 棉棍上的棉花必须捻紧，涂药时应按同一方向转动，防止棉花落入阴道或宫颈管内，难以取出。

(4) 阴道栓剂最好于晚上或休息时上药，以避免起床后脱出，影响治疗效果。

(5) 给未婚妇女上药时不用窥器，用长棉棍涂抹或用手指将药片推入阴道。

(6) 经期或子宫出血者不宜阴道给药。

(7) 用药期间应禁止性生活。

五、坐浴

坐浴是借助水温与药液的作用，促进局部组织的血液循环，增强抵抗力，减轻外阴局部的炎症及疼痛，使创面清洁，有利于组织的恢复，是妇产科临床上常用的治疗各种外阴炎、阴道炎的辅助治疗方法，或作为外阴阴道手术前的准备。

其目的有：①治疗作用。当患者患有外阴炎、阴道炎、子宫脱垂、会阴切口愈合不良时，根据不同的病因配置不同的溶液，让患者坐浴辅助治疗，以提高治疗效果。②清洁作用。行外阴、阴道手术，经阴道行子宫切除术前进行坐浴，用以达到局部清洁的目的。

【用物准备】

1. 所需用物　坐浴盆1个；41～43℃的温热溶液2000ml；30cm高的坐浴架1个；无菌纱布1块。

2. 溶液的配置

（1）滴虫阴道炎：临床上常用0.5%醋酸溶液、1%乳酸溶液或1∶5000高锰酸钾溶液。

（2）外阴阴道假丝酵母菌病：一般用2%～4%碳酸氢钠溶液。

（3）老年性阴道炎：常用0.5%～1%乳酸溶液。

（4）外阴炎及其他非特异性阴道炎、外阴阴道手术前准备：可用1∶5000高锰酸钾溶液；1∶2000苯扎溴铵（新洁尔灭）溶液；0.025%碘伏溶液；中成药液如洁尔阴、肤阴洁等溶液。

【操作方法】

根据患者的病情按比例配置好溶液2000ml，将坐浴盆置于坐浴架上，嘱患者排空膀胱后全臀和外阴部浸泡于溶液中，一般持续约20分钟。结束后用无菌纱布蘸干外阴部。根据水温不同坐浴分为3种：①热浴：水温41～43℃，适用于渗出性病变及急性炎性浸润，可先熏后坐，持续20分钟左右。②温浴：水温35～37℃，适用于慢性盆腔炎、手术前准备。③冷浴：水温14～15℃，刺激肌肉神经，使其张力增加，改善血液循环，持续2～5分钟即可。

【护理要点】

（1）月经期妇女、阴道流血者、孕妇及产后7天内的产妇禁止坐浴。

（2）坐浴溶液应严格按比例配置，浓度过高容易造成黏膜烧伤，浓度太低影响治疗效果。

（3）水温适中，不能过高，以免烫伤皮肤。

（4）坐浴前先将外阴及肛门周围擦洗干净。

（5）坐浴时需将臀部及全部外阴浸入药液中。

（6）注意保暖，以防受凉。

（林晓莉）

第二十章 计划生育与妇女保健

学习目标

1. 掌握计划生育的主要内容和措施，学会对育龄妇女进行计划生育宣教。

2. 熟悉置（取）宫内节育器手术、人工终止妊娠术、绝育术，运用护理程序对受术者进行整体护理。

3. 了解妇女保健工作的意义和范围，做好妇女各期的保健工作。

案例引导

患者，女，32岁，已婚，孕3产2，停经45天，要求终止妊娠。查体：一般情况好，体温37.0℃，脉搏86次/分，血压120/75mmHg。双合诊检查：子宫增大呈球形，约孕6周大小，双附件区未触及包块，无压痛。尿HCG（+），B超示：宫内妊娠。请问应该采用何种方法给该患者终止妊娠？如何护理？

第一节 计划生育

实行计划生育是我国的一项基本国策，少生、优生是计划生育的两项基本任务。计划生育的内容包括：①晚婚：按法定年龄推迟3年以上结婚者。②晚育：已婚妇女24周岁以上或晚婚后怀孕生育第一个孩子为晚育。③节育：即节制生育，国家提倡一对夫妻只生一个孩子，育龄夫妇应了解节育方法，选择节育方法，落实节育措施。④优生优育：通过计划生育避免先天性缺陷代代相传，防止后天因素影响后天发育，以提高人口素质。

对实行计划生育妇女的护理要宣教相关的医学知识，提供服务技术的相关资料，方便服务对象的知情选择，争取服务对象的积极配合，提供高质量的医疗、护理技术服务。注重心理护理，实施个体化护理。

一、避孕

用科学的方法，在不妨碍正常性生活和身心健康的情况下，使育龄妇女暂时不受孕，称为避孕。方法有：宫内节育器避孕、药物避孕及其他方法避孕。

【宫内节育器】

宫内节育器（intrauterine device，IUD）简称IUD，是一种作用于局部，对机体全身功能干扰较少的避孕方法。放置一次可使用多年，具有安全、有效、简便、经济、取器后不影响生育等优点。

（一）种类

大致分为两大类（图20－1）。

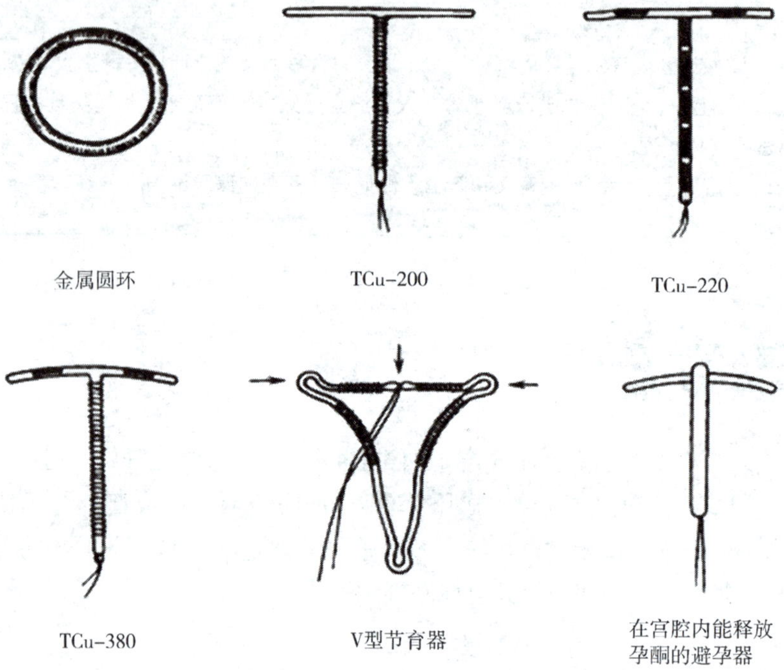

图20－1　国内常用的宫内节育器

1. 惰性宫内节育器　为第一代宫内节育器，由惰性原料如金属、硅胶、塑料等制成。国内主要为不锈钢圆环及改良品，由于放置后脱落率及带器妊娠率较高，目前临床已少用。

2. 活性宫内节育器　为第二代宫内节育器，内含活性物质铜离子、激素、药物及磁性物质等。借以提高节育器的避孕效果，减少了副作用，现已广泛应用。又分为带铜宫内节育器和药物缓释宫内节育器两类。

（1）带铜宫内节育器：是目前我国应用最广泛的IUD。在宫内持续释放具有生物活性、有较强抗生育能力的铜离子。从形态上分为T型、V型、宫型等多种形态。T型器纵杆末端有尾丝，便于检查和取出。V型环形状更接近于宫腔形态，不锈钢做支架，外套硅橡胶管，其带器妊娠率和脱落率均较低。因出血较常见，取出率较高。

（2）药物缓释宫内节育器：将药物储存在节育器内，通过每日微量释放提高避孕效果，降低副反应。目前我国临床主要应用含孕激素（左炔18甲基诺孕酮）的T型宫内节育器，有效期10年左右。特点为脱落率低、妊娠率低，且月经量少。

3. 含其他活性物质的宫内节育器 该类节育器含有锌、磁性物质、前列腺素合成酶抑制剂及抗纤溶药物等。

（二）避孕原理

宫内节育器的避孕机制复杂，至今尚未完全明了。主要作用如下。

1. 杀精毒胚作用 ①IUD压迫局部分泌炎性细胞有毒害胚胎的作用。同时产生大量巨噬细胞影响受精卵着床，并能吞噬精子及影响胚胎发育。②铜离子具有使精子头尾分离的毒性作用，使精子不能获能。

2. 干扰着床 ①长期异物刺激导致子宫内膜产生前列腺素，改变输卵管蠕动。②局部纤溶酶活性增强，致使囊胚溶解吸收。③铜离子进入细胞影响锌酶系统及内膜细胞代谢，影响受精卵着床及胚胎发育。

3. 含孕激素的IUD 可使子宫内膜腺体萎缩，间质蜕膜化，间质炎性细胞浸润，不利于受精卵着床；还可改变宫颈黏液性状，使宫颈黏液稠厚，不利于精子穿透。

（三）宫内节育器放置术

1. 适应证 凡已婚育龄妇女自愿采用宫内节育器避孕而无禁忌证者均可放置。

2. 禁忌证 ①妊娠或可疑妊娠。②生殖道急、慢性炎症。③生殖器官肿瘤。④子宫畸形、宫颈口过松，重度陈旧宫颈裂伤或子宫脱垂。⑤严重的全身性疾病。⑥月经过多、过频或不规则阴道出血、重度腰痛者。⑦宫腔 $<5.5cm$ 或 $>9.0cm$（除外足月分娩后、大月份引产后或放置含铜无支架IUD）。⑧人工流产后怀疑有妊娠组织残留或有感染可能者。

3. 放置时间 ①月经干净后3～7日内无性交者；②正常分娩后42日且生殖系统恢复正常者；③剖宫产术后半年；④人工流产术后宫腔深度 $<10cm$ 者可立即放置；⑤哺乳期放置前应排除早孕。

4. 放置方法 排尿后取膀胱截石位，常规消毒外阴、阴道，铺巾。双合诊检查子宫大小、位置及附件情况。用窥阴器暴露宫颈，再次消毒宫颈，以宫颈钳夹持宫颈前唇，用子宫探针顺子宫屈向探测宫腔深度，选择适当大小节育器，并根据宫口松紧和节育器的种类与大小，决定是否扩张宫口。用放置器将节育器送入宫腔，节育器上缘必须抵达宫底，如放置带有尾丝的节育器，在宫口外2cm处剪断尾丝。观察无出血即可取出宫颈钳及阴道窥器（图20－2）。

（四）宫内节育器取出术

1. 适应证 ①放置IUD后副反应严重或出现并发症者；②改用其他避孕措施或绝育者；③带器妊娠者；④停经1年以上者；⑤放置期限已满需要更换者；⑥计划再生育者。

2. 取器时间 ①月经干净后3～7日内；②出血多的随时可取出；③带器妊娠者，可于人工流产时取出。

3. 取器方法 取器前可通过尾丝、B超、X线检查，确定节育器的类型及其在宫腔内的位置。常规消毒、铺巾、双合诊等同放置节育器术前准备。有尾丝者，用血管钳夹住后轻轻牵引取出。无尾丝者，先用子宫探针查清节育器的位置，用取环钩钩住节育器的下缘缓慢牵引拉出，切忌粗暴用力。

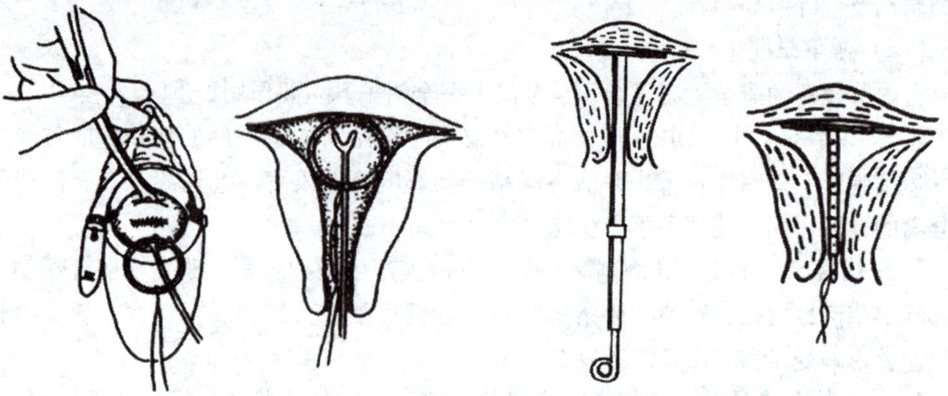

①用放环叉放入节育环 ②将节育环放到宫底 ①用放置器将节育器放入宫腔，固定中轴后退出套管 ②T形节育器放入宫膜内

（1）环形节育器放置术 （2）T形节育器放置术

图 20－2 宫内节育器放置术

（五）IUD 不良反应

1. 出血 放环 3 个月内较常见。表现为经量过多、经期延长或周期中点滴出血，一般不需处理。严重者对症治疗，无效者更换节育器或采取其他措施。

2. 腰酸腹胀 因节育器与宫腔大小或形态不符所致。轻者不需处理，严重者可休息或服解痉药，无效应更换节育器。

（六）IUD 并发症

1. 感染 常因无菌操作不严或节育器尾丝导致上行感染，应用抗生素积极治疗并取出节育器。

2. 节育器嵌顿 由于节育器过大或表面不光滑，放置时损伤宫壁致部分器体嵌入宫壁内。一经确诊立即取出。

3. 子宫穿孔 多因术中操作不当，子宫大小及位置未查清致子宫穿孔，将节育器放置于腹腔、阔韧带、直肠子宫陷凹等处。

4. 节育器异位 临床症状不明显，少数因早孕就诊、随诊时发现尾丝缩短或消失，或取环时探针及取环钩触不到节育器才被发现。确诊后经腹或阴道将节育器取出。

5. 节育器脱落 见于放器时未放至子宫底部；节育器与宫腔大小、形态不符致子宫收缩将其排出；节育器材料的支撑力小，宫颈内口松弛或月经过多、劳动强度过大等。多发生于放器后 1 年内，且常在经期脱落。

6. 带器妊娠 常因术时未将节育器放至宫底部或环的型号偏小位置下移而未发挥避孕作用。应予人工流产，另选换新节育器。

（七）护理要点

（1）介绍放置宫内节育器避孕的原理，置、取宫内节育器手术的简要过程。

（2）告知受术者术中可能出现腰酸、轻微腹痛等，以消除受术者的顾虑。

（3）准备好用物，嘱受术者术前排空膀胱，协助取膀胱截石位，指导受术者配合手术。术中重视受术者的主诉，对哺乳期，剖宫产后的受术者尤应加倍关心，发现异常报告医师。

（4）放置或取出时均应将节育器给受术者辨认。

（5）交代术后注意事项：①放置宫内节育器者术后休息3天，取出者休1天，1周内避免重体力劳动，2周内禁止性生活及盆浴，以免发生感染；②3月内每次行经或大便时注意有无节育器脱落。分别在第1、3、6、12个月月经干净后各复查一次，以后每年复查1次；③保持外阴清洁，术后可能有阴道少量出血及下腹不适，如出现腹痛、发热、出血多时应随时就诊。

【药物避孕】

我国应用较广泛的女用避孕药，为人工合成的甾体类激素，是一种高效避孕方法。

（一）种类

目前常用的激素避孕药种类（表20-1）。

表20-1　女用甾体激素避孕药的种类

类别		名称	雌激素含量（mg）	孕激素含量（mg）	剂型	给药途径
口服避孕药	短效片	复方炔诺酮片（避孕片1号）	炔雌醇0.035	炔诺酮0.6	22片/板	口服
		复方甲地孕酮片（避孕片2号）	炔雌醇0.035	甲地孕酮1.0	22片/板	口服
		复方避孕片（0号）	炔雌醇0.035	炔诺酮0.3 甲地孕酮0.5	22片/板	口服
		复方去氧孕烯片	炔雌醇0.03	去氧孕烯0.15	21片/板	口服
		复方孕二烯酮片	炔雌醇0.03	孕二烯铜0.075	21片/板	口服
		炔雌醇环丙孕酮片	炔雌醇0.035	环丙孕酮2.0	21片/板	口服
		左炔诺孕酮三相片			21片/板	口服
		第一相（1-6片）	炔雌醇0.03	左炔诺孕酮0.05	6片	口服
		第一相（7-11片）	炔雌醇0.04	左炔诺孕酮0.075	5片	口服
		第一相（12-21片）	炔雌醇0.03	左炔诺孕酮0.125	10片	口服
	长效片	复方左旋18甲长效避孕片	炔诺醚3.0	左炔诺孕酮6.0	片	口服
		三合一炔雌醚片	炔诺醚2.0	左炔诺孕酮6.0 氯地孕酮6.0	片	口服
	探亲药	炔诺酮探亲片		炔诺酮5.0	片	口服

续表

类别		名称	雌激素含量（mg）	孕激素含量（mg）	剂型	给药途径
口服避孕药		甲地孕酮探亲避孕片1号		甲地孕酮2.0	片	口服
		炔诺孕酮探亲避孕片		炔诺孕酮3.0	片	口服
		53号避孕药		双炔失碳脂7.5	片	口服
长效避孕针	复方避孕针	复方己酸羟孕酮注射液（避孕针1号）	戊酸雌二醇5.0	己酸羟孕酮250.0	针	肌注
		美尔伊避孕注射液	雌二醇3.5	甲地孕酮25.0	针	肌注
	单孕激素避孕针	醋酸甲羟孕酮避孕针（又称狄波普维拉－DMPA）		醋酸甲羟孕酮150	针	肌注
		庚炔诺酮注射液		庚炔诺酮200		
缓释避孕药	皮下埋植剂	左炔诺酮埋植剂Ⅰ型		左炔诺孕酮36/根	6根	皮下埋植
		左炔诺酮埋植剂Ⅱ型		左炔诺孕酮70/根	2根	皮下埋植
	阴道避孕环	甲硅环		甲地孕酮200或250	只	阴道放置
		左炔诺孕酮阴道避孕环		左炔诺孕酮5	只	阴道放置

（二）避孕机制

1. 抑制排卵 避孕药中的雌、孕激素抑制下丘脑释放GnRH，影响垂体对FSH和LH的合成分泌，使卵巢的卵泡发育障碍，不发生排卵或黄体功能不足。

2. 改变宫颈黏液性状 孕激素能使宫颈黏液量减少、黏稠度增加、拉丝度降低，不利于精子穿透。

3. 改变子宫内膜形态与功能 避孕药中的孕激素成分能干扰雌激素，使子宫内膜增殖期变化受到抑制，使子宫内膜与胚胎发育不同步，不适宜孕卵着床。

4. 改变输卵管的功能 在雌、孕激素的作用下，输卵管上皮纤毛功能、肌肉节段运动和输卵管液体分泌均受到影响，改变受精卵在输卵管内正常运动，干扰受精卵着床。

（三）适应证

凡健康的育龄妇女自愿采用药物避孕又无禁忌证者均可用药物避孕。

（四）禁忌证

（1）严重心血管疾病、血液病或血栓性疾病，如原发性高血压、冠心病、静脉血栓等。

（2）急、慢性肝炎或肾炎者。

（3）内分泌疾病，如糖尿病、甲状腺功能亢进症。

（4）癌前病变、恶性肿瘤或乳房有包块者。

（5）哺乳期、产后未满半年或月经未来潮者。

（6）月经异常，如月经稀少、频发、闭经者。

（7）精神病患者生活不能自理者不能应用此法。

（五）用药方法

1. 短效口服避孕药　于月经第5日开始，每晚1片，连服22日，不能间断。若漏服应在12小时内补服1片。三相短效口服避孕药按顺序服用，每日1片，共21日，第1周期从月经周期的第1日开始，第2周期后改为第3日开始。

2. 长效口服避孕药　在月经来潮第5日服第1片，第10日服第2片，以后按第1次服用日期每月服1片。

3. 探亲避孕药　①炔诺酮：于房事当晚及以后每晚口服1片，若已服14片而探亲期未满，可改服1号或2号短效避孕药至探亲结束；②18甲基炔诺酮：房事前1～2日开始服用，方法同炔诺酮；③甲地孕酮：房事前8小时服1片，当晚再服1片，以后每晚服1片直至探亲结束，次晨加服1片；④53号避孕药：性交后立即服1片，次晨加服1片，不需连续服用，多作为意外性生活的紧急补救措施。

4. 长效避孕针　①复方避孕针：首次于月经周期第5日和第12日各肌注1支，以后在每次月经周期第10～12日肌注1支；②单孕激素避孕针：醋酸甲羟孕酮避孕针，每隔3个月注射1针。庚炔诺酮避孕针，每隔2个月肌注1次。

5. 缓释避孕药　目前常用的是皮下埋植剂，埋植于育龄妇女的左臂内侧皮下，一组埋植剂可有效避孕5年。

（六）药物副反应

1. 类早孕反应　轻者无需处理，较重者可服维生素B_6、山莨菪碱及胃复安等，或考虑更换制剂或停药改用其他避孕措施。

2. 闭经　此时应停药，改用其他避孕措施。

3. 突破性出血　轻者点滴出血，不用处理。流血偏多者，如发生在月经的前半周期，可每晚增服炔雌醇1～2片，与避孕药同时服至第22日停药。如发生在月经的后半周期，可每晚增服避孕药1/2～1片，同时服至第22日停药。若出血量多如月经，应立即停药，待出血第5日再开始下一周期用药。

4. 体重增加　可因避孕药中孕激素成分的弱雄激素活性促使体内合成代谢增加引起，也可能是雌激素成分引起水钠潴留所致。

5. 色素沉着　少数妇女的颜面部皮肤出现淡褐色色素沉着，停药后多数能自然消退。

6. 其他　个别妇女服药后出现头痛、复视、乳房胀痛等，可对症处理，必要时停药进一步检查。

（七）护理要点

（1）热情接待接受服用避孕药的妇女，耐心解答其提出的各种问题，帮助选择适宜的避孕药种类，解除思想顾虑，使其树立信心，乐于接受和配合。

（2）指导服药妇女妥善保管口服避孕药，因药片的有效成分在糖衣上，潮湿、脱落可影响避孕效果。同时注意放在不易被儿童取到的地方，以防发生误服情况。

（3）向患者详细介绍药物的原理、种类、用法、注意事项及效果等，并说明用药期间可能出现的异常现象和对应措施。

（4）强调按时服药的重要性。须停用长效避孕药者，应在停药后服用短效口服避孕药3个月，以免引起月经紊乱。

（5）注射长效避孕针时须将药液吸尽注完，并行深部肌注，欲停用时，在停药后服用短效口服避孕药2~3个月，以免引起月经紊乱。

（6）要求生育者应在停药6个月后再受孕为妥。

（7）应做好登记随访工作。长期用药者每年随访1次，遇有异常情况随时就诊。

【其他避孕方法】

（一）阴茎套（condom）

阴茎套（comdom）又称避孕套，为男性避孕工具。性生活时套在阴茎上，作为屏障阻止精子进入阴道，既可达到避孕的目的，又能防止性病传播。此法若使用得当效果良好，避孕率高达93%~95%，近年来受到全球重视。

阴茎套分为29、31、33、35mm四种规格，使用前应选择合适型号。用吹气法检查确无漏气，排出储精囊内空气后立即使用。应坚持每次性生活时使用并及时更换新套，如发现阴茎套有破孔、滑脱，应立即采取以下措施：①女方站立使精液流出体外，阴道内涂避孕膏或在手指上缠以纱布蘸肥皂水深入阴道内将精液洗出。②立即服用探亲避孕药或采用紧急避孕措施。

（二）紧急避孕法

紧急避孕法是指在无保护性措施情况下进行性生活后，或避孕失败，或遭到性暴力后3~5日内，妇女为防止非意愿妊娠的发生而采用的避孕方法。此种方法只能对一次性无防护性生活起作用，不能作为常规避孕方法。

方法有：①米非司酮，在性交后72小时内单次服用25mg；②复方左旋18－甲基炔诺酮避孕药，在性交后72小时内服4片，12小时后再服4片；③左炔诺孕酮，性交后72小时内服1片，相隔12小时再服1片；④53号探亲避孕药，性交后立即服1片，次晨加服1片；⑤在无保护性性生活后5日内放入带铜宫内节育器。

（三）安全期避孕法

排卵后4~5日内为易受孕期，其余时间视为安全期。采用安全期内进行性生活达避孕目的方法，称为安全期避孕。此法适用于月经规律或能利用月经周期中宫颈黏液分析及基础体温测定来掌握排卵的妇女。但妇女排卵常受外界环境、健康状况、情绪等因素影响可提前或推后，也可能发生额外排卵。因此，安全期避孕法并不十分可靠，不宜推广。

二、人工终止妊娠

因避孕失败所致意外妊娠，可采用人工方法终止妊娠，是避孕失败的补救措施。常用的方法有药物流产、人工流产（包括负压吸引术和钳刮术）、药物引产、水囊引产等。

【药物流产】

药物流产是用药物而非手术终止早孕的一种方法。具有方法简便，不需宫内操作，无创伤，痛苦小，安全，高效，副反应少等特点。目前最常用的药物为米非司酮与米索前列醇配伍应用。

（一）适应证

（1）18～40岁健康妇女，妊娠7周内，已确诊为宫内妊娠，自愿要求药物终止妊娠者。

（2）手术流产的高危对象，如剖宫产术后半年内、近期有人工流产手术史、哺乳期、畸形子宫、宫颈坚韧等。

（二）禁忌证

（1）有使用米非司酮的禁忌证，如肝肾及心血管疾病患者、肾上腺皮质疾病、糖尿病及其他内分泌疾病、血液病、与激素有关的肿瘤等。

（2）有使用前列腺素禁忌证，如心血管疾病、青光眼、高血压、哮喘、胃肠功能紊乱等。

（3）其他　过敏体质、带器妊娠、宫外孕、妊娠剧吐及长期服用抗结核、抗癫痫、抗抑郁、抗前列腺素药等。

（三）使用方法

米非司酮150mg，分2～3日口服，次日上午加用米索前列醇0.6mg，一次顿服。

（四）护理要点

1. 用药前护理

（1）了解病史，全面评估孕妇的身心状况，协助医生核实适应证，排除禁忌证。协助完成各项常规辅助检查，如血常规、血型、血或尿HCG、B超和阴道分泌物检查。

（2）测量生命体征，填写孕妇姓名、服药时间和随访日期。

（3）向孕妇详细讲清药物特点、剂量、服药方法、效果、不良反应或失败的可能性，使孕妇有充分思想准备，消除紧张心理，以最佳的心态接受药物流产。

（4）告知孕妇用药注意事项：药物在空腹或进食2小时后用凉水吞服。服药期间忌用拮抗前列腺素的药物，如吲哚美辛（消炎痛）。服用米索前列醇应到医院，在医生的指导下空腹口服并留院观察；服药过程中，少数孕妇会出现恶心、呕吐、头晕、乏力等类早孕反应，或用前列腺素后腹泻、腹痛或出现畏冷、寒战、皮疹等，大多会自行消失，无需特殊处理，严重者及时到医院就诊；服药后会出现少量阴道流血，注意观察阴道流血量及阴道排出物，如见组织物应及时送医院检查。

2. 用药后护理

（1）核对孕妇姓名，询问末次服用米非司酮的时间，按时给服米索前列醇。

（2）使用米索前列醇后，留院观察6小时。观察生命体征，注意有无腹痛、腹泻等药物副反应及阴道流血情况。仔细检查阴道排出物是否完整，有无绒毛及胚胎组织，必要时送病理检查。

（3）备齐缩宫素、止血药等急救药品，作好输液、输血准备。

（4）药物流产失败者，或不全流产发生阴道大量流血者，应及时行人工流产或清宫术。

（5）流产后阴道流血多或时间长（21日以上）或发生腹痛、发热等异常情况，应及时到医院诊治。

（6）保持外阴清洁卫生，2周内禁止性生活和盆浴。5周后随访，了解月经恢复情况。

【人工流产术】

人工流产术是指在妊娠14周以内，用人工方法终止妊娠的方法。包括负压吸引术和钳刮术。其中负压吸引术常用于孕6～10周以内者；钳刮术用于孕11～14周者。妊娠月份愈小，方法愈简便安全，出血及损伤愈少。

（一）适应证

（1）避孕失败要求终止妊娠者。

（2）因各种疾病不宜继续妊娠者。

（二）禁忌证

（1）全身各种疾病的急性期，或严重的全身性疾病，不能胜任手术者。

（2）生殖器官急性炎症者。

（3）妊娠剧吐酸中毒尚未纠正者。

（4）术前8小时内2次体温达到或超过37.5℃以上者。

（三）术前准备

详细询问病史，进行全身检查及妇科检查，行尿HCG测定、超声检查、实验室检查（包括阴道分泌物常规、血常规及凝血功能检测）。术前测量体温、脉搏、血压。

（四）手术步骤

1. 负压吸引术 排空膀胱，取膀胱截石位，常规消毒外阴、阴道，铺消毒洞巾。行双合诊检查子宫位置、大小及附件情况。手术者用阴道窥器暴露宫颈，消毒宫颈及阴道。用棉签蘸1%的普鲁卡因置于宫颈管内3～5分钟。用宫颈钳夹持宫颈前唇（或后唇），用探针探测子宫屈向和深度。孕6～8周者，宫腔深约8～10cm；孕9～10周者，宫腔深约10～12cm。根据宫腔大小选择吸管。以执笔式手法持宫颈扩张棒按子宫屈向方向扩张宫颈管，自4号起逐步扩张至大于所用吸管半个号或1个号。连接好吸管试吸无误后，将吸管缓缓送入宫底。按孕周及宫腔大小给予负压，一般控制在400～500mmHg，开动吸引器，按顺时针方向吸引宫腔1～2周。当感宫壁粗糙，表示已吸干净。此时将橡皮管折叠，取出吸管。再用小刮匙轻刮宫腔一周，特别注意两侧宫角及宫底部是否吸刮干净。

必要时重新放入吸管，再次用低负压吸宫腔1周。取下宫颈钳，观察无活动性出血，消毒宫颈，术毕。将吸刮物清洗过滤，仔细检察有无绒毛及胚胎组织，肉眼发现异常者，应送病理检查（图20－3）。

2. 钳刮术 术前24小时常规阴道冲洗、消毒后，在宫颈管内放置18号导尿管，或术前使用前列腺素药物，使宫颈缓慢扩张。扩张宫颈后，卵圆钳人宫腔，夹破胎膜使羊水流出；夹取胎儿及胎盘；吸管或刮匙顺序清理宫腔；取下宫颈钳检查无活动性出血，消毒宫颈，术毕。

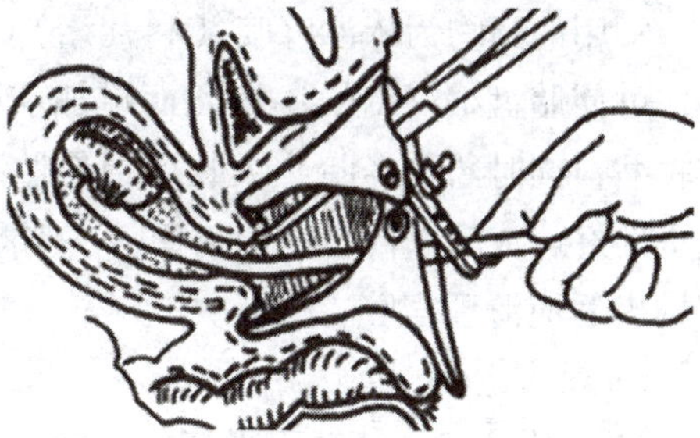

图 20－3　负压吸引术

（五）人工流产并发症

1. 子宫穿孔　由于手术操作粗暴，或未查清子宫位置、大小所致。疑有子宫穿孔者应立即停止手术，应用子宫收缩剂和抗生素。住院密切观察患者的生命体征、腹痛及有无内出血情况。必要时可剖腹探查处理。

2. 人工流产综合反应　因受术者恐惧、精神紧张和手术刺激子宫、子宫颈局部而引起的迷走神经兴奋症状。出现心慌、气短、血压下降、面色苍白、出冷汗、头晕、胸闷、甚至晕厥等临床变化。发现症状应立即停止手术，给予吸氧，一般能自动恢复。严重者可加用阿托品 0.5～1mg 静脉注射。

3. 吸宫不全　指部分胎儿或胎盘组织残留宫腔。术后出现与不全流产相同的各种临床表现，应给予相应的处理与护理。

4. 漏吸　术时未吸到胚胎及胎盘绒毛而致继续妊娠或胚胎停止发育。一旦发现漏吸，应复查子宫位置、大小及形态，重新探查宫腔，再次行负压吸引术。

5. 术中出血　多见于妊娠月份较大钳刮术时，因组织不能迅速排出，影响子宫收缩所致。应迅速清除宫内组织，及时注射缩宫素，注意受术者的面色、血压等。

6. 术后感染　多因吸宫不全、流产后过早恢复性生活、所用器械消毒不严、手术者无菌观念不强所致。以急性子宫内膜炎多见。患者应卧床休息，给予支持疗法，及时抗感染治疗。如宫内有残留物合并感染者，按感染性流产处理。

7. 羊水栓塞　行钳刮术时偶可发生。孕早、中期羊水中有形成分少，患者的症状及严重性均不及晚期妊娠者凶险。此时应作给氧、解痉、抗过敏、抗休克等处理。

（六）护理要点

（1）协助医生严格掌握手术适应证及禁忌证。

（2）做好术前准备，物品、器械严格消毒。

（3）术中严格观察受术者一般情况如面色、心率、出汗，对精神紧张者，要进行安慰，使患者建立信心配合手术。

（4）术后在观察室休息 1～2 小时，注意观察腹痛及阴道出血情况。

（5）保持外阴清洁，1 个月内禁止性生活、盆浴。

（6）吸宫术后休息 2 周；刮宫术后休息 2～4 周；有腹痛或出血者，应随时就诊。

（7）指导夫妻双方采用安全可靠的避孕措施。

【中期妊娠引产】

妊娠第 14 周至 27 周末用人工方法终止妊娠，为中期妊娠引产。中期妊娠的终止方法与足月分娩近似，首先是宫颈软化、消失，随之出现规律宫缩，宫口扩张，胎先露下降，胎儿及附属物娩出。方法有：药物引产和水囊引产两种。本节仅介绍药物引产。

常用的药物为依沙吖啶（利凡诺）。依沙吖啶注入羊膜腔内或宫腔内羊膜外引产时，可使胎盘组织变性、坏死而增加前列腺素合成，引起宫颈软化、成熟、扩张及子宫收缩；同时药物经胎儿吸收后损伤胎儿重要器官，使胎儿中毒死亡。依沙吖啶引产安全性好，成功率高，一般为90% ~100%。但易发生胎盘胎膜残留，所以在胎盘及胎体排出后应清理宫腔。

（一）适应证

（1）要求终止妊娠而无禁忌证者。

（2）因患各种疾病，不宜继续妊娠者。

（3）孕期接触致畸因素或确定胎儿畸形者。

（4）因各种原因不愿意继续妊娠者。

（二）禁忌证

（1）各种疾病急性期，如急性传染病、生殖器官炎症。

（2）有急慢性肝肾疾病、心脏病、高血压、血液病者。

（3）剖宫产术或子宫肌瘤挖除术2年内者。

（4）术前体温两次超过37.5℃以上者。

（三）给药方法

1. 宫腔内羊膜腔外给药法 排空膀胱后取膀胱截石位，常规消毒铺巾，阴道窥器暴露宫颈后，宫颈钳夹住宫颈前唇，用敷料镊将12或14号导尿管送入子宫壁与胎膜间，将稀释的依沙吖啶液（0.2% 50ml或0.1% 100ml）经导尿管注入宫腔，药物稀释时只能用注射用水（蒸馏水）或羊水，切记用生理盐水，以免发生沉淀。将导尿管末端折叠扎紧，包以无菌纱布，置于阴道穹窿部，填塞纱布，24小时后取出阴道纱布及导尿管。

2. 羊膜腔内注射法 排空膀胱后取平卧位，常规消毒铺巾。用腰椎穿刺针从B超选定的穿刺点或宫底下2~3横指，腹中线旁空虚部位垂直进针，有落空感拔出穿刺针芯，见羊水溢出，接上注射器抽出羊水后，将利凡诺50~100mg药液缓慢注入羊膜腔内。拔出穿刺针，局部用消毒纱布压迫数分钟后胶布固定（图20-4）。

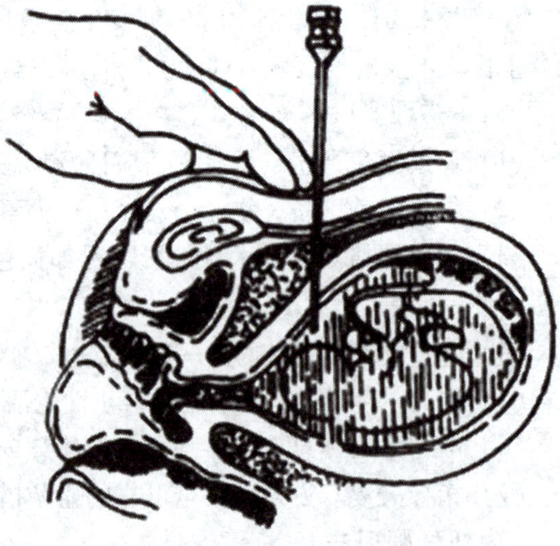

图20-4 羊膜腔穿刺

（四）护理要点

（1）向孕妇讲解依沙吖啶引产的特点、效果和用药后可能出现的反应，解除顾虑。

（2）术前3日禁止性生活，每日冲洗阴道1次。

（3）对不同原因需采用中期引产终止妊娠的孕妇，应为其提供表达内心顾虑、恐惧、孤独和自我贬低等情感的机会。给予同情、宽慰、鼓励和帮助，减轻患者的无助感。使患者积极配合，获得最佳效果。

（4）术中注意观察孕妇有无呼吸困难、发绀等羊水栓塞症状。

（5）用药后注意体温情况，每4小时测1次。注药后24～48小时，部分孕妇可出现体温升高，一般不超过38℃，属药物反应，不需处理，短时间可恢复正常。

（6）严密观察并记录宫缩、胎心、胎动消失的时间及阴道流血等情况。孕妇应尽量卧床休息，以防突然破水。一般注药后12～24小时开始出现宫缩，约在用药后48小时胎儿、胎盘娩出。

（7）按正常分娩接产。胎儿娩出后观察胎盘是否按时娩出，仔细检查胎盘、胎膜是否完整，软产道有无裂伤，发现异常及时报告医生并配合处理。

（8）按常规退奶。引产术后1个月随访，如有发热、腹痛、出血多及时就诊。保持外阴清洁，每日清洗。术后1个月禁止性生活和盆浴。

（9）给药5日后仍未临产者为引产失败，通报医生和家属，协商再次给药或改用其他方法。

三、输卵管绝育术

输卵管绝育术是一种安全、永久性节育措施。通过手术结扎输卵管或用药物使输卵管腔粘连堵塞，阻断精子与卵子相遇而达到绝育。目前多采用经腹输卵管结扎或腹腔镜下输卵管绝育术。

【经腹输卵管结扎术】

经腹输卵管结扎术是国内应用最广的节育方法，具有切口小、组织损伤小、操作简易、安全、方便等优点。

（一）适应证

（1）育龄期妇女自愿接受节育术且无禁忌证者。

（2）患有严重的全身性疾病不宜生育者。

（二）禁忌证

（1）全身健康情况不良，不能胜任手术者，如心力衰竭、产后出血等。

（2）各种疾病急性期、腹部皮肤有感染灶或患急、慢性盆腔炎者。

（3）患严重的神经官能症，对手术有顾虑或恐惧者。

（4）24小时内体温两次在37.5℃或以上者。

（三）手术时间选择

（1）非孕妇女月经干净后3～4日内。

（2）人工流产、取环、分娩后48小时内，剖宫产、剖腹取胎术同时。

（3）哺乳期或闭经妇女应排除早孕后，再行手术。

（四）术前准备

（1）解除受术者思想顾虑，做好解释和咨询。

（2）详细询问病史，并做全身检查与妇科检查，实验室检测阴道分泌物常规、血尿常规、凝血功能、肝功能等检查。

（3）按妇科腹部手术前常规准备。

（五）麻醉

多采用局部浸润麻醉或硬膜外麻醉。

（六）手术步骤

受术者取仰卧位，腹部皮肤常规消毒，铺无菌单。在下腹正中耻骨联合上3～4cm处作长约2cm长的纵切口，产后则在宫底下方2cm处做纵切口，逐层切开腹壁进入腹腔。手术者用左手食指进入腹腔，沿宫底滑向一侧宫角处，摸到输卵管后，右手持卵圆钳将输卵管夹住，轻提至切口处，此为卵圆钳取管法。亦可用指板取管法或吊钩取管法等，见到输卵管伞端后证实为输卵管后方可结扎。目前常用抽芯近端包埋法，具有血管损伤少、并发症少、成功率高的优点。手术方法：用2把鼠齿钳夹住输卵管峡部系膜无血管区，间距约2cm，术者与助手分别固定拉直输卵管，在其背侧浆膜下注入0.5%利多卡因1ml使浆膜膨胀，用尖刀切开膨胀的浆膜层，再用弯蚊钳轻轻分离出该段输卵管，两端分别用弯蚊钳钳夹，剪除两钳间约1cm的输卵管。用4号线结扎输卵管两侧断端，用1号丝线连续缝合浆膜层，将近端包埋于输卵管系膜内，远端留于系膜外。检查无出血后松开鼠齿钳，将输卵管放回腹腔，同法处理对侧输卵管（图20－5）。清点纱布、器械，关闭腹腔。

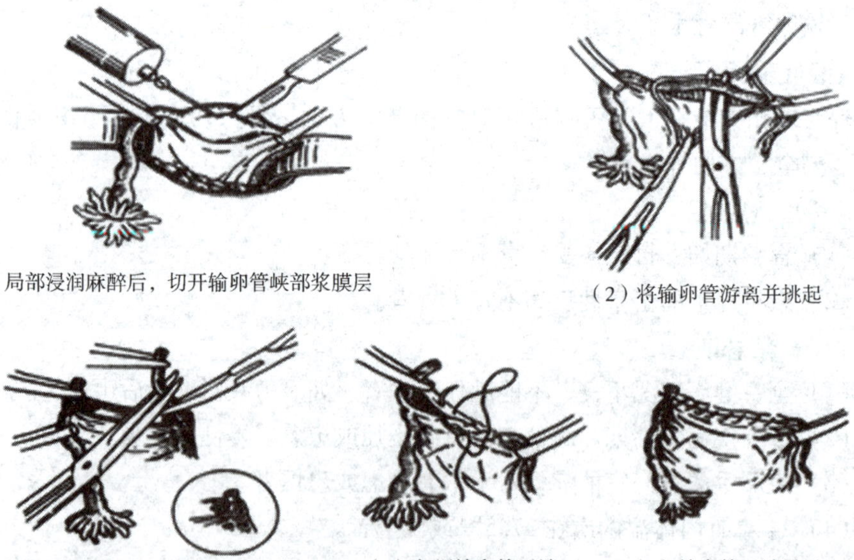

（1）局部浸润麻醉后，切开输卵管峡部浆膜层

（2）将输卵管游离并挑起

（3）切除一段输卵管结扎输卵管近端

（4）包埋输卵管近端，继续缝合系膜

（5）输卵管远端暴露在系膜外

图20－5 输卵管近端包埋法

（七）术后并发症及处理

1. 出血、血肿 因过度牵拉，损伤输卵管或输卵管系膜所致。也可见于血管漏扎或结扎不紧引起出血。一旦发现须立即止血，血肿形成时应切开止血后再缝合。

2. 感染 多因手术指征掌握不严，手术中不严格执行无菌操作规程。要严格掌握手术指征，加强无菌观念，规范操作规程。术后预防性应用抗生素。

3. 脏器损伤 多为操作不熟练、解剖关系辨认不清楚而损伤膀胱或肠管。术中应严格执行操作规程，一旦发现误伤要及时处理。

（八）护理要点

1. 术前护理 ①主动与受术者交流，使其消除对手术的恐惧和焦虑心理。简单介绍手术的过程，耐心解答所提出的问题，使其能轻松愉快地接受手术，并主动配合。②术前准备：对受术者进行生命体征测量，做普鲁卡因、青霉素过敏试验。常规腹部备皮。手术前晚进半流质饮食，术前 4 小时禁食。术前排空膀胱。由护士连同病历一起送入手术室，向手术室护士交班。

2. 术后护理 ①嘱受术者卧床 4 ~6 小时后应下床活动，以免引起腹腔粘连；②密切观察体温、脉搏变化，注意有无腹痛及内出血征象；③保持切口敷料干燥整洁，遵医嘱应用抗生素；④做好健康教育，术后 5 日拆线，1 个月后到医院复查。嘱受术者出院后注意个人卫生和营养。术后休息 3 ~4 周，禁止性生活 1 个月。

【经腹腔镜输卵管结扎术】

经腹腔镜输卵管结扎术是指在腹腔镜直视下，采用机械手段或热效应使输卵管受阻而达到绝育的一种方法。

（一）适应证

同经腹输卵管结扎术。

（二）禁忌证

已有腹腔粘连及心肺功能不全者禁用，其他同经腹输卵管结扎术。

（三）手术时间

（1）月经净后 3 ~7 日。

（2）产后 6 ~12 周。

（四）手术步骤

硬膜外或局部浸润麻醉下，患者取头低仰卧位，于脐孔下缘作约 1 ~1.5cm 的横弧形切口，把气腹针插进腹腔，充二氧化碳气体约 2 ~3L，然后置入腹腔镜。在腹腔镜直视下将弹簧夹或硅胶环钳夹或环套在输卵管的峡部，以阻断输卵管通道。也可用双极电凝烧灼输卵管峡部 1 ~2cm。

经腹腔镜输卵管结扎术优点多，手术时间短，恢复快，但需要设备，且费用较高。

（五）术后并发症及处理

1. 脏器及血管损伤 充气针与穿刺针刺入腹腔，有损伤血管和脏器的危险。穿刺时必须充分提起腹壁，并掌握方向和深度。一旦发生损伤需立即开腹修补，彻底止血。

2. 充气并发症 充气针误入其他组织时可引起皮下气肿、大网膜气肿甚至空气栓塞等。操作时按操作规程，充气前要确认穿刺针有腹腔中。

3. 其他并发症 同经腹输卵管结扎术。

（六）护理要点

1. 术前护理 ①简要介绍手术的过程；②术前晚肥皂水灌肠；③嘱术前禁食6小时；④准备手术器械等用物；⑤腹部常规备皮，重点清洁脐窝。

2. 术后护理 ①嘱受术者平卧，严密观察生命体征。术后平卧3~5小时便可下床活动。②告知受术者术后出现腹胀、胃痛、肩痛等症状，是因气体未排净所致，1~2天后可自然消失，无需特殊处理。③指导术后勿增加腹压，如有咳嗽等可使用腹带包扎腹部。④术后1个月内禁性生活。⑤如有不适，及时复诊。

第二节 妇女保健

【妇女保健工作的意义】

妇女保健工作是以维护和促进妇女健康为目的，以群体为服务对象，以预防为主，以保健为中心，以基层为重点，防治结合，开展以生殖健康为核心的保健。做好妇女保健工作，保护妇女身心健康，关系到家庭幸福、民族素质的提高和计划生育基本国策的贯彻落实。

从年龄考虑，妇女保健服务范围是从出生到老死。从服务性质考虑，随着医学模式向社会—心理—生物新模式转换，除身体保健外，还包括心理社会方面保健。

【妇女各期保健】

（一）青春期保健

应针对青春期女性的生理、心理及社会特点，以及健康和行为方面的问题进行保健。青春期保健分三级，以加强一级预防为重点。一级预防包括：①培养良好的饮食习惯；②培养良好的生活方式和卫生习惯；③适当的体格锻炼和体力劳动；④普及月经生理和经期卫生知识；⑤进行性知识教育；⑥积极进行心理卫生和健康行为指导。二级预防是通过定期体格检查，及早发现青春期少女常见疾病如痛经、青春期功血、原发性和继发性闭经及少女生殖系统肿瘤等，及时发现行为偏差，减少危险因素，预防和处理少女妊娠及性传播疾病。三级预防包括对女性青春期疾病的治疗与康复。

（二）婚前保健

婚前保健的主要内容包括：①婚前卫生指导；②婚前医学检查；③婚前卫生咨询。对于医学上认为“不宜结婚”、“暂缓结婚”、“不宜生育”或“建议采取医学措施，尊重受检双方意见”的服务对象，应耐心讲明科学道理，提出医学预防、治疗及采取措施的意见，进行重点咨询指导。

（三）生育期保健

主要是维护生殖功能的正常，保证母婴安全，降低孕产妇死亡率和围生儿死亡率。应以加强一级预防为重点：普及孕产期保健和计划生育技术指导。二级预防：使妇女在生育期因孕育或节育导致各种疾病，能做到早发现、早防治，提高防治质量。三级预防：提高对高危孕产妇的处理水平，降低孕产妇死亡率和围生儿死亡率。

（四）围生期保健

围生期保健是指在一次妊娠中，从妊娠前、妊娠期、产时、产褥期、哺乳期、新生儿期为保障孕、产妇和胎、婴儿的健康和安全所采取的一系列保健措施。围生期保健以保护母亲安全，提高出生人口素质，降低围生儿和孕产妇死亡率及远期伤残率为目标。

1. 妊娠前保健 保健的目的是为了选择最佳的受孕时机。通过婚前检查、卫生指导和卫生咨询选择适当的生育年龄、避免接触对妊娠有害的物质、预防遗传性疾病的传衍，并做好充分的精神心理准备。

2. 妊娠期保健 妊娠期保健一般分为三个阶段：早孕期（孕12周内）保健、中孕期（孕13～27周）保健及晚孕期（孕28周～分娩）保健，孕期各阶段保健的主要内容有所侧重。

妊娠期发现下列情形之一者，应提出终止妊娠的医学意见：①胎儿患有严重遗传性疾病；②胎儿有严重缺陷；③因患严重疾病，继续妊娠可能危及孕妇生命安全或严重危害孕妇健康。

3. 分娩期保健 分娩期保健指产妇分娩时的各种保健及处理。为了保障母儿安全，提倡住院分娩。分娩过程中，重点抓好“五防、一加强”。“五防”：防滞产、防感染、防产伤、防产后出血、防新生儿窒息；“一加强”：加强对高危妊娠的产时监护和产程处理。

4. 产褥期保健 产褥期是产妇恢复和新生儿开始独立生活的阶段，目的是防止产后出血、感染等并发症，促进产后生理功能恢复。产后访视应在产后3日内、产后14日和产后28日进行。

5. 哺乳期保健 哺乳期保健的中心任务是提高纯母乳喂养率；预防和处理哺乳期母亲常出现的问题；哺乳期内采取正确的避孕措施，最好采用工具避孕或产后3～6个月放置宫内节育器，不宜采用药物避孕。

（五）围绝经期保健

围绝经期是妇女卵巢功能开始衰退直至完全衰退的一个过程，此期间可出现一系列生理和病理变化，需加强保健和爱护。其保健目的应以促进妇女心身健康为目标，使她们能够顺利度过这一特殊转变时期。主要内容包括：①建立健康的生活方式；②自我监测；③科学、合理、规范的应用激素替代治疗；④心理保健；⑤性保健；⑥绝经12个月内仍应避孕。带宫内节育器者，应于绝经1年后取出。

（六）老年期保健

65岁以后为老年期。老年妇女生理功能减退，全身防御功能减弱，致各脏器疾病高发，肿瘤发生率也大为增加。老年妇女逐渐衰老，体力减弱、力不从心；失去社会工作后，常不被重视和尊敬；惧怕患病、死亡，所以常有孤独感、自卑、消沉，易悲观，烦恼较多。因此，该期是妇女一生中生理和心理上的一个重大转折点。通过对老年期妇女的保健，期望提高其生活质量，达到健康长寿。其保健内容有以下几点。

1. 加强锻炼 适度的运动有益于提高神经、心血管、呼吸系统的功能，保持良好的心态。要勤思考，参加一定的社会活动，延缓智力衰退。

2. 合理的饮食起居 老年饮食应以营养合理、烹调适合、易消化、少油腻食物为主。食盐进量每日不超过4g，饮水量在2000ml左右。定时作息，每天睡眠7小时左右为宜，经常参加娱乐活动，陶冶情操。

3. 讲究心理卫生 保持乐观开朗，愉快的心情。处理好人际关系，保持宽广的胸怀。

4. 培养良好的卫生习惯 保持室内外环境清洁、安静；注意皮肤、口腔保健；定时定量进食，避免过饥过饱；养成定时排便的习惯。

5. 定期体格检查 早期发现，早期诊断，早期治疗。

（杨祖艳）

实训指导

实训一　正常妊娠期妇女的护理

某初孕妇，28 岁，宫内妊娠 32 周来医院定期产前检查。医师诊断为：第一胎宫内妊娠 32 周、LOA、活胎未临产。请在模型上模拟对此孕妇的产前检查。

【实训目的】

（1）能对孕妇进行护理评估、护理诊断、并能制定与实施护理措施。

（2）学会四步触诊、骨盆外测量的方法，并能在模型上正确操作。

（3）学会指导孕妇孕期乳房护理方法。

（4）学会与孕妇沟通，关心、体贴孕妇，并能为孕妇进行孕期指导。

【实训用物】

孕妇人体模型、软尺、骨盆测量器、听诊器、血压计等。

【实训步骤】

先教师示教，然后学生分组练习、教师指导，最后由教师抽查学生进行操作考核并小结。

（一）教师示教

1. 护理评估

（1）环境评估：室内温度适宜、无关人员回避、注意屏风遮挡。

（2）用物评估：用物准备齐全，摆放有序。

（3）孕妇评估：询问孕期有无不适症状，查阅孕期检查手册，了解每次检查的宫高、腹围及胎心音等情况。排空膀胱。

2. 护理措施

（1）全身检查：观察发育、营养、精神状态。注意身高及步态。检查心肺有无异常，乳房发育情况。仔细观察乳房对称性，乳头大小，有无乳头凹陷、皲裂。脊柱及下肢有无畸形。测量血压和体重。

（2）腹部检查：孕妇排尿后，仰卧于检查床上，头部稍垫高，露出腹部，双腿略屈曲分开，放松腹肌。检查者站在孕妇右侧。

①视诊：注意腹形及大小，腹部有无妊娠纹、手术瘢痕和水肿。

②触诊：注意腹肌的紧张度，有无腹直肌分离，羊水量的多少及子宫的敏感程度。用手或软尺测子宫长度及腹围值。用四步触诊法检查子宫大小、胎产式、胎先露、胎方位及胎先露是否衔接。在做前 3 步手法时，检查者面向孕妇，做第 4 步手法时，检

查者应面向孕妇足端。

第一步：检查者双手置于子宫底部，了解子宫外形并摸清宫底高度，估计胎儿大小与妊娠月份是否相符。然后以双手指腹相对轻推，判断宫底部的胎儿部分，如为胎头，则硬而圆且有浮球感；如为胎臀，则软而宽且形状略不规则。

第二步：检查者两手分别置于腹部左右两侧，一手固定，另一手轻轻深按检查，两手交替，分辨胎背及胎儿四肢的位置。平坦饱满者为胎背，确定胎背是向前、侧方或向后；可变形高低不平部分是胎儿的肢体，有时可以感到胎儿肢体活动。

第三步：检查者右手置于耻骨联合上方，拇指与其余四指分开，握住胎先露部，进一步查清是胎头或胎臀，并左右推动以确定是否入盆。如先露部仍能被推动，表示尚未入盆；如已入盆，则胎先露部不能被推动。

第四步：检查者两手分别置于先露部的两侧，向骨盆入口处深压，再次判断先露部及其入盆程度。如先露部已入盆，头臀难以确定时，可作肛诊以协助判断。

③听诊：四步触诊评估为枕左前位时，在孕妇左下腹听胎心音。正常 120 ~ 160 次/分。

（3）骨盆外测量

①髂棘间径：孕妇取伸腿仰卧位，测量两髂前上棘外缘间的距离。正常值为 23 ~ 26cm。

②髂嵴间径：孕妇取伸腿仰卧位，测量两髂嵴外缘间最宽的距离。正常值为 25 ~ 28cm。

③骶耻外径：孕妇取左侧卧位，左腿屈曲，右腿伸直，测量第 5 腰椎棘突下凹陷处（相当于米氏菱形窝的上角）至耻骨联合上缘中点的距离，正常值为 18 ~ 20cm。

④坐骨结节间径或出口横径：孕妇取仰卧位，两腿弯曲，双手抱双膝，测量两坐骨结节内缘间的距离，正常值为 8.5 ~ 9.5cm。也可用检查者的手拳估测，能容纳成人横置手拳则属正常。

⑤耻骨弓角度：用两拇指尖斜着对拢，放置于耻骨联合下缘，左右两拇指平放在耻骨降支上面。测量两拇指之间的角度为耻骨弓角度。正常值为 90°，小于 80°为异常。

（4）孕期健康指导。

（二）学生分组练习

示教完毕，学生分组在模型上反复练习操作。老师巡视，指导操作要领、及时纠正错误。

（三）抽查考核

练习结束后，根据学生实际操作情况，由老师针对操作存在的问题进行讲解，并有重点的重复示教。随机抽部分学生进行考评。

【实训小结】

由学生谈谈实训体会，说出四步触诊、骨盆外测量及听胎心的方法及步骤，妊娠期的保健知识。并写出实训报告。

（李耀军）

实训二　正常分娩期妇女的护理

某初产妇，足月妊娠临产，宫口开全后已被送至产房半小时。检查宫缩持续50秒，间歇2分钟，胎心音140次/分，阴道口可见胎头，骨盆外测量正常。请在模型上模拟对此产妇的护理。

【实训目的】

（1）能对产妇进行护理评估、护理诊断，并能制定与实施护理措施。

（2）学会外阴冲洗、外阴消毒及接生用物准备。

（3）熟悉接生过程，能协助平产接生。

（4）学会与产妇沟通，并对产妇具有关爱、体贴、呵护之情。

【实训用物】

产床、多功能分娩模拟人、接生包、听诊器、胎心监护仪、外阴冲洗消毒器具、消毒液、敷料缸、纱布、脐带帽、便盆、新生儿用物、常用药物等。

【实训步骤】

先教师示教，然后学生分组练习、教师指导，最后由教师抽查学生进行操作考核。

（一）教师示教

1. 护理评估

（1）评估患者：通过询问病史及检查，重点评估产妇宫缩、胎心音及屏气用力情况与产程进展等。示例如下。

护士：你好！我是值班护士，请问你现在有没有什么不舒适？

产妇：我肚子很痛，很难受，总是想解大便。

护士：请别着急，我给你检查一下。

产妇：好的，谢谢！

护士：你的产力、产道、胎心音、胎位等一切正常。腹痛，想解大便都属于正常的分娩现象，请不要担心。

产妇：请问我的宝宝什么时候可以生出来呀？

护生：你现在宫口已开全，已破水，可见到胎头了，你的宝宝很快就要诞生了，请放心。我马上为你做接生准备，请予配合。

产妇：好的，辛苦你了。

（2）评估环境：环境宽敞、明亮，清洁、安静，温暖、舒适，适于分娩。

（3）评估用物：外阴冲洗消毒用物、接生用物、新生儿用物等准备齐全。

（4）评估自身：口罩帽子等穿戴整齐、已剪手指甲。

2. 护理诊断 疼痛（与宫缩有关）、知识缺乏（缺乏分娩有关知识）、有感染的危险（与接生有关）、潜在并发症（新生儿窒息）。

3. 护理措施

（1）协助产妇取膀胱截石位，为其擦汗、喂水，关心体贴产妇，增加其分娩信心。

（2）严密监测宫缩及胎心音：以手掌放于产妇腹壁上观察，宫缩时宫体部隆起变硬，间歇期松弛变软。严密观察宫缩持续时间、强度、规律性以及间歇期时间，并予以记录。另用听诊器于宫缩间歇时听胎心音，通常5~10分钟听1次，也可用胎心监护仪连续监护。

（3）指导产妇屏气用力：让产妇双足蹬在产床上，两手握住产床上的把手，一旦出现宫缩，先深吸气屏住，然后如解大便样向下用力屏气以增加腹压。于宫缩间歇时，嘱产妇全身肌肉放松安静休息。宫缩再现时，再作同样的屏气动作，以加速产程进展。

（4）准备用物：①外阴冲洗消毒物品：便盆、会阴垫、治疗巾、温开水、冲洗壶、无菌钳、敷料缸、无菌纱布纱球若干、肥皂液、络合碘。②接生包。③新生儿用物。④常用药物，如缩宫素等。

（5）外阴冲洗与消毒：①让产妇仰卧于产床上，两腿屈曲分开，露出外阴部，臀下放置会阴垫与便盆。②用浸有肥皂水的纱球擦洗外阴部，顺序是由上至下、由外至内。即阴阜、大腿内侧上1/3、腹股沟、大小阴唇、会阴及肛门周围、肛门。③用消毒干纱球盖住阴道口，然后用温开水冲去肥皂水（冲洗顺序同上），冲洗完后取出阴道口的纱球。④再用络合碘纱球消毒外阴，顺序是由内至外、由上至下。即小阴唇、大阴唇、腹股沟、阴阜、大腿内侧上1/3、会阴及肛门周围、肛门。最后用消毒干纱球按消毒顺序擦干外阴部，铺以消毒巾于臀下。

（6）协助接生：①协助接生者以无菌操作常规洗手。②打开接产包，产包外层用手打开，内层包布用无菌持物钳打开。③协助接生者穿手术衣及戴无菌手套。铺大孔巾或依次铺消毒巾，遮盖肛门、肛门周围、两个腿及阴阜与下腹部，暴露外阴，开始接生（详见第五章）。④新生儿娩出后，护士用消毒棉签蘸上碘伏消毒脐带端面。消毒时药液不要接触新生儿皮肤，以免灼伤。⑤护士戴上消毒手套，双手平拿治疗巾从接生者手里接过脐带卷包扎后的新生儿。

（7）新生儿即时护理：将新生儿全身擦干净，测其身长、体重及头径，判断是否与孕周相符，检查有无胎头水肿及颅内出血，有无畸形等，然后穿衣、包被。在新生儿记录单上打上新生儿足印和母亲的拇指印，系以标明新生儿性别、体重、出生时间、母亲姓名和床号的手腕带和包带。用抗生素眼药水滴眼以防结膜炎。如新生儿无异常，于娩出半小时内抱给母亲，进行第一次哺乳（早吸吮）。哺乳完后将新生儿抱至母婴同室的小床上，交代产妇家属照顾。

（8）协助娩出胎盘：当确认胎盘已完全剥离时，宫缩时护士用手在宫底加压或接生者以左手握住宫底（拇指置于子宫前壁，其余四指放于子宫后壁）并按压，同时右手轻拉脐带，协助胎盘娩出。并协助检查胎盘胎膜是否完整。

(9) 协助检查并缝合软产道：胎盘娩出后，护士应调好灯光，协助接生者仔细检查会阴、小阴唇内侧、尿道口周围、阴道及宫颈有无撕裂。如有撕裂，护士应立即准备缝针缝线，协助缝合。

(10) 观察产后一般情况：留产妇在产房观察2小时。注意子宫收缩、子宫底高度、膀胱充盈、阴道流血量及会阴、阴道有无血肿等，并测量血压、脉搏。换上干净臀垫，穿上衣物，注意保暖。

(11) 整理用物、打接生包。

(12) 观察产妇2小时内无异常，将其送至母婴同室休养。

(二) 学生分组练习

将每班学生分成4组，每组12～16人，反复练习以上内容，教师指导。

(三) 抽查考核

实训最后10分钟，由指导教师抽查学生进行操作考核，并将考核成绩记入平日操作成绩册。

【实训小结】

由学生谈谈实训体会，说出外阴冲洗、消毒的方法及步骤；分娩第二、三产程的护理措施。并写出实训报告。

（李丽琼）

实训三　正常新生儿的护理

某足月正常新生儿，出生第3天。请在模型上模拟对此新生儿的沐浴护理。

【实训目的】

(1) 能对新生儿进行护理评估、护理诊断，制定并实施其护理措施。

(2) 学会新生儿沐浴的方法。

(3) 熟悉新生儿沐浴及脐部、臀部的护理。

【实训用物】

处置台，沐浴盆，大浴巾，沐浴用小毛巾，肥皂或浴液，爽身粉，石蜡油纱布，酒精棉球，碘酒棉球。

【实训步骤】

先教师示教，再学生练习、教师指导，最后教师抽查学生进行操作考核。

(一) 教师示教

1. 护理评估

(1) 评估新生儿：评估呼吸、面色、体温、体重、脐带、大小便、饮食、睡眠等情况。

(2) 评估环境：室内温度适宜、清洁、温馨舒适，适宜给新生儿洗澡。

(3) 评估自身：衣帽整齐，操作前洗手（指甲不得超过指尖）。

2. 护理诊断 有感染的危险（与新生儿抵抗力差有关）。

3. 护理措施

（1）关好门窗，调节室温约24~28℃、调节水温约38~40℃ 。

（2）备齐用物，放置有序。

（3）洗手：为新生儿洗澡前洗净双手。

（4）解开新生儿包被，检查手圈，核对姓名、床号，脱去衣服，撤除尿布。量体温、称体重，并予记录。

（5）左手臂托住新生儿背部，左手托住头部，左腋下夹住下肢，移至洗澡盆边。

（6）洗澡应从最干净的部位开始（即眼睛和脸部），以湿毛巾四角清洗眼睛及耳朵，先洗眼睛（清洗眼睛、耳朵和脸部不需使用肥皂，因为肥皂会使皮肤干燥并会刺激皮肤）。最后再洗婴儿头部，洗头时用手掩盖耳孔，防止浴水注入新生儿鼻、耳，擦干。

（7）第一次洗澡的新生儿，注意颈、四肢皱褶、腋下、腹股沟、女婴阴唇间隙等处，用消毒植物油擦去皮肤上的胎脂。

（8）将新生儿头枕在自己的左手腕上，左手抓住其左上臂，右手握两小腿和脚，轻轻将婴儿举起放在浴盆内。

（9）以手抹肥皂并搓揉至有泡沫，再以泡沫轻柔地清洗婴儿的颈部、前胸、四肢、生殖器，最后是肛门区，避免粪便排泄物污染至尿道口。

（10）洗婴儿的背部时，右手手臂横过婴儿的胸部，并抓紧婴儿的左手手臂，让婴儿的前胸倚靠在右手手臂上，然后轻柔地将婴儿的身体往前倾斜。

（11）再以清水按以上顺序重洗1~2遍，洗净新生儿身上的沐浴液。

（12）将新生儿抱起，用大毛巾擦干全身，更换脐部敷料并用75%乙醇消毒脐部。

（13）在颈部、腋下和腹股沟等处，扑婴儿爽身粉，避免爽身粉进入眼内及呼吸道。

（14）穿衣，兜好尿布，检查手圈上字迹是否清晰，脱落者补上。整理衣物。

（15）裹好包被，再次复核床号、姓名，放回小床。

（二）学生分组练习

每班学生分成4组，每组12~16人，反复认真练习以上操作，教师指导。

（三）抽查考核

实训最后10分钟，由指导教师抽查学生进行操作考核，并将考核成绩记入平日操作成绩册。

【实训小结】

由学生谈谈实训体会，说出新生儿护理评估内容，沐浴方法及步骤，并要求写出实训报告。

（李丽琼）

实训四　子痫患者的护理

王某，30 岁，孕 1 产 0，孕 35 周伴有头痛、眼花 1 周，抽搐 2 次入院。检查：神志清楚，一般情况可，血压 150/100mmHg，心肺听诊无异常，腹部膨隆，宫底在脐剑之间，无宫缩，LOA，胎心 144 次/分，双下肢水肿（++），蛋白尿（++）。请在模拟人上模拟对此患者的整体护理。

【实训目的】

（1）能对子痫患者进行护理评估、护理诊断、制定护理措施。

（2）学会对子痫患者进行急救护理。

（3）学会与患者交流沟通，消除患者紧张焦虑心理。

【实训用物】

多媒体设备、案例资料、医用床铺、模拟人、开口器，舌钳、压舌板、无菌纱布等用物。

【实训步骤】

1. 展示病例　教师在多媒体室先展示病例，提出实训要求。

2. 分组讨论　学生分组讨论（12～16 人/组），分析病例，收集护理评估资料、提出护理诊断、制定护理措施（教师指导）。

3. 制定护理计划　分组讨论后，每组由学生代表发言，说出此患者的护理评估内容、护理诊断及护理措施。然后由指导教师点评，并予归纳总结，制定护理措施。

4. 实施护理措施　在模拟人上，教师先示教，然后由学生模拟练习子痫的急救护理措施。

（1）准备好床栏，开口器、舌钳、压舌板、导尿管等用物。

（2）放下窗帘，保持环境安静。

（3）加床栏，置患者头低侧卧位（有假牙者取下活动性假牙）。

（4）遵医嘱建立静脉通道用药。

（5）留置导尿管于床边，记 24 小时出入量。

（6）用开口器将患者嘴巴张开，用舌钳拉出舌头，用无菌纱布包绕压舌板放入上下磨牙之间，避免患者抽搐时咬伤唇舌。

（7）观药物反应及产兆，并记录。

5. 考核　教师抽查考核学生。

【实训小结】

由学生谈谈实训体会，说出子痫的护理评估内容、护理诊断、急救护理措施，写出实训报告。

（初钰华）

实训五　妇科检查及常用特殊检查的护理配合

为维护女职工身体健康，某单位工会组织女职工进行妇科病常规检查。请在模型上模拟妇科检查及几种常用特殊检查的护理配合。

【实训目的】

（1）学会妇科护理病史采集方法。

（2）掌握妇科检查的内容、方法步骤、注意事项和检查结果填写方法。

（3）熟悉阴道脱落细胞检查、宫颈活组织检查的适应证及护理配合。

（4）培养良好的人文素质以及严谨求实的工作作风。

【实训用物】

妇科检查仿真模型，臀垫，子宫及双侧附件模型，阴道窥器，宫颈钳，宫颈吸管，宫颈活检钳，小刮匙，手套，长镊子，棉签，装有固定液的标本瓶，带尾线棉球及纱布，污物桶，玻片，刮板，石蜡油，照明灯，消毒液，多媒体资料等。

【实训步骤】

步骤：观看碟片——教师示教——学生练习——教师纠错、考评——临床见习。

（一）观看多媒体教学片

实训课前学生自行观看实训内容相关教学录像片。

（二）教师示教

指导教师利用妇科模型及其他器械，模拟进行妇科检查配合的示教。

1. 评估患者　询问患者婚否，末次月经时间，近两天内有无性生活及阴道内冲洗与上药，有无阴道流血等不适症状。若无，嘱患者排空膀胱。若已月经来潮或近日有性生活或阴道冲洗与上药，嘱其暂不能行妇科检查。

2. 评估环境　关好门窗、请无关人员离开检查室，男医师检查患者时，护士应陪同检查。

3. 准备用物　准备妇科检查仿真模型及常用器械用物，摆放有序。

4. 检查配合

（1）在检查台上垫好臀垫，嘱患者脱掉一边裤腿，躺在检查床上，协助取膀胱截石位。

（2）向患者解释检查的目的与意义。

（3）医师依次行下列检查，护士陪同，必要时传递器械。护士应关心患者，询问患者有无检查时的不适感。

①外阴检查：观察外阴发育、阴毛、前庭大腺有无异常，阴道壁和子宫颈有无膨出或脱垂、处女膜的状态等。

②阴道窥器检查：先将窥阴器边上螺丝松开，让其前后两叶前端合拢，表面涂润滑剂。若拟作宫颈刮片细胞学检查或取阴道分泌物作涂片检查时，不宜用润滑剂，以免影响涂片质量，可改用生理盐水润滑。放置窥阴器时，检查者左手示指和拇指将两

侧小阴唇分开，暴露阴道口，右手持阴道窥器避开敏感的尿道周围，斜行沿阴道后壁缓慢插入阴道内，边推进边将窥阴器两叶转正并逐渐张开两叶，暴露宫颈、阴道壁及穹窿部，观察子宫颈、阴道黏膜及分泌物有无异常。然后旋转窥阴器，充分暴露并观察阴道各壁。

根据患者具体情况，行阴道分泌物悬滴检查，宫颈刮片或宫颈活检等特殊检查。

③双合诊：检查者带无菌手套，右手（或左手）示指和中指涂擦润滑剂后放入阴道，另一手在腹部配合检查。逐项检查阴道、宫颈、子宫体、输卵管、卵巢及宫旁结缔组织和韧带，以及盆腔内壁情况。

④三合诊：一手示指放入阴道，中指插入直肠，检查内生殖器及盆壁与盆腔后部有无异常。

⑤直肠一腹部诊：对于未婚、阴道闭锁或不宜行双合诊的患者，一手示指伸入其直肠，另一手置于患者腹部配合检查，了解患者内生殖器及盆腔情况。

记录检查结果：按外阴、阴道、宫颈、宫体、附件顺序记录。

（4）检查完毕，整理用物，并指导患者下床休息。

5. 检查后交代 向患者交代检查后的注意事项。

（三）分组练习

示教完毕，学生分小组，在模型上练习操作方法和护理配合。老师巡视学生练习情况，指导操作要领、纠正错误动作，促使学生逐步达到规范操作。

（四）总结及考评

练习结束后，根据学生实际操作情况，由老师针对操作存在的问题进行讲解并有重点的重复示教。随机抽部分学生进行考评。

（五）临床见习

见习期间，组织学生到临床医院见习。参观妇科门诊及病区的环境，了解其布局、必要设备及护理管理要求。

【实训小结】

由学生谈谈实训体会，说说怎样与妇科病患者沟通交流，做好相关健康教育。说出妇科护理病史采集方法和妇科检查的内容、方法。

（庄臻丽）

实训六　子宫肌瘤患者的护理

某妇，48岁，孕3产2，月经不规则、量多2年。查：轻度贫血貌，T 37℃，P 90次/分，BP 120/80mmHg，子宫如孕3月大小、质硬、无压痛。B超示“子宫肌瘤”。医生决定做子宫全切术，为此患者非常紧张不安。请在模拟人上模拟对此患者的护理。

【实训目的】

（1）能对子宫肌瘤患者进行护理评估、护理诊断、制定护理措施。

（2）学会子宫全切术的术前准备。

（3）学会与患者交流沟通，消除患者紧张焦虑心理。

【实训用物】

多媒体设备、病例资料、模拟人、备皮、留置导尿管、阴道冲洗等术前准备的用物。

【实训步骤】

（一）展示病例

教师在多媒体室先展示病例，提出实训要求。

（二）分组讨论

学生分组讨论（12～16人/组），分析病例，收集护理评估资料、提出护理诊断、制定护理措施（教师指导）。

（三）制定护理计划

分组讨论后，每组由学生代表发言，说出此患者的护理评估内容、护理诊断及护理措施。然后由指导教师点评，并予归纳总结，制定护理措施。

（四）实施护理措施

在模拟人上，教师先示教，然后由学生模拟心理护理并练习子宫全切术的某些术前准备。如：

（1）心理护理。

（2）备皮。

（3）阴道冲洗。

（4）留置导尿管。

（五）抽查考核

课后10分钟，教师随机抽查考核学生。

【实训小结】

由学生谈谈实训体会，说出子宫肌瘤的护理评估内容、术前护理措施，写出实训报告。

（李丽琼）

实训七　妇科常用护理技术

患者，女，79岁，早年生有4男2女，并长期从事体力劳动，52岁开始即有子宫脱垂现象，近20多年，病情逐渐加重，子宫Ⅲ度脱垂，入院后拟行阴道全子宫切除术及阴道前后壁修补术，患者术前5日进行阴道准备，需阴道灌洗，术后除按一般外阴、阴道手术患者护理外，尚需每天阴道擦洗3次。请在模型上模拟对患者的会阴擦洗、阴道灌洗。

【实训目的】

（1）能对患者进行护理评估、护理诊断、制定并实施其护理措施。

（2）学会会阴擦洗、阴道灌洗的方法。

（3）培养关心体贴患者以及严谨求实的工作作风。

【实训用物】

擦洗用物：一次性会阴垫、橡胶单和中单、治疗巾、大方盘、消毒弯盘、无菌镊子或消毒止血钳、无菌干纱布、无菌干棉球若干。

灌洗用物：消毒液、灌洗溶液、灌洗筒、输液架、窥阴器、一次性手套、便盆。

【实训步骤】

先教师示教，再学生练习、教师指导，最后教师抽查学生进行操作考核。

（一）教师示教

1. 护理评估

（1）环境评估：室内温度适宜、无关人员回避、注意屏风遮挡。

（2）患者评估：询问患者身体有无不适，评估脱垂子宫的程度、宫颈、阴道壁有无溃疡及溃疡面的情况。

（3）用物评估：各种操作用物准备齐全，摆放有序。

（4）自身评估：口罩、帽子、白大褂穿戴整齐。

2. 护理措施

（1）告知患者操作的目的、方法，取得配合。

（2）关闭门窗、无关人员暂时回避、屏风遮挡

（3）嘱患者排空膀胱，脱下一条裤腿，为患者穿好单腿裤保暖，取膀胱截石位暴露外阴、臀下垫橡胶单。

（4）会阴擦洗：用一把镊子或消毒止血钳夹取干净的药液棉球，用另一把镊子或止血钳夹住棉球进行擦洗。一般擦洗 3 遍，擦洗的顺序为第 1 遍时自耻骨联合一直向下擦至臀部，先擦净一侧后换一棉球同样擦净对侧，再用另一棉球自阴阜向下擦净中间。自上而下、自外向内，初步擦净会阴部的污垢、分泌物和血迹等；第 2 遍的顺序为从内向外，或以伤口为中心向外擦洗，其目的为防止伤口、尿道口、阴道口被污染。擦洗时均应注意最后擦洗肛门，并将擦洗后的棉球丢弃。第 3 遍顺序同第 2 遍。必要时，可根据患者的情况增加擦洗的次数，直至擦净，最后用干纱布擦干。嘱患者保持膀胱截石位

（5）阴道灌洗：根据患者的病情配制相应灌洗液 500～1000ml，挂于床旁输液架上，高度距床沿 60～70cm，排去管内空气，水温（41～43℃）。操作者右手持冲洗头，先冲洗外阴部，然后用左手将小阴唇分开，将灌洗头沿阴道纵侧壁的方向缓缓插入至阴道达阴道后穹窿部。边冲洗边将灌洗头围绕子宫颈轻轻地上下左右移动；或用窥阴器暴露宫颈后再冲洗，冲洗时不停地转动窥阴器，使整个阴道穹窿及阴道侧壁冲洗干净后，再将窥阴器下按，以使阴道内的残留液体完全流出。当灌洗液约剩 100ml 时，夹住皮管，拔出灌洗头和窥阴器，再冲洗一次外阴部，扶患者坐于便盆上，使阴道内

残留液体流出。撤离便盆，用干纱布擦干外阴并整理床铺，协助患者采取舒适的体位。

（二）学生分组练习

示教完毕，学生分组在模型上练习以上操作方法。老师巡视学生练习情况，指导操作要领、纠正错误动作，促使学生逐步达到规范操作。

（三）抽查考核

练习结束后，根据学生实际操作情况，由老师针对操作存在的问题进行讲解，并有重点的重复示教。随机抽部分学生进行考评。

【实训小结】

由学生谈谈实训体会，说出会阴擦洗、阴道灌洗的方法及步骤，并要求写出实训报告。

（林晓莉）